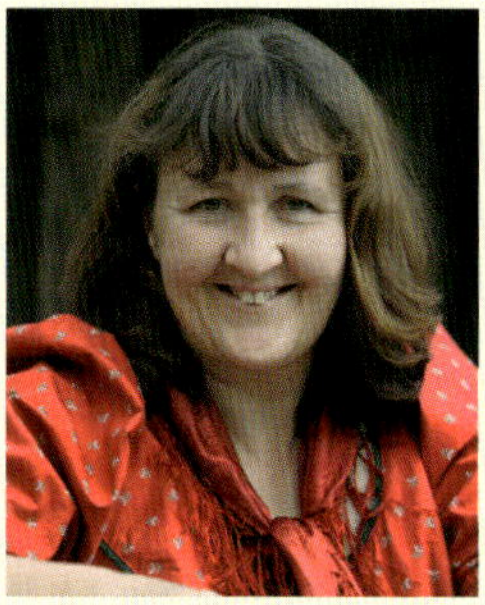

Gertrude Messner

Gesund durchs Jahr mit der Kräuterbäuerin

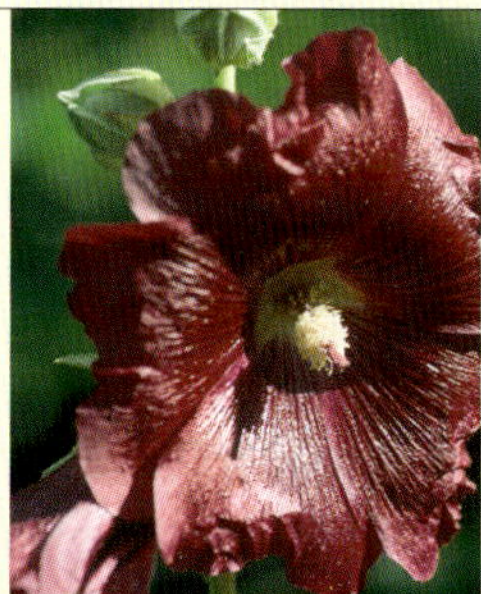

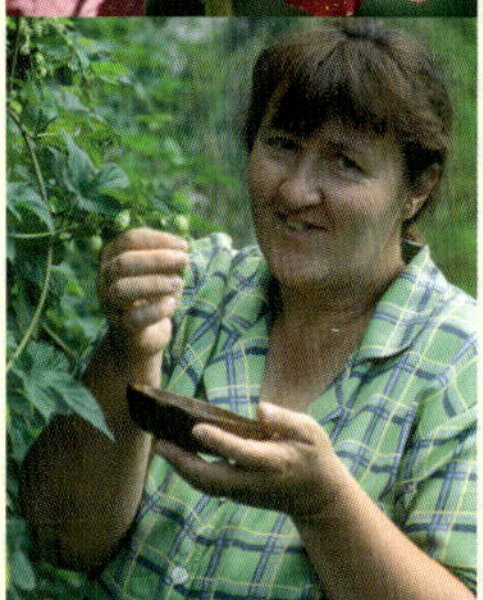

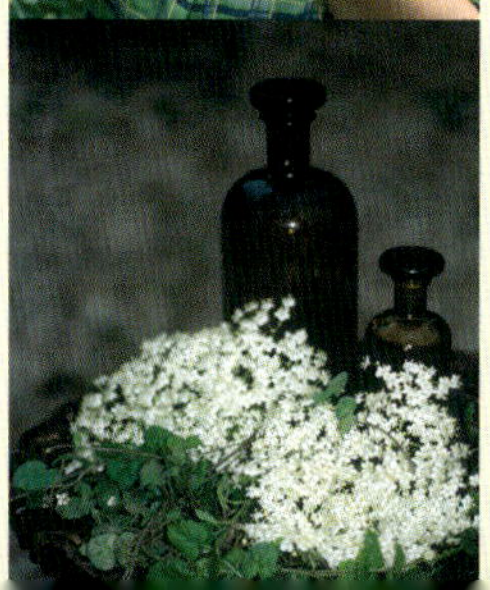

lœwenzahn
innsbruck–bozen

Inhaltsverzeichnis

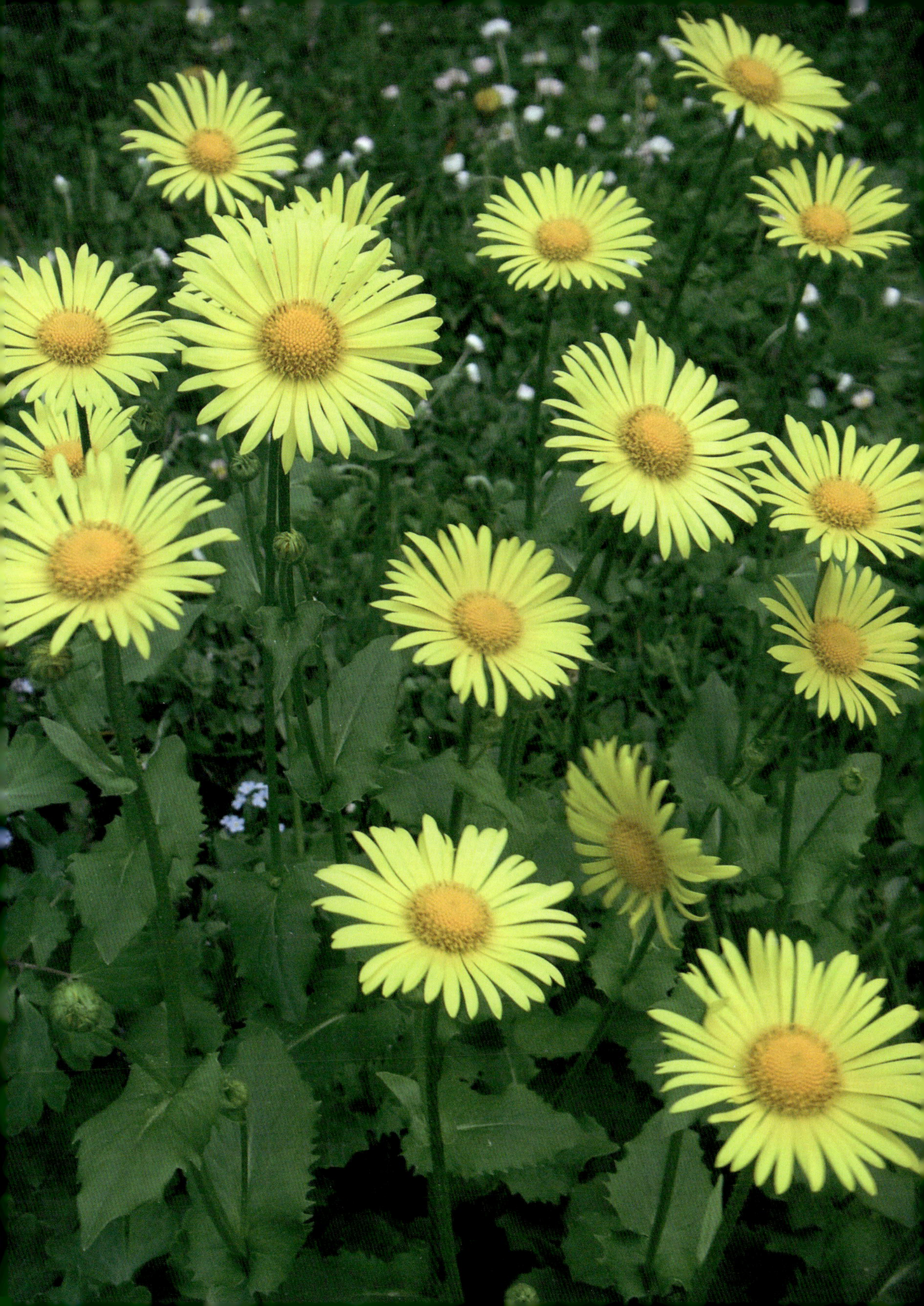

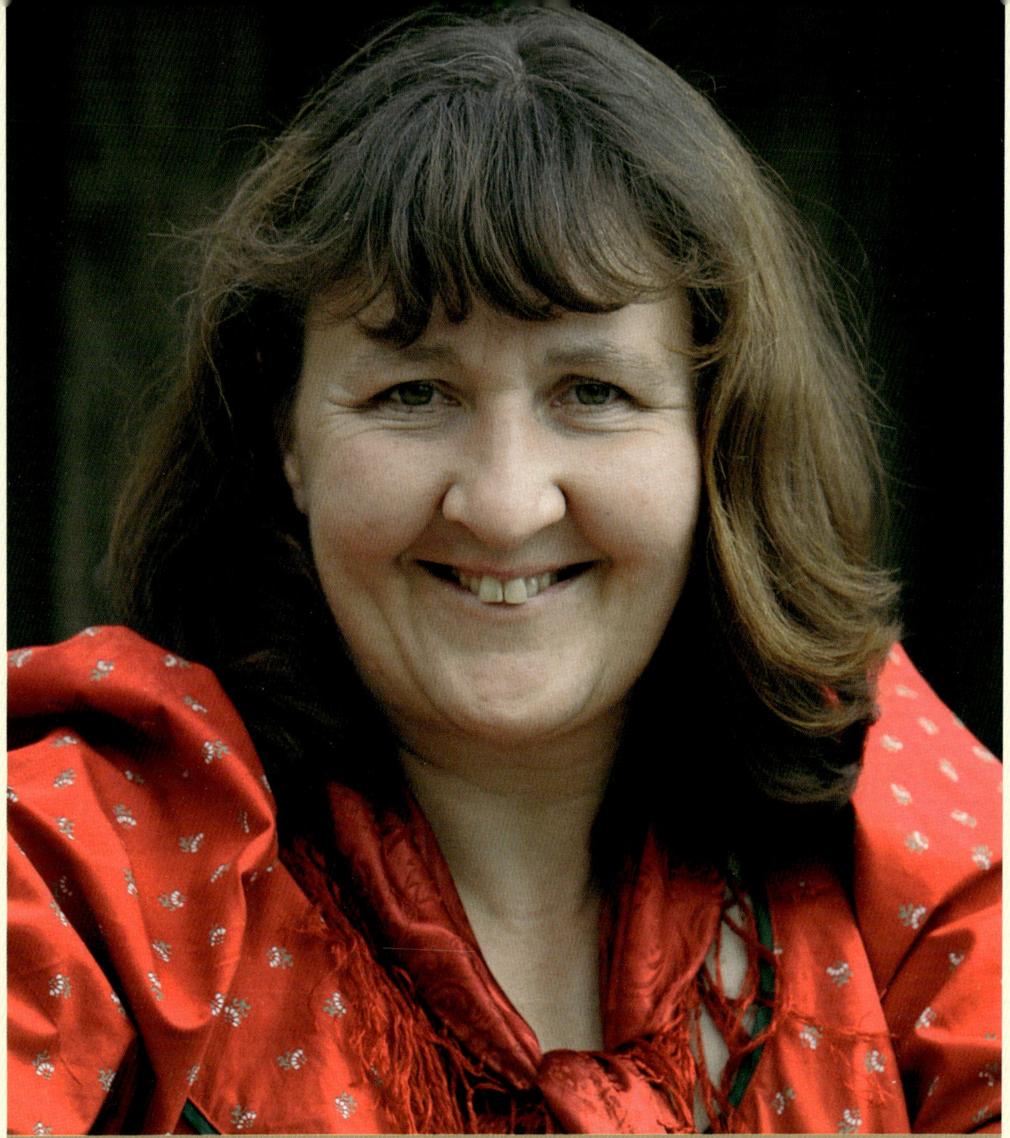

◆ Liebe Leserin, lieber Leser!

Über Kräuter gibt es unendlich viel zu erzählen. In meinem ersten Kräuterhandbuch habe ich nur einen kleinen Einblick in den Wissensschatz unserer Vorfahren geben können. Jetzt möchte ich einen Schritt weiter gehen und sowohl Menschen, die sich noch nie mit ihrer Gesundheit und der Natur beschäftigt haben, als auch solche, die bereits erste Versuche unternommen haben, auf eine Reise durch die Jahreszeiten, unseren Körper und die Welt der Kräuter einladen.

Mein Lebensweg

Die Natur ist die Kraft, aus der man alles schafft – dies ist für meinen Mann Walter und mich ein wichtiger Leitspruch geworden. Wir bewirtschaften auf biologische Weise einen Bergbauernhof in Brandenberg und haben sechs Kinder, die – wie ich glaube – doch einiges von meiner etwas besonderen Auffassung von Leben in sich tragen.

Mit der Ausbildung zur Hauswirtschaftmeisterin erlangte ich das Rüstzeug zur Tätigkeit als Bäuerin bzw. Bergbäuerin. Gerade das Dasein als Bergbäuerin hat meine Liebe zum einfachen Leben nur unterstrichen. Meine Neugierde und ständige Suche trieben mich weiter zur Heilpraktikerausbildung.

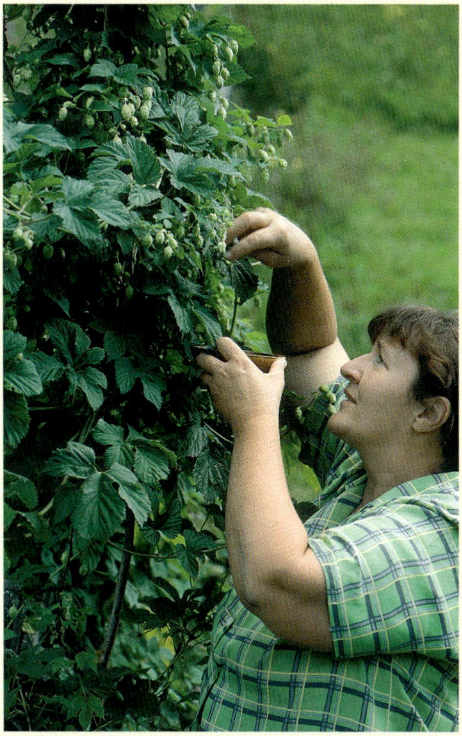

Mein Wunsch: Leben mit der Natur und unseren Traditionen, aber immer wieder neue Wege beschreiten

Diese absolvierte ich aber nur für private Zwecke, da ich mich persönlich hauptsächlich als Hüterin der Landwirtschaft und der daraus entstehenden Arbeiten betrachte. Bei Dr. Max Amann in München und bei Frau Inge Kogler vom Verein FNL („Freunde naturgemäßer Lebensweise") ließ ich mich außerdem zur Kräuterfachberaterin und Phytotherapeutin ausbilden.

Als Ortsgruppenleiterin beim Verein FNL durfte ich auch einige außergewöhnliche Menschen im Rahmen meiner Beschäftigung mit der Gesundheitshilfe kennenlernen, und diese Kontakte sind für meine Entfaltung sehr wichtig. Wenn man also die Ohren offen hält und sich für eine Sache einsetzt, kann man immer Menschen erfragen, die einen weiterbringen. Das beweisen mir die Stammtische, die ich schon öfters über den Sommer von Mai bis September abgehalten habe. Die Ausbildungen zur Natur- und Landschaftsführerin und zur Bergwanderführerin runden mein Tun im Bereich der Kräuterführungen ab. Auch der Lehrgang „Seminarbäuerin" hat mir in meiner Entwicklung sehr geholfen. Durch die vielen Weiterbildungen, die ich immer wieder durchlaufe, konnte ich mein Wissen für mich so festigen, dass ich heute mein Leben gut in die Hände nehmen kann.

Was ist nach dem ersten Buch passiert?

Der Erfolg meines ersten Kräuterhandbuches, das 2004 erschien, und die „Willkommen Österreich"-Fernsehsendungen haben mich mit vielen Menschen in Verbindung gebracht. Das Interesse an meinem Wissen und an Erfahrungen mit Kräutern wurde spürbar größer. Aber es wurden auch die gesundheitlichen Probleme, die man mir übergeben wollte,

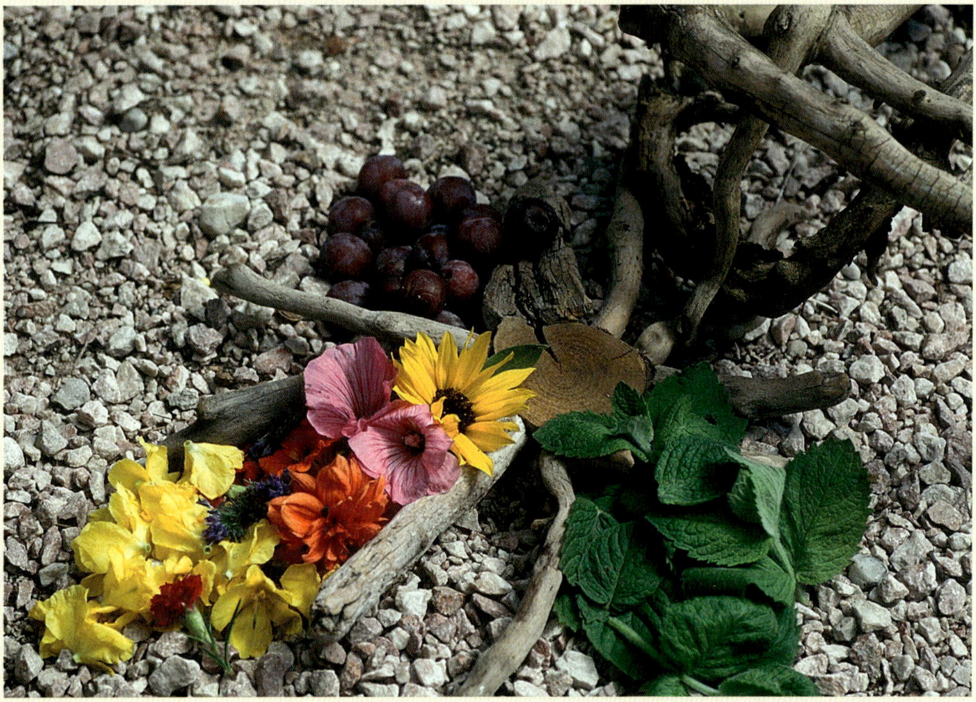

Jede Jahreszeit hat ihre Besonderheiten, auch in der Gesundheitsvorsorge

schwieriger. Dazu muss ich sagen, dass ich keine Ärztin bin und diese nicht ersetzen will. Ich kann nur etwas von meinem Wissen weitergeben, das ich im Laufe meines Lebens bei uns und den Tieren erworben habe. Ich hoffe doch, dass alle Leserinnen und Leser ein gewisses Gefühl für Selbstverantwortung in sich tragen und dieses nützen wollen. Ich bitte auch darum, dass alle einen regen Kontakt mit ihrer Ärztin oder ihrem Arzt pflegen und immer Rücksprache halten. Natürlich kann ich keine Verantwortung übernehmen für die Anwendung der Mittel und die Überlieferungen, die ich in diesem Buch notiert habe. Die Anregungen sollen hauptsächlich zur Vorbeugung dienen und nicht als Ersatz für Arztbesuche.

Doch wir sollten nicht immer warten, bis Probleme auftreten und medizinischer Behandlung bedürfen. Jeder kann selbst für seinen Körper Verantwortung übernehmen. Dabei müssen wir nicht immer alles auf einmal machen – es genügen oft die kleinen Schritte, wenn sie sehr genau und konsequent durchgeführt werden.

Weiters begegneten mir immer wieder neue Methoden, die Gutes wie auch nicht Umsetzbares an mich herangetragen haben. Aber das gewisse Bauchgefühl soll jeder Leserin und jedem Leser helfen, eigene Mittel und Wege zu finden.

Neue Anstöße

Ich lernte in meinem Leben Menschen mit unglaublichen Kenntnissen kennen. Eine 10.000 Jahre alte Gesundheitslehre aus Persien („Mazdaznan“) hat es mir besonders angetan, obwohl ich in Deutschland gewisse Vorurteile hörte. Aber als ich mir selbst ein Bild machte, stellte ich fest, dass Menschen alles übertreiben können, sowohl die Gerüchteküche als auch die Art, wie bestimmte Lehren angewendet werden. Die von mir angesprochene Lehre sagt ja nur, man darf alles tun, was den Menschen gesund erhält und dem Leben gut tut. Somit habe ich einige mir interessant erscheinende Anwendungen mit eingebunden, mit denen man schneller an sein Ziel kommt, ohne die Geldtasche zu sehr zu belasten. Ein altes Gesetz besagt: Wenn man Gutes in den Körper hineingibt, kommt nur Gutes heraus.

Warum ich ein zweites Buch schrieb

Mein erstes Kräuterhandbuch hat mir gezeigt, dass es vielen Menschen ein Bedürfnis ist, Pflanzen nach einfachen Richtlinien zu beurteilen und auf möglichst ursprüngliche Weise zu nützen. Ja, es wird auch in Zukunft immer wichtiger werden, sich mit der Natur und den alten Gesundheitsmethoden zu beschäftigen und mit dieser Tradition zu leben. Wenn die Natur uns einen Strich durch die Rechnung macht, sollten wir uns überlegen, was zu tun ist. In einer solchen Zeit ist es wichtig, sich zu bevorraten und die Natur zu kennen. Unsere Vorfahren haben immer wieder aus Not verschiedene Rezepte und Anwendungen gefunden, die uns heute nach wie vor noch helfen können. Oft wurde ich gefragt: „Du, Gertrude, wo fange ich im Kräutergarten und in der Gesundheit am besten an?"

Auf meinem Weg, die Lebenskraft zu finden, kam ich darauf, dass es viele Wege gibt, sich Gesundheit zu verschaffen, aber es wird immer wichtiger, doch zumindest einen Weg zu gehen. Welchen? Diese Suche muss jeder selbst bestreiten. Jeder Weg ist richtig, sofern er nicht zu viel

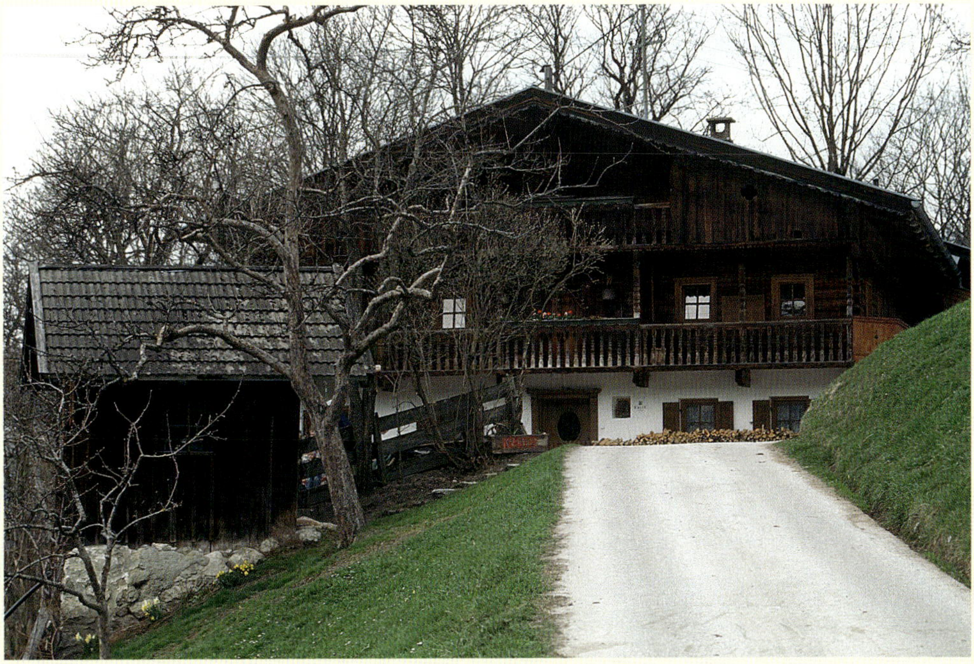

Der Neuschwendthof in Brandenberg

kostet und die Menschlichkeit immer im Vordergrund steht. Mein Ansporn, dieses Buch zu schreiben, war hauptsächlich dieser Wunsch: Menschen dazu zu bringen, ihren eigenen Weg in Richtung von mehr Wohlbefinden, Eigenverantwortung und Selbstwertgefühl zu suchen, zu finden und schließlich auch unbeirrt zu gehen.

Kalender der Gesundheit

Wenn wir uns für eine bewusstere Lebensweise entscheiden, stellt sich also gleich für jeden Einzelnen von uns die Frage, wo und wie wir anfangen können, unseren Körper mit Hilfe von Kräutern zu pflegen. Wir leben in Österreich, wo die Gesundheit nichts Besonderes oder Aufwendiges sein sollte. Wer die Augen weit aufmacht, wird überrascht sein, welche Kräuter sich um uns herum scharen und uns dienen wollen. Leider ist die Angst, sich mit Pflanzen zu verbünden, oft so groß, dass sich viele Menschen einfach nicht trauen, es wenigstens zu versuchen. Der Jahresüberblick, den ich in diesem Buch geben möchte, sollte eine kleine Hilfestellung sein, diese Angst auszuräumen.

Wo wir hinschauen, finden wir unsere Gesundheit. Wir müssen uns nur bücken und sie pflücken. Dieses Buch ist eine Anregung, diese natürlichen Schätze zu nützen. Der Kalender der Gesundheit soll helfen, uns Monat für Monat bewusst zu werden, dass wir das ganze Jahr über etwas für uns tun können. Wenn du auch nur einige Vorschläge umsetzen möchtest, gibt es genug zu tun. Mir ist klar, dass ich sehr viele Möglichkeiten aufzeige. Ich wollte einfach, dass jede und jeder etwas nach ihrem/seinem Gusto finden kann. Sollte mal ein Monat vergangen sein, wo du nicht Zeit oder Lust hattest, dich mit deiner Gesundheit zu beschäftigen, kannst du den nächsten Monat nützen, um dir wieder Gutes zu tun.

Selbstverständlich kannst du jederzeit Anregungen aus allen Monaten umsetzen und unabhängig von der Jahreszeit Tipps aufgreifen, wenn du bestimmte Probleme angehen möchtest. Es ist besser, konsequent einen kleinen Schritt nach dem anderen zu machen, als die großen zu versuchen, die man bald nicht mehr schafft. Vergiss nicht, wie wichtig es ist, sich im Leben immer wieder neuen Schwung zu geben. Das Buch soll dich ermuntern, Schwerpunkte zu setzen und der eigenen Gesundheit ein bisschen weiter zu helfen. Sind Geist, Seele und Körper in Unordnung, kann nur Unordnung im Körper entstehen.

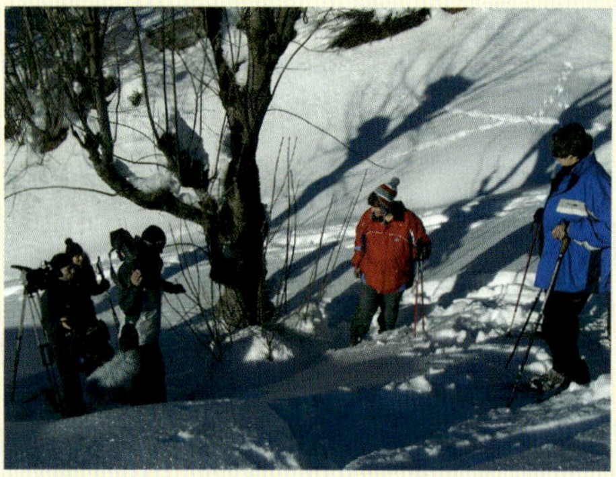

Nur eine der vielen neuen Erfahrungen: Bewegung vor der Kamera

Schritt für Schritt, jedes Jahr, jeden Monat, jeden Tag

Es ist höchste Zeit, sich endlich an diverse Silvestervorsätze zu halten, und zwar nicht nur im Jänner. Es ist Zeit, sich daran zu erinnern, dass gerade „ich selbst“ eine Bedeutung habe, wenn es um die Umsetzung meiner Ziele geht. Wenn etwas in Gedanken ausgearbeitet und verfestigt wird, wird es auch mit größerer

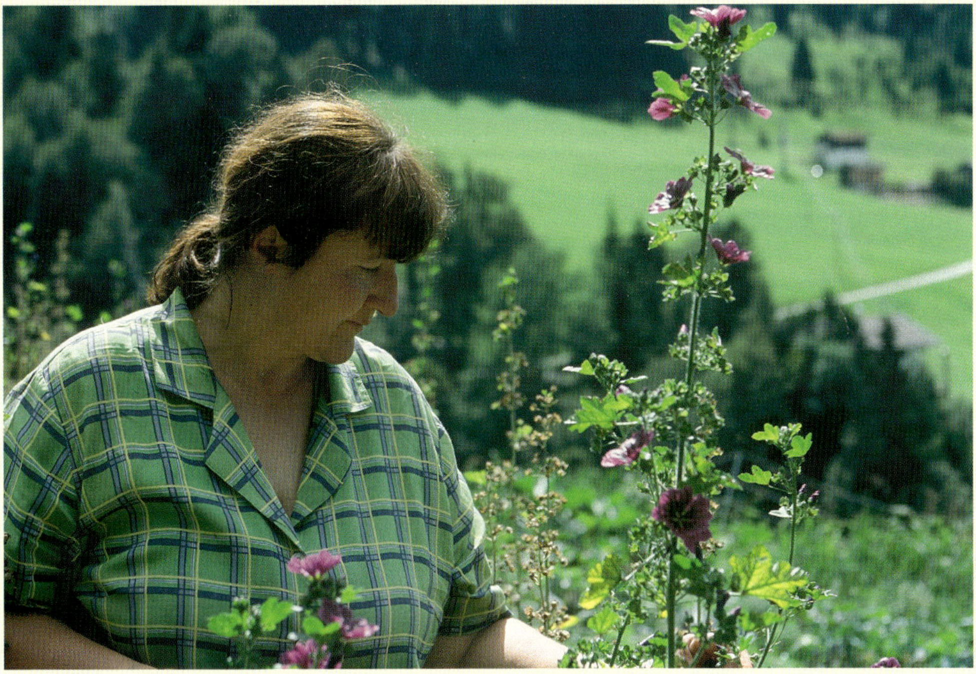
Die Gesundheit lässt sich pflücken und ist ganz nah

Wahrscheinlichkeit in die Tat umgesetzt. Schon unsere Vorfahren machten sich während der gesamten ruhigeren Jahreszeit Gedanken, was wieder alles so getan werden muss, und überlegten, wie und wo man es umsetzen kann. Alles geht, wenn wir nur wollen und unsere Planung stimmt. Und was wir uns einmal im Kopf bildlich vorgestellt haben, wird auch im Leben umgesetzt. Das gilt auch und insbesondere für die Gesundheit. Gerade bei ihr müssen wir im täglichen Lebensablauf darauf bedacht sein, uns ein bestimmtes Programm so schnell wie möglich anzueignen und anzugewöhnen, damit es selbstverständlich wird. Denn einen alten Baum verpflanzt man nicht mehr, sagt der Volksmund.

Verantwortung für sich selbst übernehmen

Es wäre schon gut, wenn sich jeder ein wenig Gedanken über seine eigene Kultur und Gepflogenheiten machen würde. Unsere Vorfahren haben meistens einen wertvollen Schatz der Selbsterfahrung in sich. Wir sollten uns nicht von der Verwirrung der Wirtschaft verblenden lassen. Denn Geld verdienen wollen alle, groß reden können viele, aber sich der nahen Natur zu widmen ist nicht mehr jedermanns Sache.

Es freut mich, dass es im Leben auch noch andere Werte als das Streben nach „Mehr“ gibt: die Natur als die treibende Kraft, die uns weiterbringt. Mit Gefühl und Umsicht tragen wir unser Erbe weiter. Wir Menschen glauben immer, ohne uns gehe nichts, aber eigentlich braucht uns die Natur gar nicht. Sicher dürfen und sollen wir ein wenig eingreifen, aber nur so, dass es unserer Umwelt nicht schadet, also ohne Gifte und zerstörerischen Firlefanz. Auch das Auge muss wieder sehen lernen, um der Natur Recht zu tun. Die Gundelrebe darf im Garten bleiben, da sie gesund ist und den Boden vor Austrocknung schützt. Unseren Kulturpflanzen schaden solche Pflanzen auch nicht.

Wohlbefinden statt Wellness

Immer mehr wird mir bewusst, dass man sich klar seinen Weg suchen muss, aber auf diesem Weg liegen einige Steine, die es zu überwinden gilt. Wir werden immer mehr verblendet und getäuscht. Während meiner Laufbahn als Biobäuerin habe ich viele Menschen kennengelernt und reden gehört. Ich glaube einfach, man sollte sich nicht verzetteln und annehmen, die Gesundheit mit Geld kaufen zu können. Denn nicht die verschiedenen Mittelchen oder alljährliche Wellnesswochenenden machen Mensch und Tier gesund, sondern nur ständige Aufmerksamkeit für sich selbst – und der gute Boden. Oft wird gesagt, ja, die Bauern machen alles falsch, die düngen nicht richtig. Ich muss lachen, wenn sich Menschen anmaßen, über die einheimische Landwirtschaft zu lästern, aber selbst im Supermarkt einkaufen gehen, also die Billigware wollen. Alle anderen Produkte sind ja auch nicht billiger geworden, sondern teurer – deshalb stimmt das Verhältnis in der Landwirtschaft nicht. Wer seine Gesundheit verloren hat, muss sie sich teuer erkaufen. Wenn man aber am Boden arbeitet und diesen mit dem Gefüge aus Kleinst-

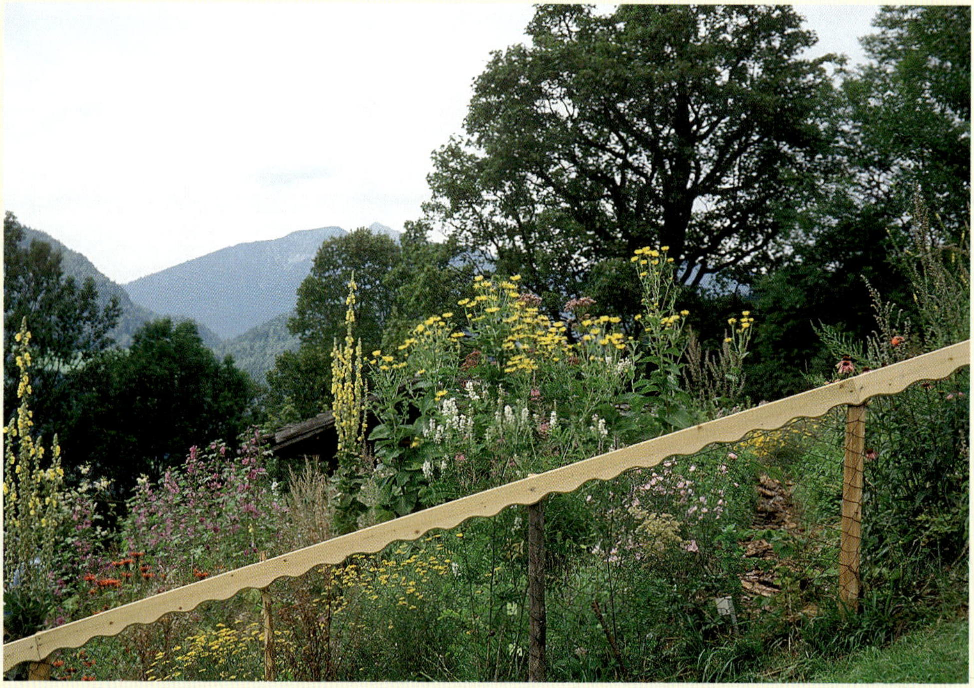

Das Interesse an meinem Kräutergarten wurde nach dem ersten Buch spürbar größer

lebewesen und Kompost verbündet, wird die Nahrung wieder ein Heilmittel werden. Alle, die sich rückbesinnen und dem Boden wieder Raum schaffen, werden ihre Gesundheit und die der anderen fördern. Gerade darum muss man sich Gedanken machen, woher unser tägliches Essen stammt und wie wir uns zur Gesundheit zurückführen.

Sich zurücknehmen und dabei wachsen

Vielleicht darf ich auf dieser Welt ein wenig dazu beitragen, dass wir alle die Natur wieder etwas besser verstehen und uns als einfache Menschen, nicht als die Hauptpersonen fühlen. Wir alle spielen nur die zweite Geige. Jeder Bergbauer hat sich immer an die Natur anpassen müssen – er hat lediglich beobachtet und dadurch verschiedene Katastrophen verhindern können, da er nur der Natur geholfen hat. Darüber sollten wir alle wieder nachdenken, um mit der Natur leben zu können.

Wichtiger wird auch werden, dass wir unsere Nahrung wieder selber erzeugen, denn frischer geht es nicht. Nicht die Arbeit scheuen, sondern für uns die Gesundheit erzeugen! Auch wenn man mal beispielsweise das Schneckenkorn verwenden muss, gibt es umweltfreundliche Möglichkeiten – man kann ja den Biobauern fragen, welches er benutzt, weil er immer etwas mit Gefühl tut und weiß, was der Natur nicht schadet. So wird auch das Gespräch zwischen den Menschen wieder angeregt und die Erfahrung weitergegeben – nur fragen muss man halt.

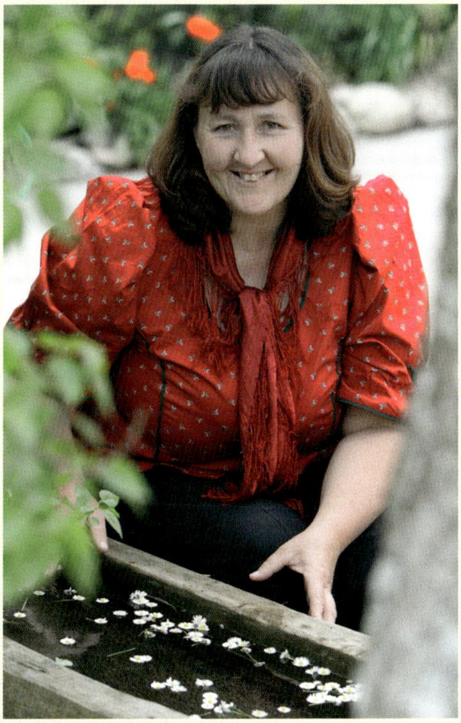

Wenn du mehr über Kräuter wissen möchtest …

Wer Erfahrungen in der Biolandwirtschaft und dem Kräuteranbau machen möchte, kann es über die Organisation WWOF bei mir am Hof als MithelferIn versuchen.

Wenn du mehr über Kräuter wissen möchtest, kannst du jeden Donnerstag von Juni bis Mitte September von 10-12 Uhr und 19-21 Uhr auf unserem Hof in Brandenberg einiges sehen und hören. Seminare und Vorträge gibt es auf Anfrage.

Nun möchte ich allen Leserinnen und Lesern wünschen, wenigstens ein bisschen von der Kraft der Kräuter in ihr eigenes Leben aufnehmen zu können und weiterzutragen.

Viel Freude dabei!
Eure Gertrude Messner

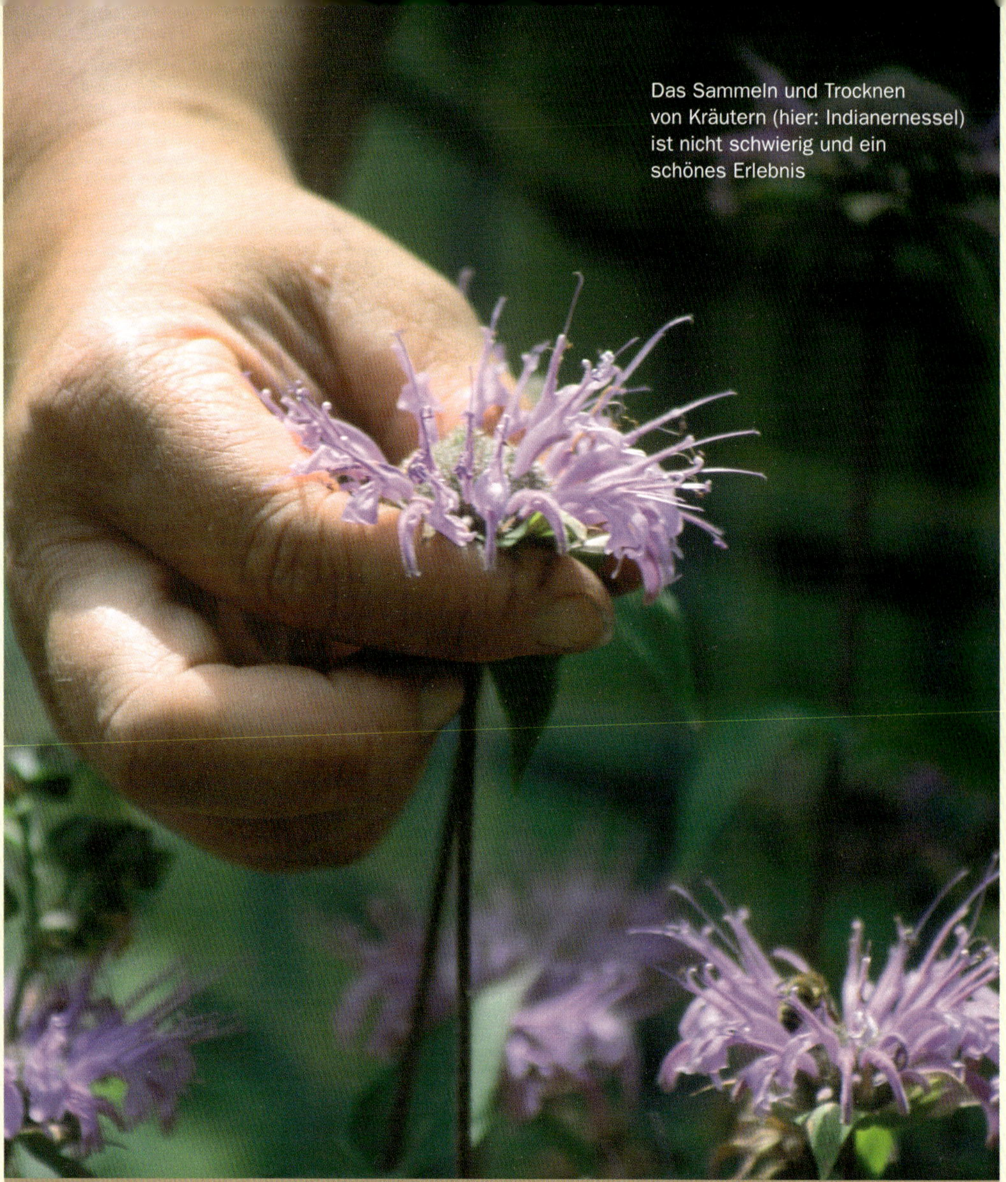

Das Sammeln und Trocknen von Kräutern (hier: Indianernessel) ist nicht schwierig und ein schönes Erlebnis

Kräuter sammeln und verarbeiten

Das Sammeln und Verarbeiten von Kräutern ist keine Hexerei, aber eine Frage der Erfahrung. In diesem Kapitel habe ich die wichtigsten Hinweise für den Umgang mit Kräutern hoffentlich so zusammengefasst, dass sie einerseits für unerfahrene Anfänger leicht nachvollziehbar sind und andererseits auch für Menschen, die sich mit dem Thema bereits beschäftigt haben, Neues und vielleicht manch Überraschendes bieten.

Tipps fürs Sammeln

Die richtigen Kräuter

Lass dich beim Sammeln nicht auf Pflanzen ein, die du nicht genau bestimmen kannst – bei leicht verwechselbaren und unbekannten Kräutern besteht Vergiftungsgefahr!

Der richtige Platz

Kräuter nicht an stark befahrenen Straßen oder an einer beliebten Hunde-Gassiroute sammeln, weil die Kräuter dort schmutzig sind und folglich die Qualität schlechter ist.

Der richtige Zeitpunkt

Grundsätzlich wird allerorts von Kräuterkundigen empfohlen, Wurzeln im Frühjahr und Herbst bei Vollmond zu sammeln, da sie zu diesem Zeitpunkt die größte Heilkraft haben. Die beste Tageszeit für das Sammeln ist der Vormittag, am besten bei Sonne nach einem regnerischen Tag (damit die Kräuter auch sauber sind; sie sollten aber auch bereits trocken sein). Wann eine Pflanze die meisten Inhaltsstoffe und die beste Qualität aufweist, lässt sich nicht ausschließlich nach dem (Mond-)Kalender bestimmen – wichtiger sind die äußeren Umstände, also gutes Wetter und dass man auch genügend Zeit hat.

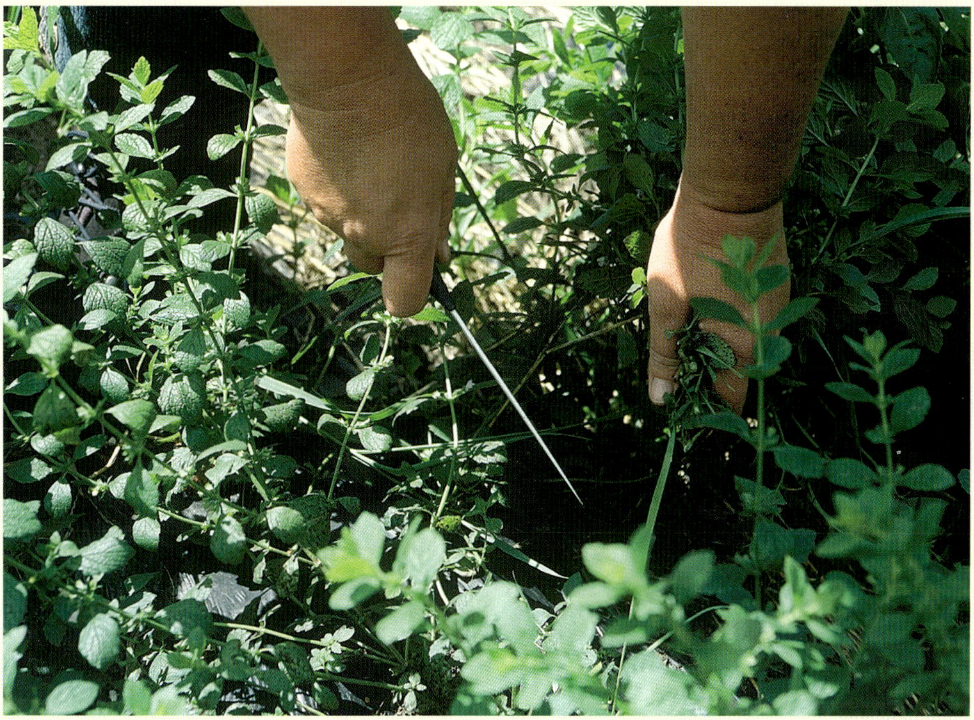

Kräuter wie Zitronenmelisse mit einem scharfen Messer abschneiden

Das richtige Verhalten

Unter keinen Umständen, auch nicht in kleinen Mengen, dürfen geschützte Pflanzen gepflückt werden. Naturschutzbestimmungen sind einfach einzuhalten. Wenn du Bedarf an außergewöhnlichen, geschützten Kräutern (wie z.B. Arnika) hast, kann ich dir nur empfehlen, sie entweder in der Apotheke zu besorgen oder am besten im eigenen Garten zu pflanzen.

Die richtige Beförderung

Ich schwöre auf die wunderbare Tradition, Kräuter in Körben zu transportieren. Auch Stofftaschen erfüllen ihren Zweck; Hauptsache, das Gesammelte wird so schnell und luftig wie möglich nach Hause getragen. Dort sollten die Kräuter möglichst rasch weiterverarbeitet werden.

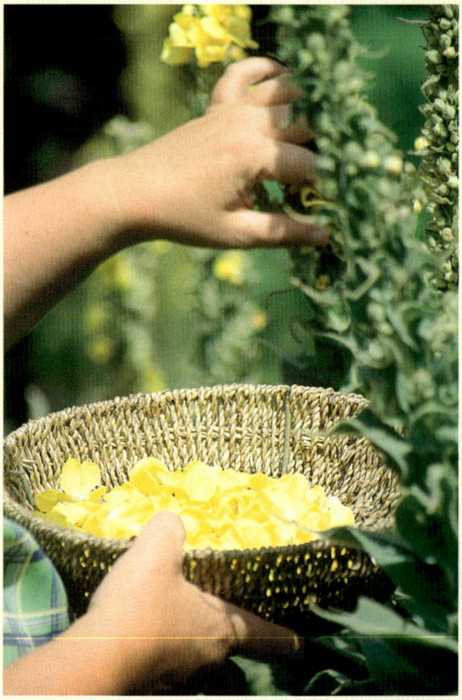

Der beste Zeitpunkt fürs Sammeln ist ein sonniger Vormittag, wenn die Kräuter trocken sind

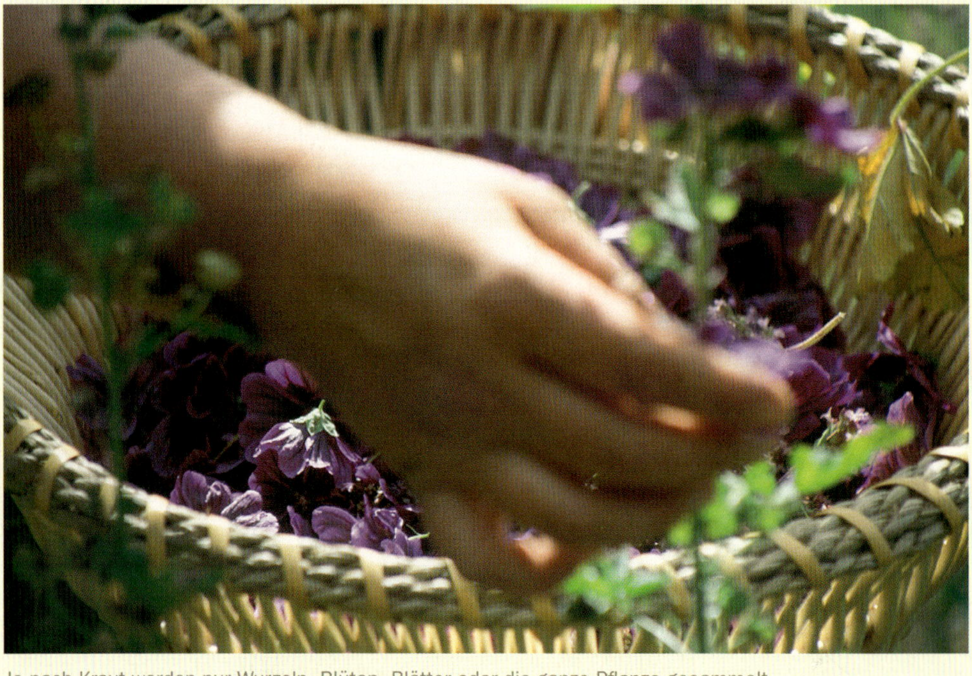

Je nach Kraut werden nur Wurzeln, Blüten, Blätter oder die ganze Pflanze gesammelt

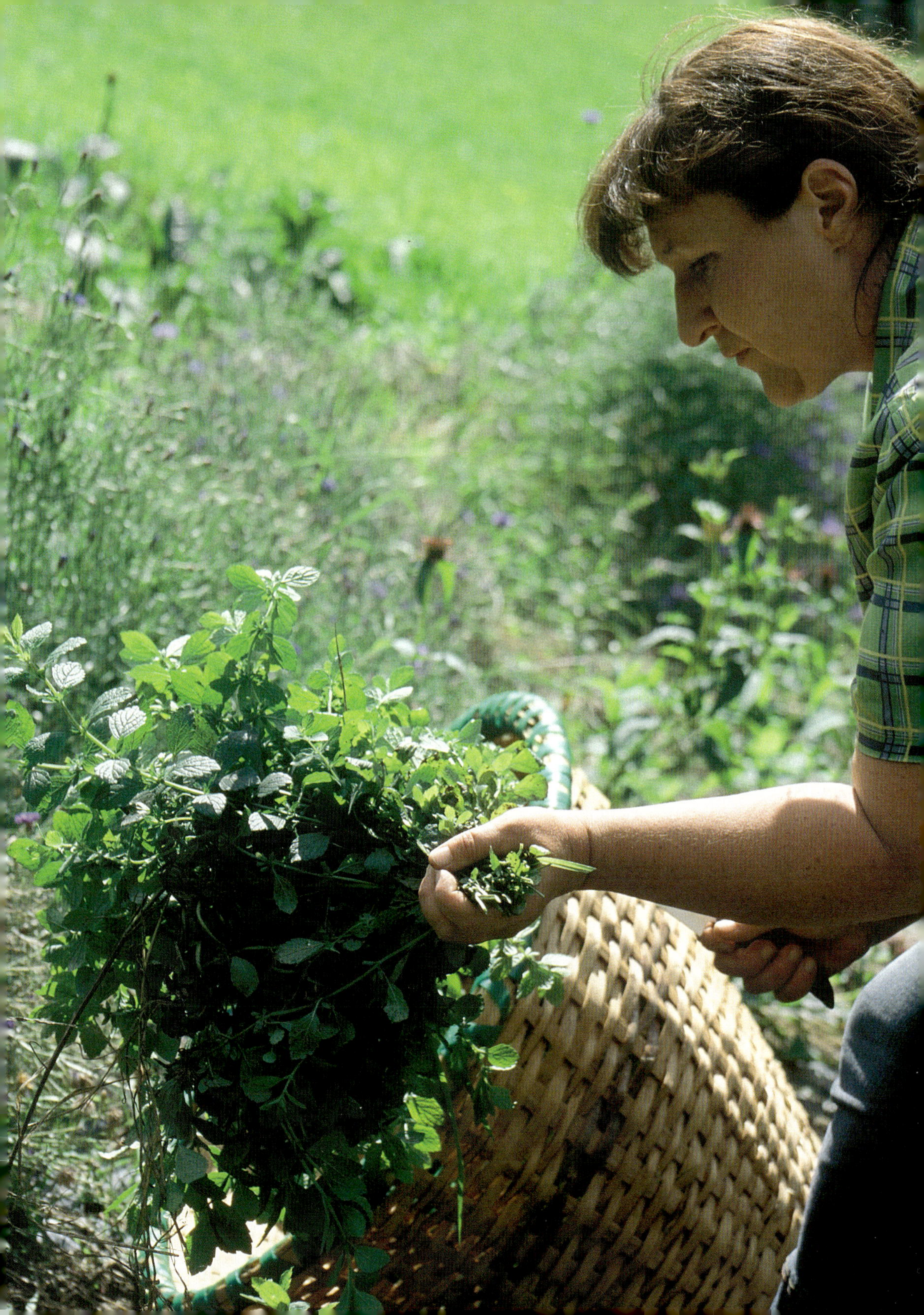

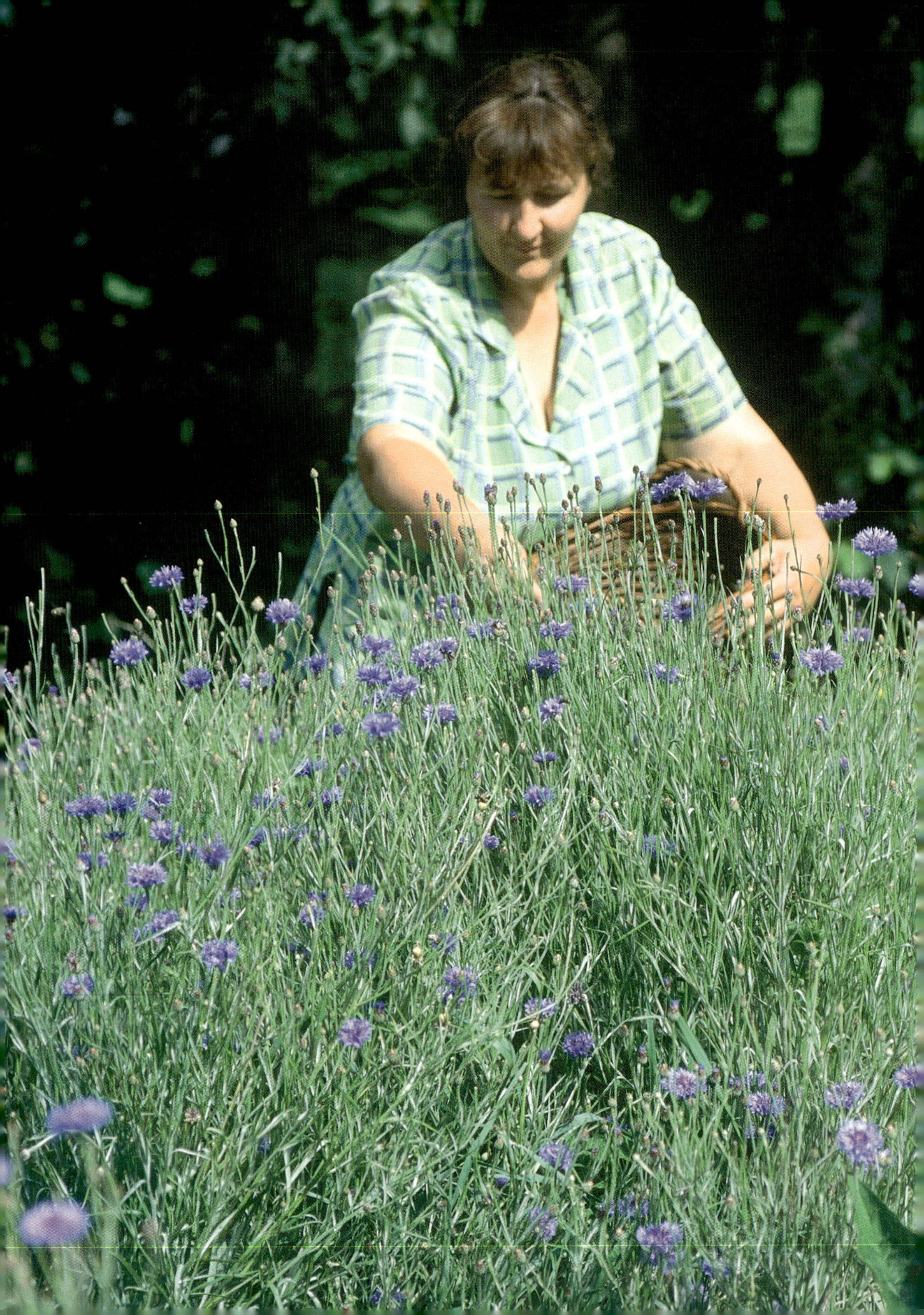

Tipps fürs Trocknen

Man sollte grundsätzlich alle Pflanzen so frisch wie möglich verwenden, denn dann besitzen sie die meisten Inhaltsstoffe. Aber gerade in unseren Breitengraden, wo der Winter oft sehr lang sein kann, ist das Trocknen natürlich sehr wichtig. Es ermöglicht eine gewisse Bevorratung. Trotzdem sollen Kräuter aber nicht ausschließlich getrocknet werden.

Sorgfältige Planung

Nicht alle Kräuter kann man das ganze Jahr über zur Verfügung haben, außer man greift auf das Angebot der Apotheken zurück. Einige Gedanken über Selbstversorgung kann man sich aber früh genug machen. Welche Krankheiten und Beschwerden treten in der eigenen Familie besonders häufig auf? Welche Bedürfnisse hat jedes einzelne Familienmitglied? Diese Überlegungen können eine Grundlage dafür sein, rechtzeitig für eine Bevorratung zu sorgen, damit der Eigenbedarf annähernd das ganze Jahr über gedeckt werden kann.

Universalkräuter

Auf jeden Fall empfiehlt es sich, stets die so genannten Universalkräuter zur Hand zu haben, um auch unvorhergesehene Beschwerden in den Griff zu bekommen. Folgende Kräuter decken einen breiten Bereich der nötigen Hausmittel ab: Brennnessel, Schafgarbe und Ringelblume, weiters empfehle ich Gundelrebe, Käsepappel und Beifuß. Damit ist man für den Notfall gut gerüstet.

Trocknen am Dachboden

Die Kräuter werden am Dachboden in Bündeln aufgehängt – das ist die einfachste Methode, die allerdings recht viel Platz benötigt.

Trocknen mit Holzrahmen

Du kannst auch einen Holzrahmen mit einem Fliegengitter basteln und darauf die Kräuter zum Trocknen auflegen. Das geht auch in mehreren Schichten übereinander. Dabei muss jedoch ständig Luftzirkulation zwischen den Ebenen möglich sein. Der Raum, in dem getrocknet wird, sollte also auch gut belüftet werden.

Trocknen ohne Holzrahmen

Eine sehr einfache Methode besteht darin, die Kräuter auf Tücher oder Papier am Boden zu legen (Stängel und Wurzeln getrennt trocknen). Vorsicht, Kräuter vertragen keine Temperaturen über 35 °C!

Trocknen mit elektrischen Hilfsmitteln

Während Kräuter hitzeempfindlich sind, können Wurzeln und Rinden auch in einer Hausdörrmaschine oder im Heißluftherd getrocknet werden.

Aufbewahrung

Sie erfolgt am besten in verschließbaren Papiersäcken oder in Gläsern, immer mit einer Aufschrift, die den Namen des Inhalts und das Datum der Abpackung verrät. Die getrockneten Kräuter sollten vor Licht und Motten geschützt werden. Bei frisch getrockneten Kräutern setzt sich durch die Restwärme Wasser ab. Etwa eine Woche wird deswegen das Glas nur mit einem Tuch abgedeckt. Bitte das Glas erst verschließen, wenn die Kräuter ausgedampft bzw. ausgekühlt sind.

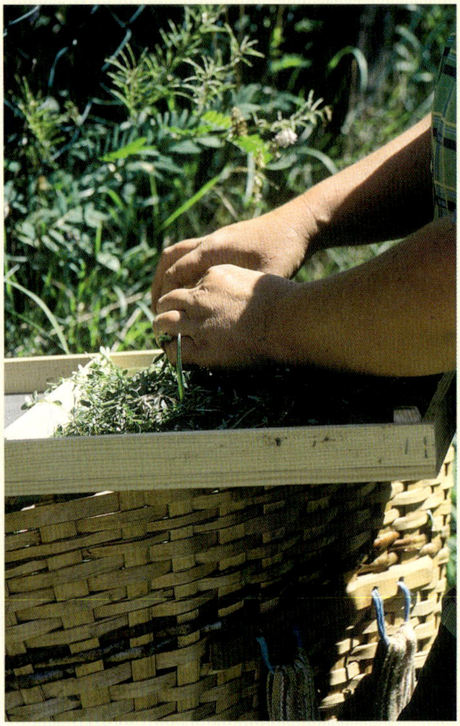

Kräuter werden gezupft (im Bild: Thymian) und dann auf die Darre gelegt

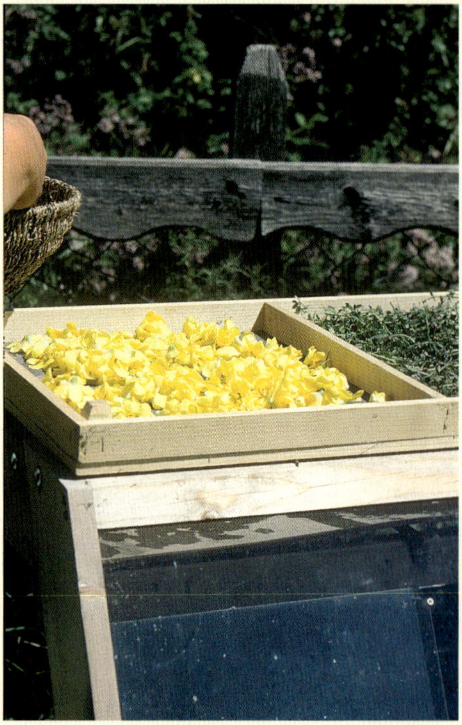

Thymian und Königskerze beim Trocknungsprozess

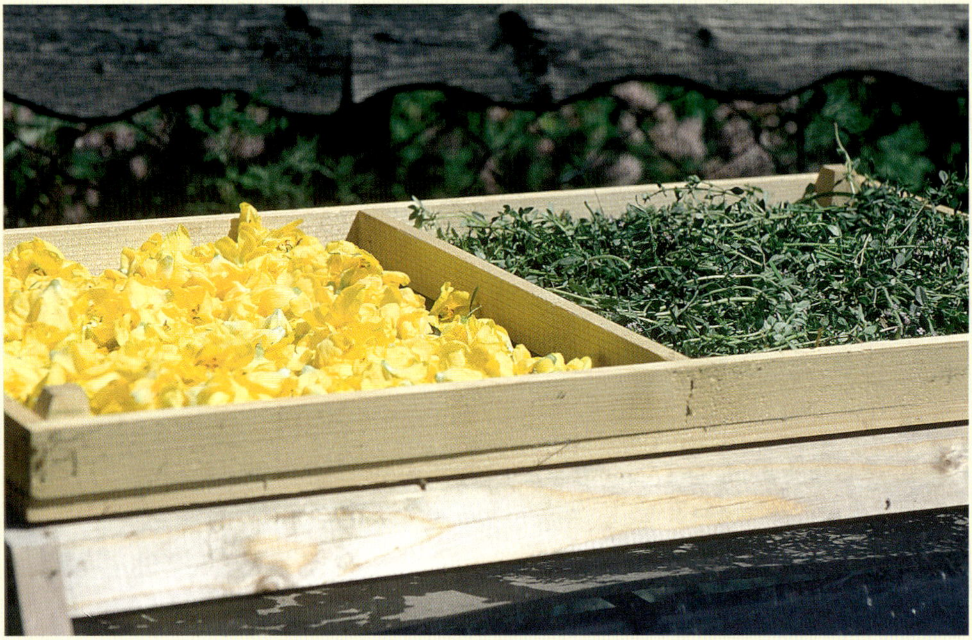

Besonders schonend für die Pflanze ist eine natürliche Trocknung durch Sonneneinstrahlung

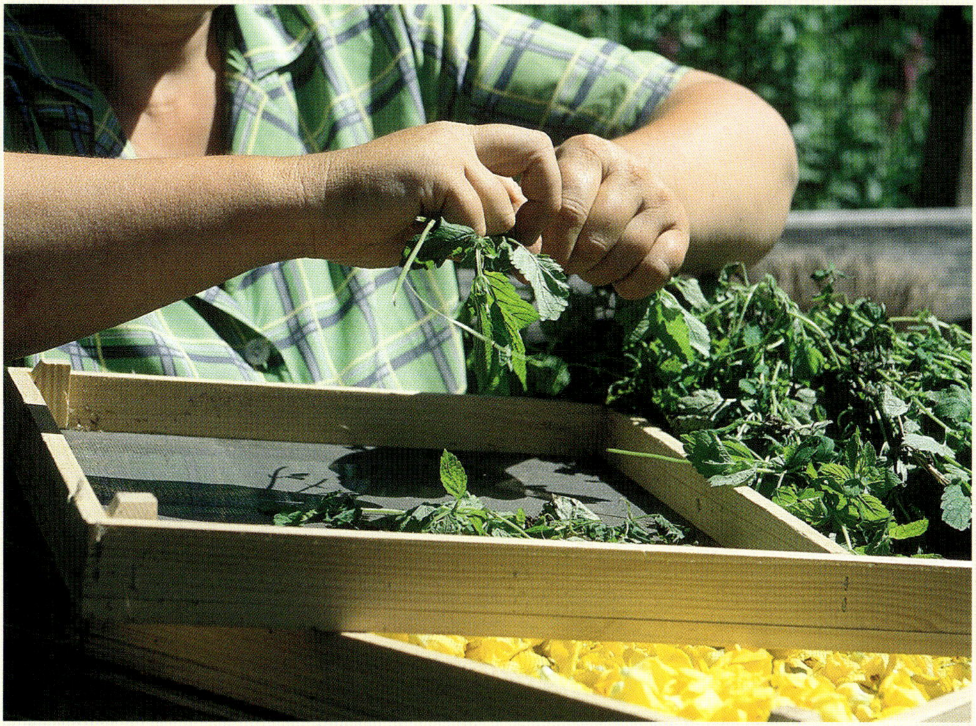

Bei Melisse und Pfefferminze sollte darauf geachtet werden, dass Stängel und Blätter getrennt werden, weil sie nicht gleich schnell trocknen

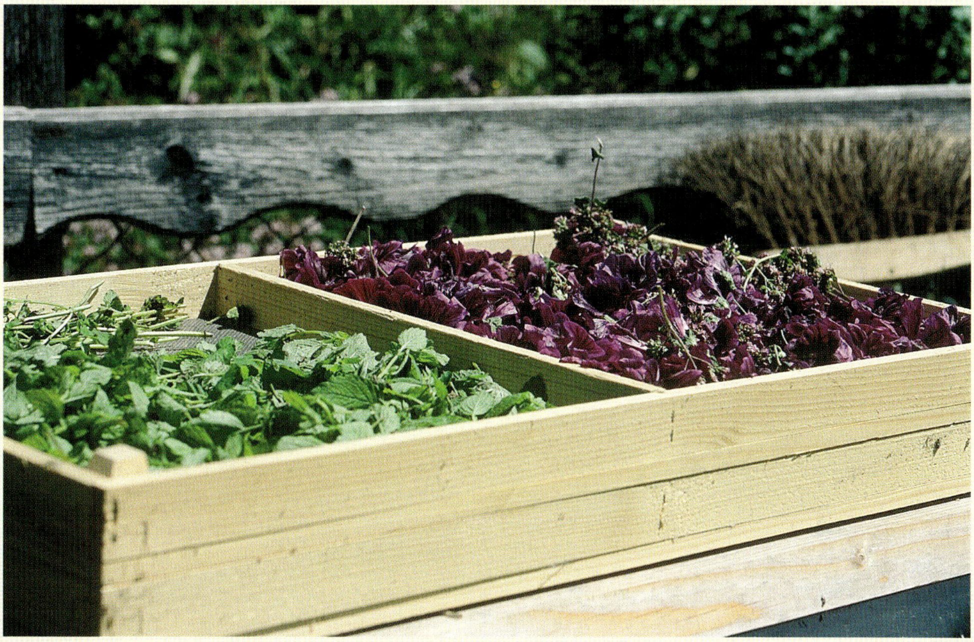

Die einzelnen Darren können übereinander gelagert werden (im Bild: Malvenblüten und Melisse)

Haltbarkeit

Bei guter Aufbewahrung (also lichtgeschützt und trocken) halten sich Kräuter ungefähr ein Jahr. Wenn diese Grenze überschritten ist, werden die Kräuter nicht mehr als Tee zubereitet, sondern nur noch als Badezusätze verwendet oder kompostiert. Farbe und Aroma zu alter Kräuter verändern sich merklich, und auch die Wirksamkeit nimmt stark ab.

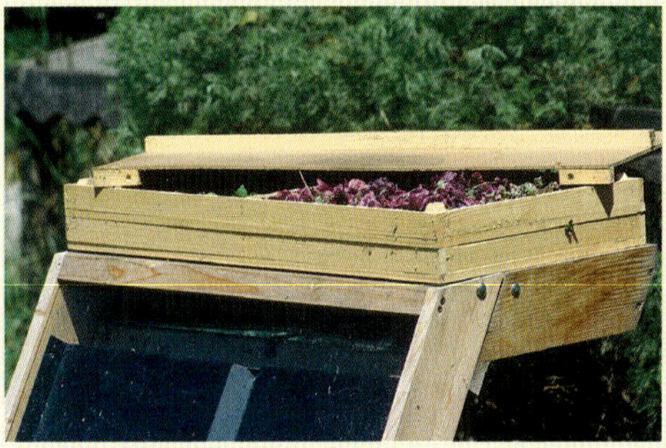

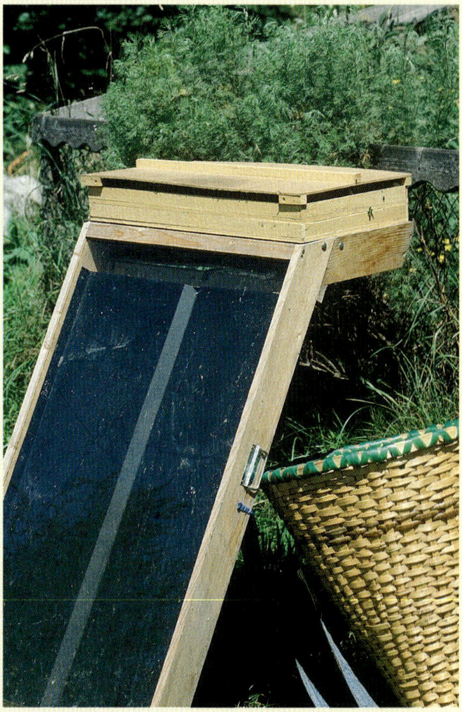

Hier sieht man den Solartrockner. Der Deckel muss durchlässig sein, damit die Warmluft beim Trockenprozess wieder entweichen kann

Tipps für die Verarbeitung von Kräutern

Die Kräuter sind nun gesammelt und vielleicht auch schon getrocknet. Manchmal kann es trotz allem unumgänglich sein, die benötigten Pflanzen in der Apotheke zu kaufen, etwa im Winter oder wenn überraschend Beschwerden auftreten, für die nicht vorgesorgt wurde. Wie auch immer, nun stellt sich natürlich die Frage, wie wir die Kräuter richtig weiterverarbeiten, ohne dass die wertvollen Inhaltsstoffe verloren gehen. An dieser Stelle möchte ich einen Überblick über die wichtigsten Möglichkeiten der Nutzbarmachung von Kräutern bieten.

Ganzheitliche Verwendung

Ich trete stets – auch gegen anderslautende Meinungen von vielen Kräuterkundigen – dafür ein, dass alle Teile der gesammelten Kräuter verwendet werden. Daher füge ich die Stängel nach der getrennten Trocknung zur restlichen Pflanze wieder hinzu. Das ganze Kraut für einen ganzen Körper – so stellt sich wieder eine Einheit ein.

Pulver und Verreibung

Samen, Wurzeln oder auch Blätter mit dem Mörser zu Pulver verreiben oder in der Kaffee- bzw. Küchenmaschine mahlen. Bei Bedarf mit Wasser und verdünntem Essig einen Brei anrühren.

Eine Verreibung ist für Kinder und Menschen, die keinen Alkohol vertragen, eine geeignete Methode. Die

Inhaltsstoffe werden besonders gut herausgelöst. In einem Mörser Fruchtzuckerpulver, Zucker, Molkepulver, Milchzucker oder Salz mit frischen Kräutern so lange verreiben, bis ein einfärbiges Pulver entstanden ist. Dieses messerspitzen- oder teelöffelweise einnehmen.

Verreibungen von einigen Kräutern können auch als Gewürz verwendet werden, beispielsweise empfiehlt sich Bärlauchpulver mit seinem angenehm scharfen Aroma als besondere Note im Salat.

Öl

Einer Flasche hochwertigem Öl (z.B. Olivenöl) Kräuter hinzufügen und einige Wochen stehen lassen (Menge und Dauer hängen vom jeweiligen Kraut ab). Der Ansatz sollte warm, aber lichtgeschützt gelagert werden (Ausnahme: Johanniskraut).

Presssaft

Kräuter im Mörser oder in der Küchenmaschine zu einem Brei verarbeiten und durch ein Plastiksieb seihen. Den abgeseihten Presssaft stamperlweise einnehmen.

Salbengrundlage

Zutaten: 60 g Oliven-, Jojoba- oder Mandelöl, 20 g Lanolin/Wollfett/Wollwachs, 6 g Kakaobutter, 6 g Bienenwachs.
Zubereitung: Alle Zutaten langsam im Wasserbad erwärmen und kalt rühren. Danach 10- bis 15%ige Essenz oder Tinktur einarbeiten. Nach Belieben mit ätherischen Ölen verfeinern.
Salben können auch mit Melkfett hergestellt werden, aber manche Produkte enthalten Desinfektionsmittel und sind nicht geeignet. Alternativ Eucerinum anhydricum (in der Apotheke erhältlich) schmelzen, mit 1/3 Frischpflanzen, Tinktur oder Essenz anreichern.

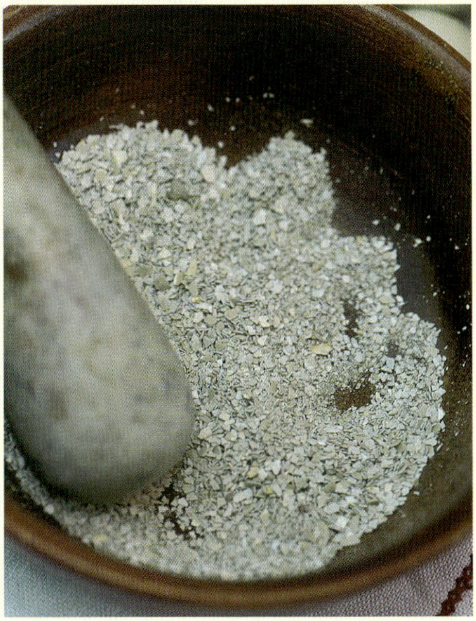

Zur Herstellung von Pulvern und Verreibungen lohnt es sich, einen guten Mörser zu besorgen

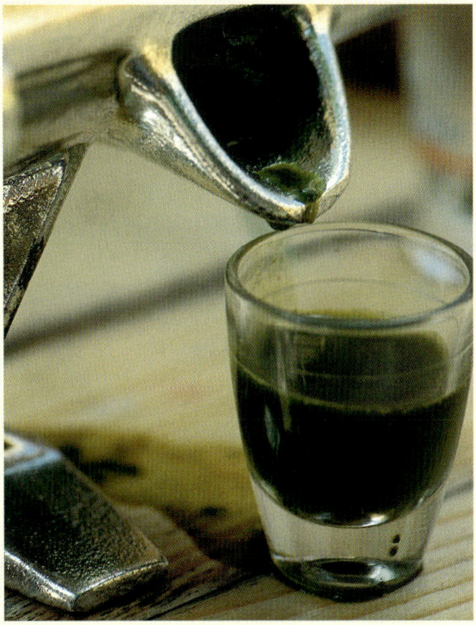

Frischsaftkuren unterstützen die Entgiftung des Körpers

Sirup

Ich empfehle 3 Zubereitungsformen von Sirup:

1. 1 Liter heißes Wasser mit 50 g Pflanzen überbrühen. Abseihen und 600 g Zucker dazugeben. Das Ganze einkochen, bis ein dicker Sirup entsteht.
2. Das gleiche Rezept kann auch statt mit Zucker mit Honig zubereitet werden. Auch hier muss die Flüssigkeit so lange gekocht werden, bis sie dicker wird.
3. Gerade bei den Tannenwipferln empfiehlt sich eine interessante Variante: Tannenwipferl und Zucker einlegen (immer schichtweise) und so lange stehen lassen, bis sich ein Sirup bildet. Dasselbe funktioniert auch bei Spitzwegerich mit frischen Blättern. Nicht in der prallen Sonne stehen lassen!

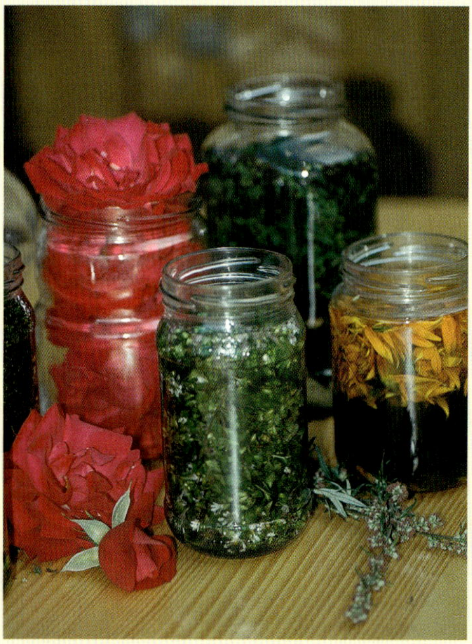

Ob Tinkturen, Öle, Tees oder Salben – Selbstgemachtes erfüllt mit Stolz

Tinktur

Häufig werden die Begriffe Tinktur und Essenz gleichbedeutend verwendet, aber sie bezeichnen zwei unterschiedliche Dinge: Eine Essenz (auch alkoholischer Auszug) wird mit frischen Kräutern hergestellt, eine Methode, die eher in Apotheken üblich ist und sich kaum für die Selbstherstellung zu Hause eignet, weil die Rezepte sehr genau eingehalten werden müssen. Wenn es trotzdem jemand versuchen möchte, hier eine sehr einfache Anleitung:
30 g frische, zerkleinerte und grüne Kräuter mit 150 g Alkohol (50%ig) ansetzen. 6 Wochen lang ziehen lassen.
Unter einer Tinktur versteht man einen Ansatz mit getrockneten Kräutern:
30 g getrocknete Kräuter mit 30 g Alkohol (50%ig) ansetzen und 6 Wochen ziehen lassen. Danach abseihen, abfüllen und etikettieren. In der Volksheilkunde verwendet man üblicherweise pauschal 45%igen Schnaps für Blüten und Blätter bzw. 60%igen Alkohol für Rinden und Wurzeln. Für den gewöhnlichen Hausgebrauch reichen solche Faustregeln vollkommen aus.

Kräuterschnaps

Früchte wie verschiedene Nüsse und Schlehe sowie Wurzeln wie Meisterwurzel und Kräuter in ein Glas geben. Dieses so lange mit Alkohol (60- bis 70%ig) auffüllen, bis alles gut bedeckt ist. Der Schnaps muss 4 bis 6 Wochen reifen, in dieser Zeit öfters schütteln. Danach mit destilliertem Wasser verdünnen. Je länger der Schnaps gelagert wird, desto besser schmeckt er.

Likör

Ungefähr 100 g Kräuter oder Wurzeln mit 1 Liter 70%igem Alkohol übergießen. 3 bis 4 Wochen stehen lassen. Nach dieser Zeit 1 Liter Wasser mit 500 g Zucker aufkochen und auskühlen lassen. Mit dem Alkoholgemisch vermengen und noch einige Wochen reifen lassen.

Räucherung

Zahlreiche Kräuter eignen sich für eine Räucherung, besonders beliebt sind Lavendel und Wacholder. Auch beim Räuchern gibt es mehrere Möglichkeiten, hier möchte ich zwei vorstellen:

1. Getrocknete Kräuter direkt auf die Herdplatte eines Holzofens legen.
2. Den Boden eines feuerfesten Gefäßes mit Sand bedecken (damit es nicht springt), darauf Räucherkohle legen und zum Glimmen bringen. Schließlich die gewünschten Kräuter auf die Kohle legen.

Tee

Es gibt grundsätzlich drei Möglichkeiten, einen Tee zuzubereiten:

1. Frisches oder getrocknetes Kraut mit kochendem Wasser übergießen und zugedeckt ziehen lassen. Eine Ausnahme bildet Salbei, den man besser offen ziehen lässt. Wie lange man den Tee ziehen lässt, hängt einerseits von den Kräutern, andererseits vom persönlichen Geschmack ab. Für Kinder reichen in der Regel 3 Minuten, bei den meisten Tees für Erwachsene passen 5 Minuten.
2. Rinden und Wurzeln eine Weile mit Wasser aufkochen.
3. Kaltansatz: Am Abend vor dem Zubettgehen die Kräuter mit kaltem Wasser ansetzen und erst am nächsten Tag erwärmen. Auf diese Weise werden die Inhaltsstoffe optimal herausgelöst, aber die Methode benötigt etwas Vorausplanung.

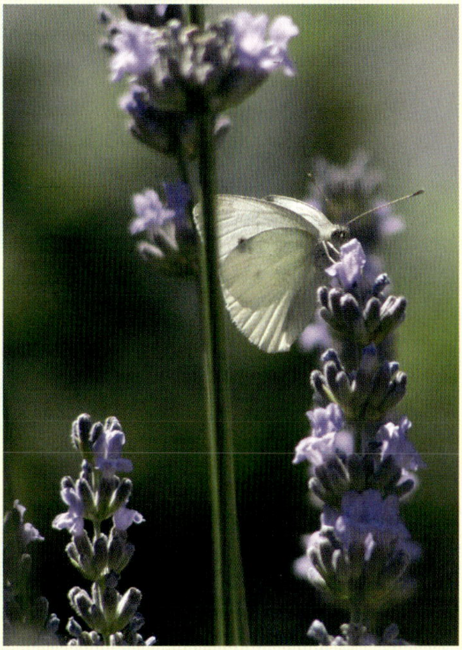

Lavendel riecht samtig

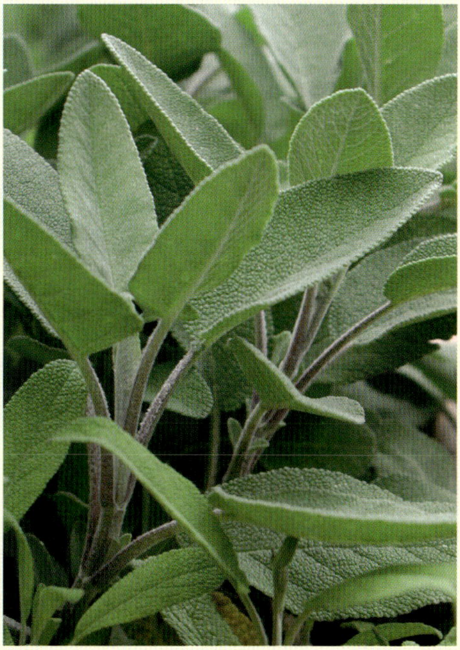

Salbei ist ein bewährtes Hausmittel

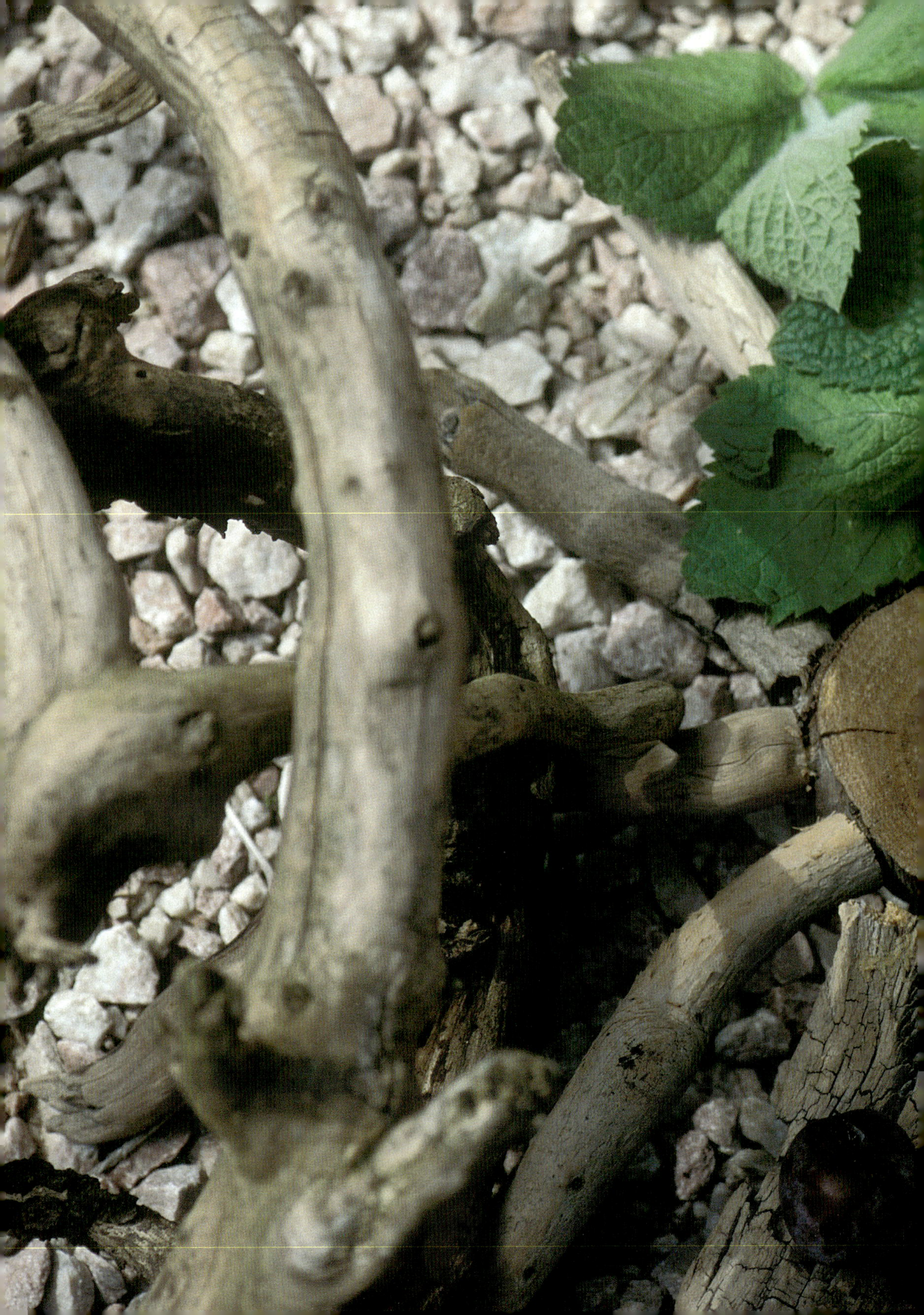

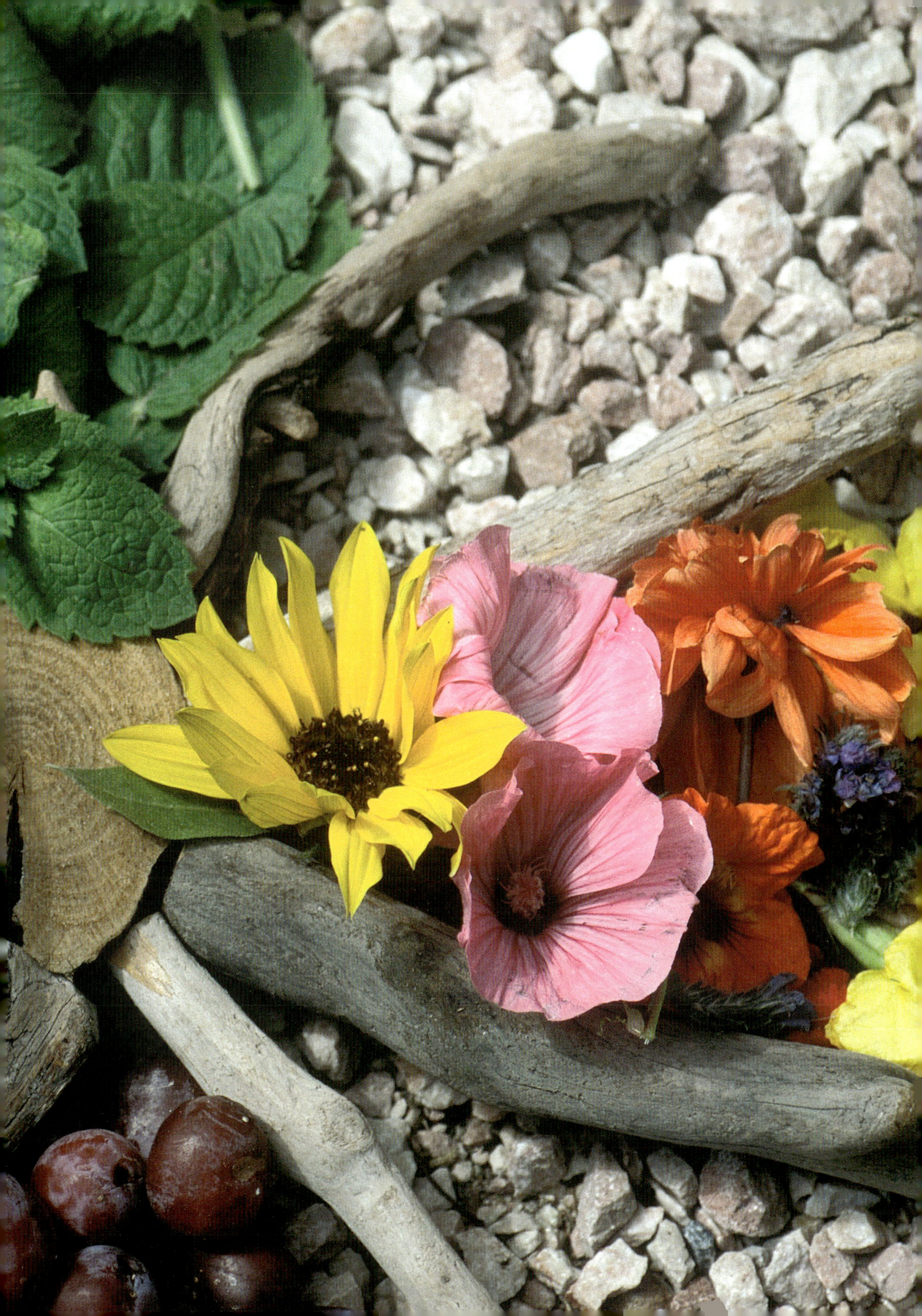

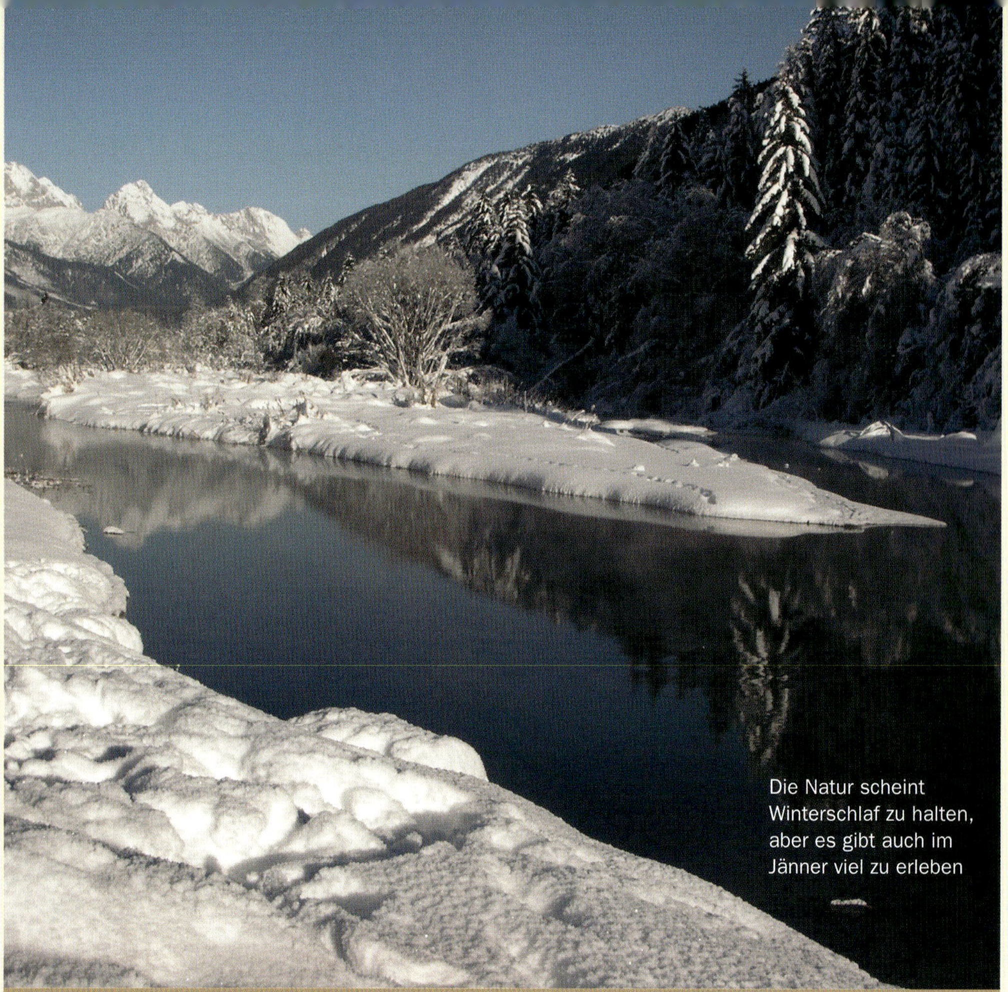

Die Natur scheint Winterschlaf zu halten, aber es gibt auch im Jänner viel zu erleben

◆ Jänner: Der Monat des Atems

Lunge und Immunsystem mit Schneeschuhwandern auf Vordermann bringen

Die Luft ist klar und kalt. Die Natur scheint zu schlafen, wir zehren von unseren Vorräten. Der Jänner ist für die Atmungsorgane da. Jetzt pflegen wir diese besonders gründlich und schenken gerade der Lunge unsere Aufmerksamkeit. Spaziergänge und Wanderungen im Winter sind eine erholsame Abwechslung für unsere Atmungsorgane und unseren Körper. Mit der richtigen Vorbeugung ist unser Immunsystem auf Grippe und Erkältungskrankheiten bestens vorbereitet.

Mein Freizeittipp: Schneeschuhwandern

Ein genussvoller Sport für alle

Es gibt nichts Schöneres, als den sportlichen Spaß mit dem Genuss der Natur zu verknüpfen. Für mich ist so ein Erlebnis die Erfüllung im Leben. So einfach und klar wie der Winter.

Schneeschuhwandern und Langlaufen gehören zu den gesündesten Sportarten zu dieser Jahreszeit und sind auch die einfachsten. Beim Schneeschuhwandern wird nur wenig Kondition benötigt, wenn man nicht unbedingt sehr steile Hänge bewältigen möchte.

Gerade das Schneeschuhwandern bedarf keiner großen Übung und kann überall ausgeübt werden. Natürlich muss jeder von uns den inneren Schweinhund überwinden und es einfach einmal probieren. Meiner Erfahrung nach wird aber praktisch jeder von dieser Sportart begeistert und angesteckt. Das Dahinstapfen im Tiefschnee ist eine herrlich Art, sich wieder in Gleichklang mit der Natur zu begeben. Wer sich unsicher fühlt, kann natürlich einen Stock verwenden, aber ohne diese Hilfsmaßnahme wird der Gleichgewichtssinn optimal trainiert.

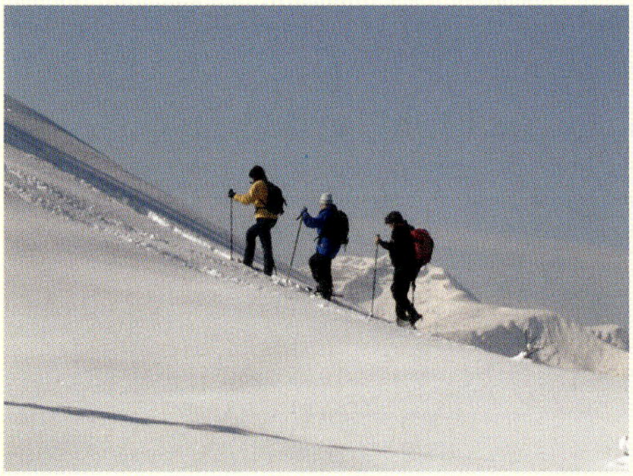

Ein sanfter Sport für Jung und Alt: Schneeschuhwandern führt uns in die klare, kalte Luft

Der oder die Erste der Gruppe erbringt eine gewaltige Vorleistung. Man stapft für die anderen den Weg und muss seine eigene Kraft opfern. Um diese Aufgabe zu erfüllen, braucht es schon ein wenig Selbstlosigkeit, aber sie ist eine wichtige Leistung der Gemeinschaft wegen.

Der richtige Hautschutz

Nicht vergessen: an kalten Tagen eine gute Fettcreme auftragen (z.B. Ringelblumencreme), damit die Nase keine Erfrierungen erleidet und Wangen und Kinn die Kälte besser aushalten. Hautcremen mit Wasser könnten gefrieren und sind somit als Kälteschutz überhaupt nicht geeignet. Früher war es üblich, sich mit Schweineschmalz einzucremen (natürlich angereichert mit Ringelblumenblüten). Heute ist diese Methode schon ein bisschen überholt, da Schweineschmalz leider nicht immer der Bio-Qualität entspricht.

Natur mit allen Sinnen erleben: Genießbare Samen

Haselnussknospen für mehr Leichtigkeit im Leben

Gerade beim Schneeschuhwandern geht es nicht nur um Sport, wir haben auch die Möglichkeit, uns mit der Natur zu verbünden. Wenn du dich bei einer solchen Wanderung genau umsiehst, entdeckst du wahrscheinlich die Haselnussknospen, die essbar sind. Nicht aber die Würstchen vom Haselnussstrauch verwenden (das sind die Blüten), sondern 3-5 Knospen abreißen und essen. Sie helfen mit ihren Bitterstoffen der Leber und dem Gallenfluss. Genau diese Anregung bewirkt eine gewisse Leichtigkeit im Leben, denn schon in alten Zeiten sagte man: „Das ist ein gallsüchtiger Mensch", „Die Galle geht mir über" oder „Das ist derjenige, der die Leber angestaut hat." Kennst du auch das Sprichwort „Es ist mir eine Laus über die Leber gelaufen"? Das sagt ja schon vieles aus. Weitere Tipps für den Leber-Galle-Bereich findest du im Kapitel über den Monat Juni.

Samen von Esche, Ahorn und Buchecker: gesund und lecker

Auch die Esche ist leicht erkennbar an ihren schwarzen Knospen. Diese können gekostet werden. Oft liegen am Boden noch verschiedene Samen von Esche und Ahorn, während man Fichtensamen nur alle 4 Jahre findet. Sogar Bucheckern (auch: Buchäcker, das sind die Früchte der Rotbuche) könntest du entdecken, aber in ihnen ist zu dieser Jahreszeit nicht immer Samen enthalten. Man muss sie schon genau untersuchen, um etwas zu finden, weil auch unsere Eichkätzchen wissen, was sehr nahrhaft und gesund ist. Bucheckern hat man früher oft gepresst, denn sie ergeben ein hervorragendes Öl. Auch Eschensamen wurden früher gepresst, nur braucht man dazu sehr viele Samen.

Oft sind die Leute überrascht, wie viel in der Natur essbar ist. Also, verhungern würde im Notfall eigentlich niemand, der sich besonders mit dem Thema auseinandersetzt und ein wenig genauer hinschaut.

Gerade die ersten Knospen, die der Herbst eingeschossen hat, sollte man sich nicht entgehen lassen. Knospen verfügen nämlich über sehr viele Mineralstoffe, aber auch Bitterstoffe und Faserstoffe und geben so die Vitalstoffe bereits im Winter ab. Besonders wichtig ist das, weil wir im Winter durch die lange Lagerung des Gemüses nicht immer ausreichend mit Vitalstoffen versorgt sind.

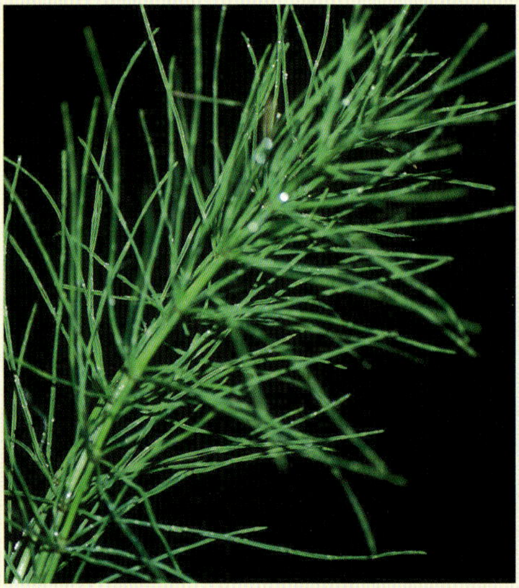

Zinnkraut dient der Bindegewebsstärkung

Die Kraft der Flechten nutzen

Spaziergänge im tiefen Wald haben einen besonderen Reiz, da dort die Flechten an den Bäumen mit ihrer besonderen Heilkraft der Lunge Gutes zuteilwerden lassen. Es ist eine sehr alte Weisheit, dass die Flechte bei Lungenproblemen helfen kann – ob als Räucherzusatz oder in Form von Flechtensirup.

Flechten als Räucherzusatz

Getrocknete Flechten werden mit anderen getrockneten Kräutern gemischt (z.B. Wacholderzweige, Wacholderbeeren, verschiedene Blüten und Harze) und fein verrieben. Auf Kohle oder Räucherkegel geben und anzünden.

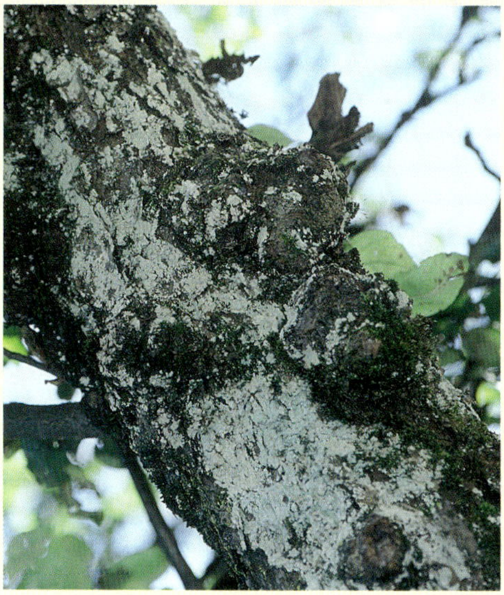 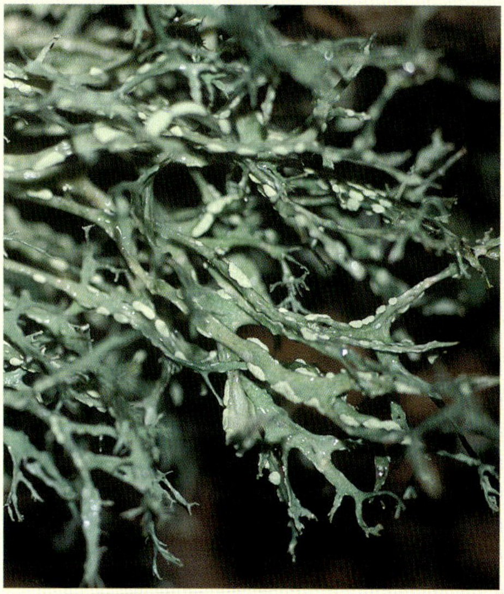

Die unscheinbaren Flechten sind eine wunderbare Quelle für Rezepte gegen Lungenleiden: Sie können geräuchert oder zu einem Sirup verarbeitet werden

◆ Rezept: Flechtensirup

Die Flechten kochen und reichlich Zucker hinzufügen (das Verhältnis von Wasser zu Zucker sollte 1:1 betragen). Alternativ gibt es auch Fertigpräparate in der Apotheke. Dieser Sirup hilft vor allem bei Asthma.

Richtige Ernährung zur Stärkung des Immunsystems

Alle Jahre wieder: Grippe und Erkältungen

Wenn die Grippe nicht schon durch das Land gerauscht ist, taucht sie spätestens jetzt wieder auf, also immer dann, wenn die Natur mit uns „einmal warm, einmal kalt" spielt. Da braucht das Immunsystem schon einige Kraft, um diesem Wechsel widerstehen zu können. Eine alte Weisheit lautet: Solange das Laub herauskommt oder herunterfällt, ist es die gefährlichste Zeit für Erkältungen. Deshalb sollte man zu dieser Zeit besonders aufpassen. Aber der Jänner ist auch nicht ohne.

Das Dilemma

Im Jänner, wenn uns die weiße Pracht noch zum Ruhen anregt, arbeitet der Stoffwechsel auf Sparflamme, weil er die gesamte Energie für die Erzeugung von Wärme verbraucht. Dennoch ist gerade zu dieser Jahreszeit unser Immunsystem sehr gefordert. Unser Körper muss sich mit letzter Kraft alle Vitalstoffe organisieren, und daher sollten wir ihn mit möglichst vielen solchen Vitalstoffen versorgen. Da wir sehr wenig Frischkost zu uns nehmen können und im Geschäft auch die Lagerware bereits an Inhaltstoffen abnimmt, stellt sich die Frage, wo diese zur Verfügung stehen und wie wir den Vitaminmangel ausgleichen können.

Zu Unrecht verteufelt: Gutes Fett

Gib Sauerkraut aufs Brot, mit Fett wie Butter und insbesondere echter Bauernbutter. Die Inder verwenden geklärte Butter („Gee") in der Ayurvedamedizin schon viel länger als wir. Bei uns heißt Gee Butterschmalz. Gerade jetzt ist der richtige Zeitpunkt, sich mit der Butter-Diskussion zu beschäftigen und zu überlegen, was für einen selbst das Richtige ist. Ich persönlich glaube, dass echte Butter immer noch besser ist als so manches andere (oft versteckte) Fett. Das Zeugnis, das unsere Vorfahren mit ihrer Gesundheit und Ausdauer abgelegt haben, kann uns doch ein Beispiel und eine Anregung sein, dass ihre Lehren nicht ganz weggeworfen werden sollten. Selbstverständlich ist hier aber zu bedenken, dass auch die wertvollste Butter nur in Maßen genossen positive Wirkung entfalten kann. Eine zu hohe Fettzufuhr ist natürlich nicht gesund.

Hochsaison für Milchsauervergorenes

Jetzt auch an gestockte Milch, Sauermilch, Sauerkraut und alles Milchsauervergorene denken. Im Kapitel über den Monat Oktober findest du viele Tipps für dieses Thema.

Bei Milchsäureunverträglichkeit: Weizenkeime

Von Milchsauervergorenem wie Sauermilch und der positiven Kraft von eingelegtem Gemüse (z.B. Karotten) in vielen Varianten können wir kaum zu viel konsumieren. Ich habe aber immer wieder erlebt, dass es Menschen gibt, die mit der Milchsäure nicht klarkommen. Diesen Leuten empfehle ich unbedingt Weizenkeime. Gekeimter Weizen oder Dinkel, ja sogar alle anderen Keime wie Alfalfa, Senf, Kresse usw. sind ein besonders verträgliches Lebensmittel und werden oft sogar von Menschen angenommen, die mit Getreideunverträglichkeit kämpfen. Im Weizenkeim wird nämlich das schwer verdauliche Kohlehydrat abgebaut, während die Vitamine und Mineralstoffe beim Keimvorgang in gigantischen Mengen in die Höhe schießen. Auch Eisen ist vorhanden, um der Gesundheit zu dienen. Einfach zwei kleine Hände voll für den Menschen bei Eisenmangel (oder bei der Kuh etwas mehr, wenn die „Brunst" – darunter versteht man Fruchtbarkeitszeichen – zu schwach geworden ist). Interessant ist, dass Weizenkeime sehr viel Vitamin E enthalten und daher im Allgemeinen die Gesundheit und im Besonderen die Fruchtbarkeit erhöhen und günstig beeinflussen, sowohl beim Menschen als auch beim Tier.

Reines Getreide gibt es in Reformhäusern oder auch schon in Supermärkten zu kaufen, für Weizenkeime benötigt man natürlich Weizen.

◆ Rezept: Zubereitung von Weizenkeimen

Weizen über Nacht ins Wasser legen, am nächsten Tag abseihen und mit dem Sieb abschwemmen. Im Sieb belassen und öfter am Tag abschwemmen. Ab dem 3. Tag, wenn die weißen Keime zu sehen sind, kann man sie essen. Nach dem Keimen im Kühlschrank aufbewahren.

Es gibt viele Möglichkeiten, wie du die Weizenkeime zu dir nehmen kannst – hier einige, mit denen ich besonders gute Erfahrungen gemacht habe:

- 1 Esslöffel pro Person einfach so essen.
- Gegessen werden können sie auch noch, wenn die grünen Teile zu sehen sind. Dann sind sie besonders für die Verwendung im Salat oder im Müsli geeignet.

- Probier sie auch einmal in einem Milchmixgetränk mit frischen Früchten.
- Verarbeite sie weiter zu Weizenkeimbrot (Rezept siehe unten).
- Oder die Weizenkeime durch den Fleischwolf drehen und in Knödel oder Bratlinge einarbeiten.

◆ Rezept: Weizenkeimbrot

Zutaten: 500 g Weizenkeime, 250 g fein gemahlenes Vollkornmehl, 1 TL Natron, 1 TL Salz, 1 TL brauner Zucker, Brotgewürze, Sonnenblumenkerne, Wasser.
Zubereitung: Weizenkeime durch den Fleischwolf drehen oder in die Küchenmaschine geben, Vollkornmehl, Natron, Salz, braunen Zucker, Brotgewürze, Sonnenblumenkerne und wenig Wasser hinzufügen, bis ein Teig entsteht. Gleich in geölte Kastenformen geben und bei 150°C ca. 1 Stunde backen.

◆ Rezept: Schnapssuppe

Aus der Fundgrube meiner Oma: Sie schwört auf die schnell zubereitete Schnapssuppe, gerade wenn erste Grippeanzeichen auftreten oder um den Körper aufzuwärmen, sollte jemand durchnässt nach Hause kommen.
Zutaten und Zubereitung: Butter im Topf schmelzen und mit Mehl eine Einmach bereiten. Diese aufgießen und 100 ml Schnaps dazugeben. Nach Belieben würzen.

Gesunde Ernährung mit Gerste und Hafer

Gerste ist neben dem Weizen eines der ältesten Getreide, es wurde auch „das Getreide der Denker" genannt. Die Kieselsäure in der Gerste hat positive bzw. kräftigende Wirkung auf die Bänder, das Bindegewebssystem, auf Magen, Darm, Bronchien und den Lungenbereich. Allgemein werden alle Schleimhäute positiv beeinflusst, egal wo sie sich in unserem Körper befinden. Ich denke da auch an die Gebärmutter. Besonders im Winter sollten alle Körperteile erwärmt werden. Südfrüchte hingegen unterkühlen unseren Körper, was lediglich im Sommer wünschenswert ist.

Schon unsere Vorfahren waren auf die Schleimhäute sehr bedacht und verwendeten Gerste im täglichen Umgang ihres Lebens. Sogar als Hauptspeise und zum Frühstück wurde die früher so beliebte und heute fast vergessene Gerstensuppe gegessen. Es lohnt sich, sowohl sie als auch die Haferschleimsuppe wiederzuentdecken. Auch Buchweizen, Hirse und Leinsamen schätze ich sehr.

◆ Rezept: Gerstenlauchsuppe

Zutaten: 250 g Lauch, 30 g feiner Gerstenschrot, 2 EL Butter oder Öl, 1/2 Zitrone, Schlagobers, Gewürze nach Wahl (z.B. Petersilie, Ysop).

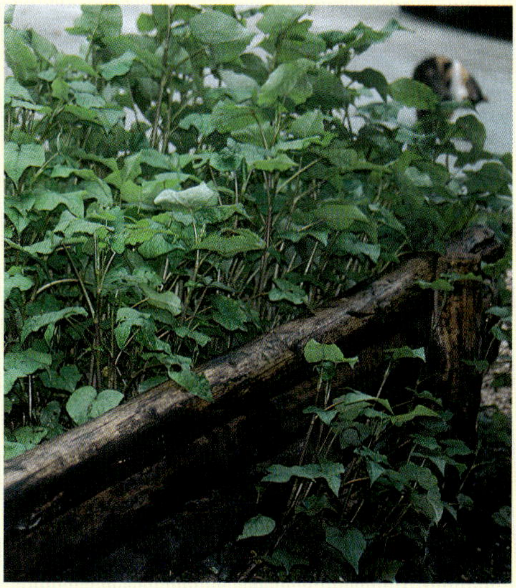

Buchweizen gehört zu jenen fast vergessenen Lebensmitteln, die wir wieder in den Speiseplan einbinden sollten

Zubereitung: Butter oder Öl mit Lauch anrösten. Gerstenschrot dazugeben, etwas anrösten und mit 1 Liter Wasser aufgießen. Zitronensaft hinzufügen, dann Gewürze wie Petersilie oder Ysop. Schließlich mit Schlagobers verfeinern.

◆ Rezept: Rollgerstensuppe

Zutaten: 1 große Tasse Rollgerste auf 3/4 Liter Wasser (nach Bedarf verdünnen), Zwiebel, Mehl, Gewürze nach Wahl.
Zubereitung: Rollgerste 1 Stunde kochen. Mit einer Einbrenn aus Mehl einkochen, Zwiebel hinzugeben und würzen.
Dies ist eine leicht verdauliche Speise und beruhigt den Magen, daher empfehle ich sie besonders zum Abendessen.

Auch Hafer wurde sehr erfolgreich als Schleimgetreide verwendet. Bei Pferden sagte man „Den sticht der Hafer", weil Hafer viel Wärme im Körper erzeugt und die Kraft sowie die Aufnahmefähigkeit des Körpers erhöht. Daher ist er sowohl bei Sportlern als auch bei Bergbauern beliebt. Da Hafer auch sehr viel Magnesium enthält, was wiederum für den Aufbau der Nerven und der Hirnsubstanz, aber auch für die Herztätigkeit hilfreich ist, erweist sich auch dieses Getreide als Fundgrube.

◆ Rezept: Hawermüsli

In meiner Kindheit war bei uns das so genannte Hawermüsli sehr beliebt. Mein Vater war ein Experte im Zubereiten. Eigentlich ist es ja auch ganz einfach.
Zutaten und Zubereitung: Haferflocken mit Milch oder Joghurt anrühren. Trockenfrüchte, Nüsse, Kokosflocken, Zimt oder Kakao dazugeben – fertig ist das schnell Kraft gebende Gericht.

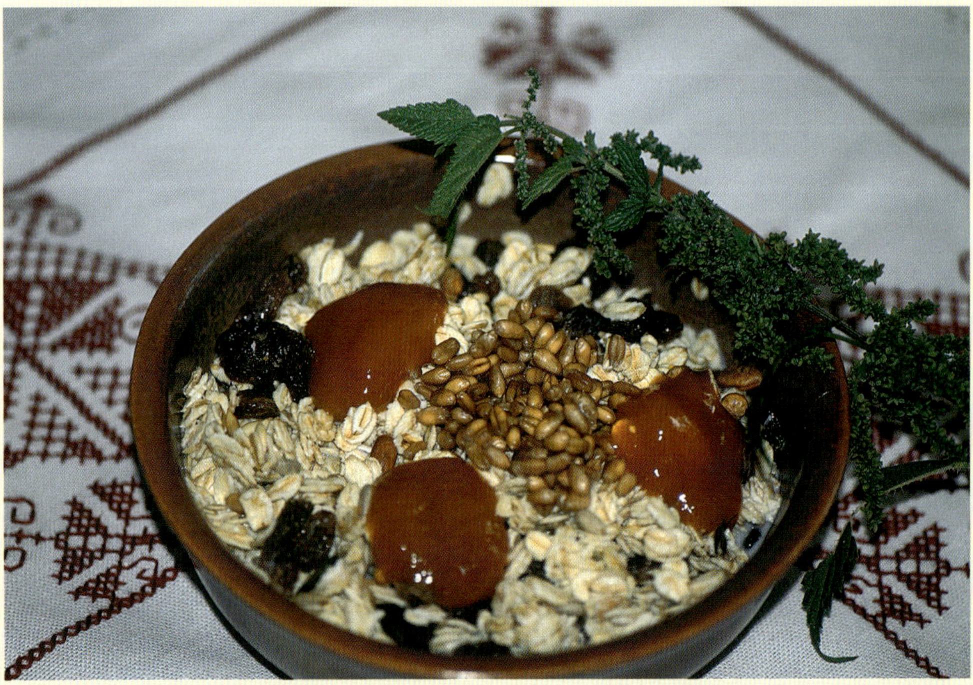

Seit meiner Kindheit esse ich das Hawermüsli gerne zum Frühstück: Es schmeckt gut und ist sehr gesund

◆ Rezept: Haferflockensuppe

Zutaten: 50 g Haferflocken, 1 Zwiebel, Butter, Gewürze.
Zubereitung: Zwiebel in Butter anrösten, Haferflocken dazugeben. Mit 1 Liter Wasser aufgießen und mit den Gewürzen (wie Giersch, Maggikraut, Thymian) abschmecken.

Vorbeugen ist besser als heulen und heilen ...

Die besten Kräuter zur Vorbeugung

Meine persönlichen Lieblingspflanzen, wenn es um Grippe und Vorbeugung geht:

- Holunderblüte
- Bitterklee (Blätter)
- Engelwurz
- Storchenschnabel (Kraut)
- Lindenblüte
- Silbermantel (Kraut)
- Kamille (Kraut)

Alle diese Kräuter lassen sich entweder in einer Mischung oder auch alleine als Tee zubereiten. Wie auch immer, jedenfalls 3-5 Minuten ziehen lassen und 2-3 Tassen am Tag trinken.

Einfacher geht's nicht ...

Bei kaltem Wetter als Vorbeugung oder vielleicht auch nur, um das Freitagsfasten wieder zu beleben, empfehle ich folgendes Rezept: 1 Esslöffel Olivenöl mit dem Saft einer halben Zitrone aufschlagen, bis es schaumig ist. Dann 1 Schale heißes Wasser dazugeben und noch heiß langsam trinken, am besten zwei- bis dreimal wöchentlich. Dieses Mittel muss sehr alt und in einer Zeit verwendet worden sein, als es noch keine Medikamente im heutigen Sinn gab, beispielsweise im antiken Griechenland.

Barfuß im Winter

Eine andere Methode: Barfuß im Schnee spazieren – nur so lange, wie du dich dabei wohl fühlst. Danach ein Bad mit 100 g Borax (ein homöopathisches Mittel aus der Apotheke) oder mit 200 g Natron (ebenfalls aus der Apotheke) nehmen: Borax oder Natron einfach ins warme Wasser geben. Das stärkt das Immunsystem, und dadurch wird man nicht so leicht krank.

Richtiges Atmen: Gerade im Winter

Das Atmen ist ein wichtiges Thema, aber kaum jemand denkt daran, weil es eigentlich selbstverständlich zu sein scheint. Bewusstes Atmen sollte jedoch geübt werden, weil es ein bedeutungsvoller Aspekt unserer Gesundheit ist.

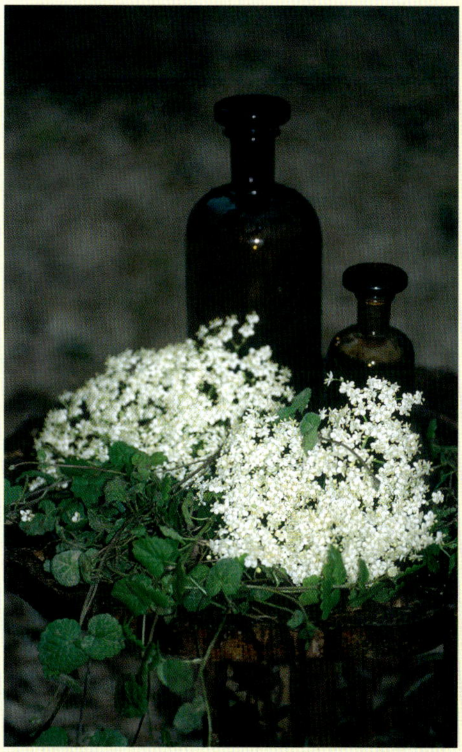

Wer im Sommer vorsorgt, kann auch im Winter die Kraft von Holunder nutzen

Mir fällt da zum Beispiel ein persönliches Erlebnis ein: Als mein Sohn einmal eine Verletzung erlitten hatte und ich mit ihm auf dem Weg zum Nähen ins Krankenhaus war, stand er sehr unter Schock. Ich hielt ihn an, mit mir tief zu atmen, und siehe da, er beruhigte sich sehr schnell.

Viel in die frische Luft zu gehen ist gerade im Winter für unsere Gesundheit förderlich. Im Freien findet man die Kraft der reinen Luft und verbessert den Aufbau der Lunge. Gerade jetzt können wir die Lunge stärken, und zwar mit Atemübungen und Kräutern.

Den Bauchraum tief mit Luft füllen, die Luft so lange anhalten, bis es nicht mehr geht. Gerade dieses Entbehren und die Dankbarkeit, die Luft wiederzubekommen, ist eine einfache Übung, deren angenehmer Effekt öfter am Tag genützt werden kann.

Kren: Das Allheilmittel

Niemals auf Kren vergessen, denn er gehört zur Gesundheitsvorsorge einfach dazu. Seine antibiotische Wirkung regt das Immunsystem sehr an und eignet sich zur Desinfektion von Mund- und Rachenraum. Auch der Magen wird geklärt. Damit der Kren nicht so scharf ist, kannst du ihn mit Apfel oder je nach Geschmack auch mit etwas anderem vermischen.

Die heiße Zwiebelkur

Eine halbe Zwiebel schälen und mit heißem Wasser überbrühen. Ziehen lassen (ca. 5 Minuten) und etwas Honig dazugeben. In kleinen Schlucken trinken, vor allem bei beginnender Grippe oder einfach so, um das Immunsystem zu stärken.

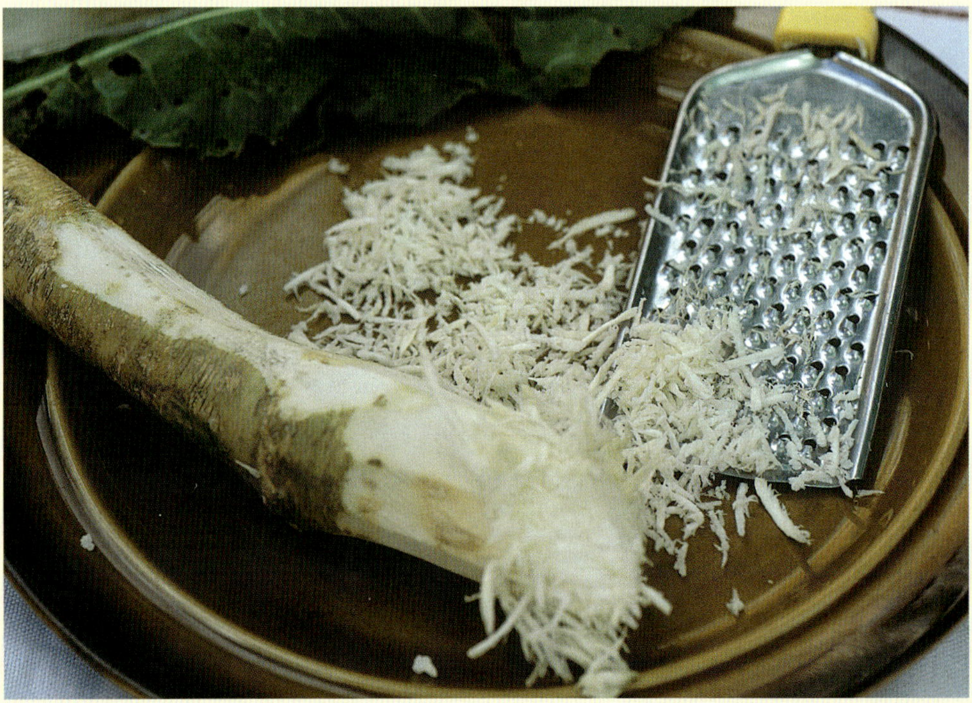

Kren, in welcher Form auch immer genossen, ist ein Allheilmittel

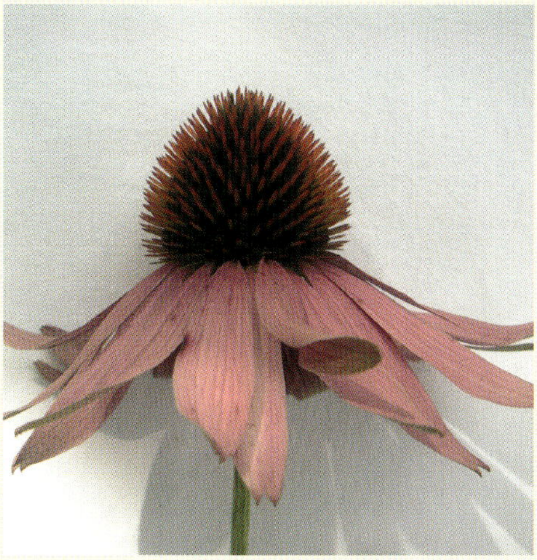

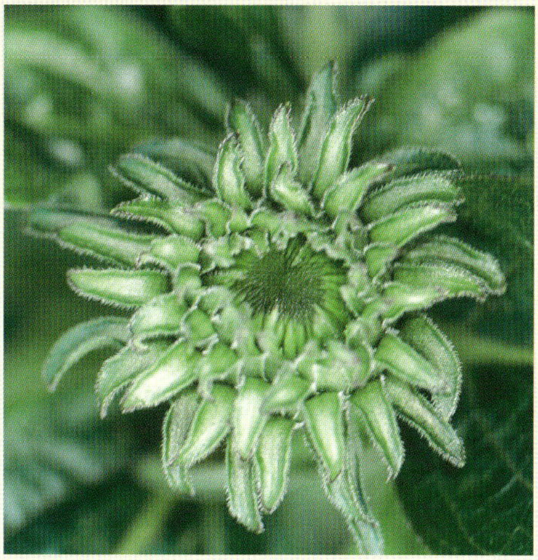

Echinacea ist nicht nur in jedem Stadium eine sehr hübsche Pflanze, sondern auch besonders geeignet für die Stärkung des Immunsystems

Alternativ kannst du einfach auch eine Zwiebel klein schneiden, in den Mund geben und an den Gaumen drücken. Geh mit den Zwiebeln im Mund am besten eine Viertelstunde spazieren, danach sind so manche Grippesymptome verflogen.

Immun gegen schädliche Einflüsse mit Echinacea

Wer lieber mit Pflanzen das Immunsystem in den Griff bekommen möchte, sollte sich an der Echinacea (Sonnenhut) bedienen. Dies gilt für alle Jahreszeiten, aber jetzt, im Jänner, empfiehlt sich Echinacea in Tropfenform sehr gut als Vorbeugung. Erwachsenen können die selbst gemachten Echinaceatropfen (Zubereitung siehe Rezept) verwenden. Bei Kindern würde ich eher zu Globuli aus der Apotheke raten, weil sie einfacher einzunehmen sind.

Allergiker sollten jedoch auf Echinacea verzichten, weil ihr Immunsystem sowieso schon über das Ziel hinausschießt und mit Echinacea nur noch mehr gereizt wird.

◆ Rezept: Echinaceatropfen

Zubereitung: Echinaceablüten samt Stängel (15 cm lang) abschneiden und in 38%igem Alkohol einlegen: Dafür das Glas bis zur Hälfte mit Blüten anfüllen und mit Alkohol übergießen. Nun 3 Wochen stehen lassen.
Vorbeugend 1 x 20 Tropfen einnehmen oder 3 x 15 Tropfen (Kinder weniger).

Tees für mehr Wohlbefinden und Abwehrkraft

Jetzt besonders geeignet ist der *Lindenblütentee.* Der rote Tee wirkt wunderbar auf das Immunsystem, aber er muss wirklich rot sein, denn nur dann hat er seine besondere Kraft. Es spielt aber eine große Rolle, wie man den Tee zubereitet: Lindenblüten und Wasser aufkochen (ca. 2 Minuten) und etwas stehen lassen. So bekommt er die schöne Farbe.

Um diese Zeit kann man sich auch noch andere Tees zubereiten, wie den *Holunderblüten-, Salbei-, Meisterwurztee*, aber auch aus Apfelschalen und Hagebutten sowie Ribisel und anderen

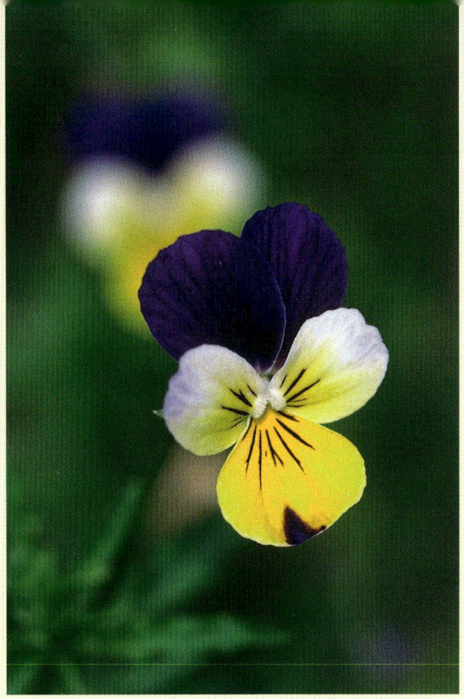

Ein hervorragendes Kraut für Kinder mit Atemwegserkrankungen: Ackerstiefmütterchen

Früchten wie Sanddorn und Berberitze. Diese können auch getrocknet ins Müsli gegeben oder einfach so gekaut werden (besonders wichtig, um uns Vitamine zuzuführen).

Bei diesen Früchten sollte der Tee aber nicht mit heißem Wasser überbrüht werden, denn dann wären alle wertvollen Inhaltsstoffe, besonders Vitamin C, verloren. Also lieber kalt ansetzen und nur mehr lauwarm machen. Am Morgen entweder in eine Thermoskanne füllen oder gleich kalt wie einen Saft verwenden.

Kindertipp: Vorbeugung mit Kräutertees

Auch Kinder sollten um diese Jahreszeit besonders vorbereitet werden. Mit dem Ackerstiefmütterchen und dem Lungenkraut, mit Eibischblättern und -blüten (evtl. sogar mit den Wurzeln) kann man der Lunge sehr gut helfen.

Diese Tees können 3 x am Tag getrunken werden.

Es gibt viele Kräuter, denen man nachsagt, dass sie besonders wirksam sind für das Immunsystem und sehr gezielt auf die Organe wirken. Dazu empfehle ich einen Tee, dessen Zutaten man überall leicht finden kann (es lohnt sich, für den Winter einen Trockenvorrat anzulegen) – ich nenne ihn die „Jännermischung", weil er zu dieser Zeit besonders hilfreich ist, aber er lässt sich natürlich auch das ganze Jahr über zubereiten.

◆ Rezept: „Jännermischung"

Zutaten:
2 Teile Ackerschachtelhalm
1 Teil Birkenblätter
1 Teil Brennnesselkraut
2 Teile Haferstroh
1 Teil Johanniskraut
3 Teile Schafgarbenkraut
Zubereitung: Zutaten mischen, mit heißem Wasser übergießen und 3-5 Minuten ziehen lassen. 2 Tassen trinken.

◆ Rezept: „Ausländischer Tee"

Ab und zu mag man ja auch mal etwas Exotisches, etwas Neues. Wenn jemand lieber mal einen anderen Tee trinken möchte, um so sein Bewusstsein in die Ferne schweifen zu lassen und zu vertiefen, habe ich auch ein Rezept anzubieten. Diesem „Ausländischen Tee" wird auch sehr gute Kraft nachgesagt.
Zutaten:
2 Teile Blasentang
1 Teil Muskatblüte
2 Teile Sassafrasholz
1 Teil Zimtrinde
1 Teil Bertramwurzel
1 Teil Olivenblätter
1 Teil Sennesblätter
3 Teile Süßholz

Zubereitung: Kräuter vermischen, mit heißem Wasser übergießen und 5 Minuten ziehen lassen. 1 Tasse am Tag trinken.

Kräuter speziell für die Lunge

Es gibt einige Pflanzen, die man der Lunge zuordnet: Eibisch, Königskerze, natürlich – wie der Name schon sagt – auch Lungenkraut. Für Erwachsene eignet sich der folgende Tee:

◆ Rezept: Lungentee

Zutaten:
Isländisches Moos
Lungenkraut
Holunderblüte
Huflattichblüte
Anwendung: Zutaten mischen und bei Bedarf als Tee trinken.

◆ Kindertipp: Milder Lungentee

Das Ackerstiefmütterchen ist im Sommer gerade bei Kindern, die Probleme mit den Bronchien haben, das Kraut der Wahl. Auch der kalte Tee kann den Kindern immer wieder in einen Saft beigemengt oder mit Honig gesüßt getrunken werden.
Zutaten:
Ackerstiefmütterchen
Anserine
Schlüsselblume
Königskerze
Anwendung: Aus den Zutaten (je 1 Teil) eine Teemischung herstellen. Den fertigen Tee warm oder kalt zum Trinken geben (mit Honig süßen) oder in Saft beimengen.

Ein Tipp fürs ganze Jahr: Den Apfel nicht vergessen

Wie schon meine Oma immer sagte: *Ein Apfel jeden Tag erspart dem Doktor viel Müh und Plag.*

Ein Apfel ist von unschätzbarem Wert, gerade wenn er frisch beim Biobauern oder im eigenen Garten aufgehoben und gleich gegessen wird. Die Hefen, die diesen Äpfeln noch anhaften (sie stammen von den faulen Stellen zuvor abgefallener Äpfel) sind eine besondere Bereicherung für unseren Darm und helfen uns durch den Fruchtzucker, die Darmbakterien wieder mit Nährstoffen zu versorgen, gewissermaßen also zu „füttern". Vom Boden aufgehobene Äpfel vor dem Verzehr nicht zu waschen ist also wesentlich billiger als teure Kuren. Das Immunsystem wird es uns danken.

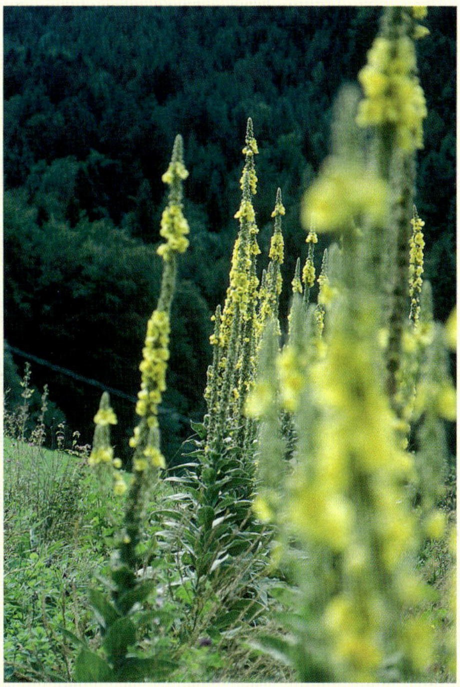

Die Königskerze ordnet man in der Volksheilkunde neben Lungenkraut und Eibisch der Lunge zu

Selbsthilfe bei einigen typischen Atemwegserkrankungen

Angina

Früher ging eine Angina wegen zu langen Abwartens oft noch mit starker Vereiterung einher. Ich habe mal von einem alten Bauern erfahren, dass man bei Angina oder allgemein bei Halsschmerzen früher nur Eibenholz geräuchert und diesen Rauch eingeatmet hat. Die Eibe ist ja giftig und wirkt deshalb keimtötend. Bitte ausschließlich zum Räuchern verwenden, nichts von der Eibe essen!

Mein persönlicher Geheimtipp für Unerschrockene

Wenn es um die Gesundheit geht, nicht den Schneckensirup vergessen. Ja, du hast schon richtig gelesen. Er sollte aber unter strikter Geheimhaltung produziert und verabreicht werden. Viele Menschen sind von dieser Methode etwas angeekelt, aber was ein anderer nicht weiß, macht ihn bekanntlich nicht heiß. Wenn es der Gesundheit dient, ist es meiner Meinung nach gerechtfertigt. Die meisten Gartenbesitzer zerschneiden, vergiften, zerhacken oder ertränken die Schnecken, die sich an ihren Pflanzen satt fressen wollen. Genauso gut kann man die kleinen Tierchen doch auch für die Gesundheit nutzen. Unsere Vorfahren haben eine schwarze Waldschnecke abgewaschen, in Essig getaucht und hinuntergeschluckt. Wenn dich dies zu viel Überwindung kostet, kann ich noch ein Rezept für den harmloseren Sirup anbieten. Bereite ihn im Sommer zu, wenn es viele Schnecken im Garten gibt. Der Sirup kann das ganze Jahr über hilfreich sein.

◆ Rezept: Schneckensirup

Frische Nacktschnecken (auch „Spanische Wegschnecke“ genannt) in ein Glas geben, mit weißem Zucker bestreuen und wieder eine Schicht Schnecken darauflegen. So weiter verfahren, bis man oben angelangt ist. Als letzte Schicht weißen Zucker streuen. Nun

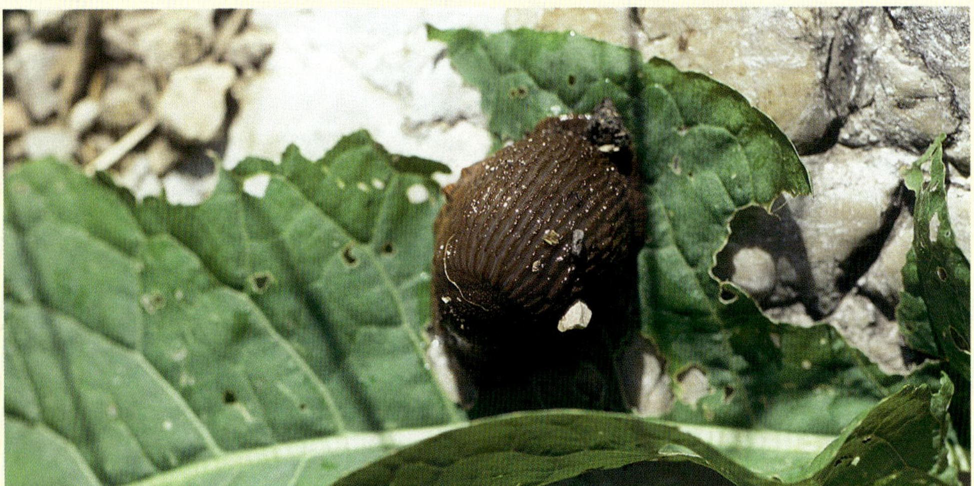

Im Sommer unter strenger Geheimhaltung zubereiten, im Winter bei Erkältungen trinken: Schneckensirup

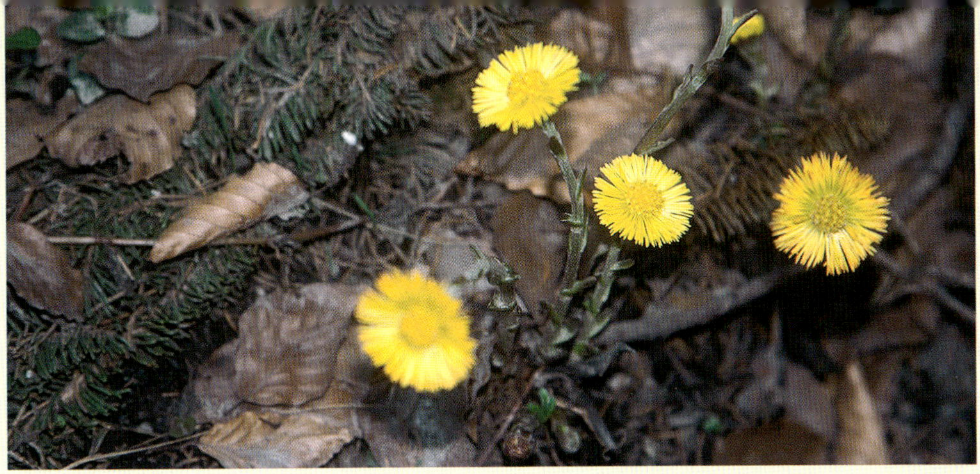

Der unscheinbare Huflattich findet in vielen Jännerrezepten Verwendung

das Ganze stehen lassen. Schon in den nächsten Tagen lässt sich der Sirup abseihen und bei Magengeschwüren oder Husten verwenden.

Schnupfennase

Am besten Borax schnupfen: eine Prise wie Schnupftabak in die Nase atmen, und zwar ins linke und rechte Nasenloch. Das fühlt sich im Allgemeinen sehr angenehm an, außer die Nase ist innen schon etwas wund. Auch für Kinder geeignet.

Heiserkeit

Zum Gurgeln eine kleine Menge Borax in den Mund nehmen, mit Speichel gut einspeicheln und damit gurgeln (nicht schlucken!).

Husten

- Hustentee einmal anders (nach Inge Kogler): Man nehme etwas Thymian und eine gute Hand voll Gerste. Beides in 1 Liter Wasser geben und weich kochen lassen, danach abseihen und mit Honig süßen. Dieses Gerstenwasser trinken, dann löst es zähen Husten.
- Hustentropfen: siehe Rezept.

◆ Rezept: Hustentropfen

Zutaten:
1 Teil Spitzwegerichblätter, am besten frisch
1 Teil Veilchen, können sowohl frisch als auch getrocknet sein
1 Teil Thymian oder Quendel, frisch
1 Teil Huflattichblüten
1 Teil Holunderblüten
1 Teil Kamillenblüten
1 Teil Aniskörner
einige Efeublätter (weniger als die übrigen Zutaten)
Honig
65%iger Alkohol
Zubereitung: Alle Pflanzenteile vermischen und mit Honig und 65%igem Alkohol für ca. 2 Wochen ansetzen. Diesen Ansatz danach in dunkle Flaschen abfüllen und verdünnt einnehmen.

- Bei schwerem Husten gibt es ein altes Hausmittel: 1/2 Zwiebel etwas aufschneiden und mit 6 Wacholderbeeren aufkochen. Wenn das Ganze abgekühlt ist, kann es mit Honig oder Kandiszucker versetzt werden. Dieses Mittel ist wie ein natürliches Antibiotikum und kann bis zu 3 x am Tag eingenommen werden. Ich habe es sogar erfolgreich bei meinen Schafen

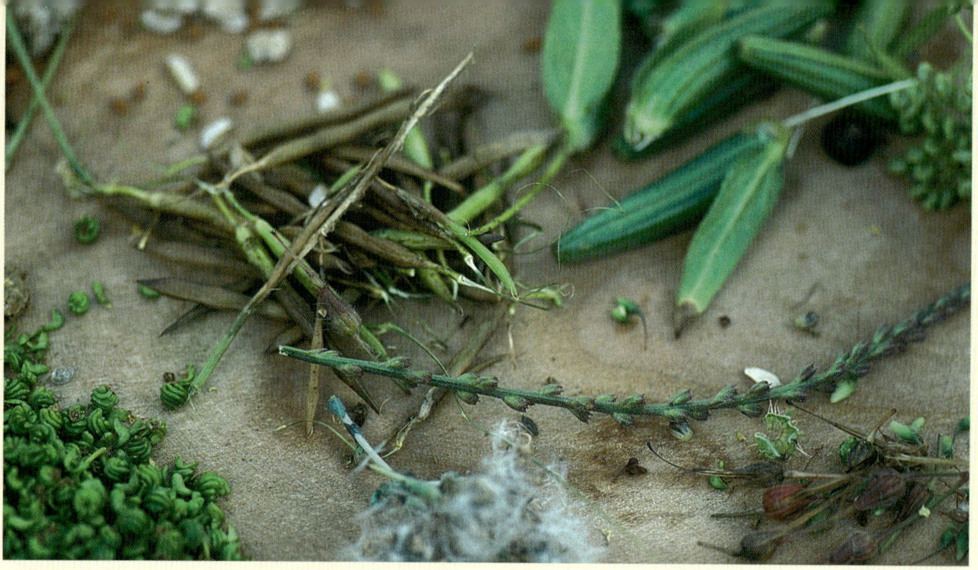

Im Jänner ist Zeit, über die passenden Samen für die Aussaat nachzudenken

angewendet, wenn sie Lungenentzündung gehabt haben.

- Hustensirup: Gerade bei Kindern sind die Hustensirupe sehr beliebt. Mehrere Varianten sind nicht nur wohlschmeckend, sondern auch erfolgreich (siehe Rezept).

◆ Rezept: Verschiedene Hustensirupe

Als Grundlage kommen folgende Kräuter in Frage:

- Spitzwegerich
- Thymian
- Huflattich
- Fenchel
- Tannenwipferlhonig
- Primeln
- Salbei

Zubereitung: Jeweils gleich, nach einer von den drei Varianten, die ich im Kapitel „Kräuter sammeln und verarbeiten" beschreibe.

- Hustensaft: Schwarzer Rettich, mit Kandiszucker angesetzt und als Hustensaft eingenommen, ergibt einen sehr wirkungsvollen Saft.

◆ Rezept: Hustensaft mit Schwarzem Rettich

Zutaten und Zubereitung: Rettich in der Mitte aushöhlen und den Kandiszucker hineingeben. Über Nacht stehen lassen. Mit dem Teelöffel den ersten Ansatz abschöpfen bzw. abschaben und den fertigen Saft teelöffelweise einnehmen. Am besten gleich zwei oder mehr Rüben aufstellen, damit man immer einen Saft zur Verfügung hat.

Rund um den Garten

Noch ist nicht sehr viel zu tun. Am besten wird die Zeit mit Planen und der damit verbundenen Vorfreude überbrückt.

Gedankliche Vorbereitung auf die Gartensaison

An die Kräutersamen denken und planen, welcher Kräuter man nach der Wintersaison am meisten in der Familie bedarf. Vielleicht denkst du auch mal an Samen, die nicht so alltäglich sind, wie die Monstranzbohne oder Feuerbohnen, alte Kartoffelsorten, Topinambur, die weißen Bettseicherrüben, Haferwurz usw. Eine Überlegung wert sind insbesondere Gemüsesorten, die man auch selber wieder vermehren kann, um den Bestand auf dem Bauernhof oder im Garten zu erhalten. Um wieder eine gewisse Unabhängigkeit zu erlangen, ist es einmal eine schöne Herausforderung, sein eigenes Saatgut zu gewinnen. Tipps dafür finden sich im „Handbuch Samengärtnerei" von Andrea Heistinger, Arche Noah und Pro Specie Rara (Löwenzahn-Verlag).

Gute Planung ist alles

Denk gut darüber nach, welche Kräuter in der Familie benötigt werden und welche du gerne noch in den Garten bringen möchtest. Es gibt nichts Feineres, als alles um sich herum wachsen zu haben. Noch einfacher kann man nicht ernten und anwenden. Auch diejenigen unter meinen Leserinnen und Lesern, die keinen oder nur einen sehr kleinen Garten haben, müssen nicht darauf verzichten. Es lässt sich alles auch am Fensterbrett ziehen und ernten. Oft braucht es nicht sehr viel Platz, um Gemüse und Kräuter für den Eigenbedarf zu züchten. Viel Freude habe ich immer, wenn sich Stadtmenschen plötzlich durch meinen Kräutervortrag veranlasst fühlen, mir ein so genanntes Unkrautpflanzerl (z.B. Gundelrebe, Weidenröschen) abzubitten, weil sie erkennen müssen, dass diese Pflanzen auch sehr gesundheitsfördernd sein können.

Der Winterschnitt

Obstbäume, Hecken und Beerenbüsche können auch jetzt schon ausgelichtet werden, wenn es das Wetter erlaubt. Es gibt hier eine Faustregel: nicht zu radikal schneiden, sondern nur ein Drittel von dem, was man sich auf den ersten Blick vorgenommen hat. Die früh blühenden Pflanzen bitte lieber nicht angehen, besonders die Zierhölzer wie Kornelkirsche, Forsythie, Zierkirsche.

Holzasche streuen

Die Holzasche wird gesammelt für die Zubereitung auf dem Kompost. Es wäre eine Verschwendung, sie wegzuwerfen! Wenn es die Schneelage zulässt, streue ich die Holzasche auch schon um die Obstbäume und Sträucher herum, aber auch auf das Gartenbeet und den Kompostwall. Erstens wird es schneller aper, und zweitens sind die ersten Nährstoffe schon da, wenn der Schnee geschmolzen ist. Holzasche, auf den Boden gesät, frisst den Schnee schneller auf und hat durch seine wertvollen Mineralstoffe eine besondere Bedeutung für unseren Boden. 70% der Holzasche bestehen aus Kiesel, was sehr wichtig für den Aufbau der Pflanzenstruktur ist.

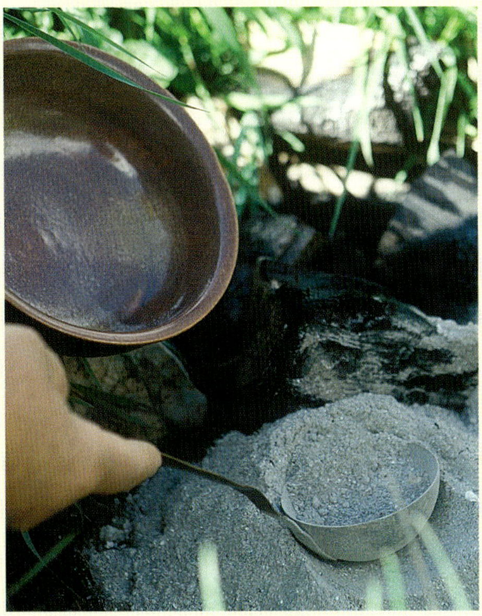

Holzasche niemals wegwerfen, sondern beispielsweise für den Kompost verwenden

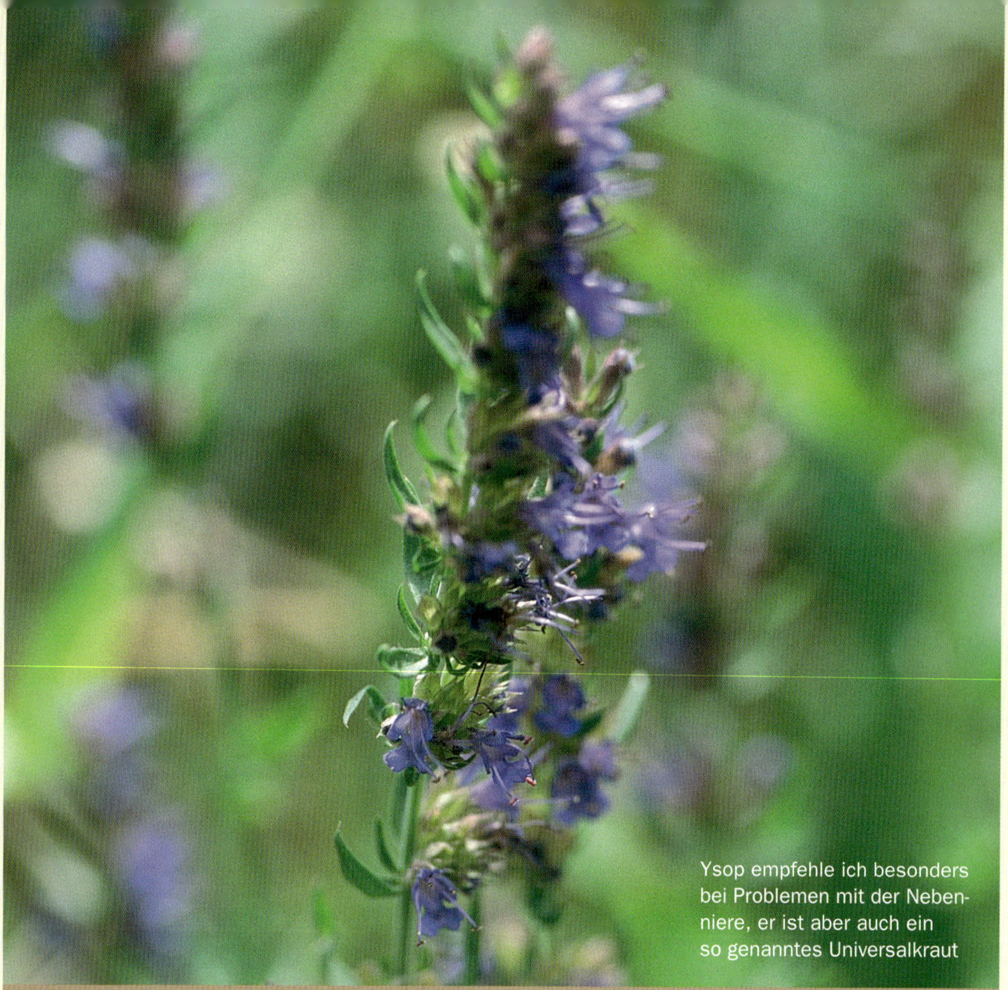

Ysop empfehle ich besonders bei Problemen mit der Nebenniere, er ist aber auch ein so genanntes Universalkraut

◆ Februar: Der Monat der Drüsen

Sich Zeit nehmen für unsere oft vernachlässigten, aber wichtigen Drüsen, besonders für die Bauchspeicheldrüse

Drüsen sind die Heinzelmännchen unseres Körpers. Sie arbeiten so unscheinbar, dass wir sie nur wahrnehmen, wenn sie anschwellen. Überall im Leben werden wir auf viele die Gesundheit fördernde oder Krankheiten vorbeugende Maßnahmen aufmerksam gemacht und zum Tun animiert. Dass aber die Drüsen genauso wichtig wie alle anderen Organe sind, dürfen wir nicht übersehen. Die Drüsen sind immerhin unser Entgiftungs- und Energieleiter.

Endlich pflegen, was oft vernachlässigt wird

Nun, im Februar, lässt sich dem Körpersystem der Drüsenlehre ein bisschen Platz einräumen. Noch ist es eine ruhige Zeit, und es können Dinge getan werden, an die wir sonst durch Hektik und Stress nicht immer denken. Viele Organe sind uns im Laufe unseres Lebens ständig bewusst, aber die Drüsen werden etwas stiefmütterlich behandelt. Nun, dass Vorbeugen besser ist als Heilen, brauche ich nicht noch einmal zu betonen. All die folgenden Tipps und Ideen stammen von unseren Vorgenerationen, die sich auch schon einige Gedanken machen mussten, wie sich eine gesunde Lebensweise einrichten lässt.

Welchen Drüsen wir im Februar besonderes Augenmerk schenken

Im Körper finden sich sehr viele Drüsen. Ich will aber nur einige herausgreifen, um Beispiele dafür zu geben, was sich alles tun ließe.

Zirbeldrüse

Die Zirbeldrüse befindet sich im Zwischenhirn und ist hauptsächlich für den Schlaf-Wach-Rhythmus zuständig. Dass die Zirbeldrüse mit den letzten Gedanken, die man vor dem Schlafengehen hat, weiterarbeitet, weiß nicht jeder. Deshalb stehen wir auch mit dem letzten Gedanken des Tages am nächsten Morgen wieder auf, und wenn er negativ war, ist das nicht angenehm. Achte daher darauf, nur mit guten Gedanken zu Bett zu gehen, denn dann wachst du auch wieder fröhlich auf. Schon meine älteren Verwandten sagten immer, man sollte niemals mit einem unbewältigten Streit zu Bett gehen.

Hirnanhangdrüse (Hypophyse)

Sie liegt in der Mitte des Kopfes gegenüber der Stelle zwischen den Augen und für die Produktion zahlreicher Hormone (beispielsweise für das Wachstum) und gemeinsam mit dem Hypothalamus für die Steuerung anderer Drüsen verantwortlich. Störungen dieses Organs haben sehr negative Auswirkungen auf den ganzen Körper.

Bauchspeicheldrüse

Die Bauchspeicheldrüse liegt zwischen Magen und Wirbelsäule. Sie erzeugt hauptsächlich Bauchspeichel, der wichtige Enzyme für die Nährstoffaufnahme in das Blut beinhaltet, sowie Insulin. Störungen in diesem Bereich sind also mit Formen von Diabetes (v.a. Typ 1) verknüpft.

Thymusdrüse

Die Thymusdrüse befindet sich hinter dem Brustbein und ist sehr wichtig für den Aufbau des Immunsystems.

Schilddrüse

Die Schilddrüse liegt im Hals vor der Luftröhre und wölbt sich um Teile des Kehlkopfes. Die Schilddrüsenhormone haben sehr viele Funktionen. Bei den unterschiedlichen Krankheitsbildern, die durch Störungen verursacht werden, leidet die Lebensqualität stark. Diese Störungen kommen leider sehr häufig vor.

Keimdrüsen

Unter den Keimdrüsen versteht man die Hoden bzw. die Eierstöcke. Werden die Keimdrüsen angeregt, kann das wie ein

Dopingmittel wirken, das aber von niemandem nachgewiesen werden kann. Die verstärkte Hormonbildung ist so groß, dass auch die Gesundheit und das Immunsystem sowie die Jugendlichkeit davon profitieren, denn all das hängt mit den Keimdrüsen zusammen. Das Überschlagen der Beine beim Sitzen ist natürlich Gift für die Keimdrüsen und die Blutzirkulation.

Zuordnung der Drüsen zu Beschwerden

In einem alten Buch habe ich gesehen, wie man früher die Drüsen mit bestimmten Beschwerden in Verbindung gebracht hat. Wenn die Nebenniere, Geschlechtsdrüsen und die Hirnanhangdrüse nicht richtig arbeiten, entstehen daraus angeblich Krankheiten wie Schlaganfall und Lähmungen (z.B. Rückenlähmungen).

Störungen der Bauchspeicheldrüse, Geschlechtsdrüsen, Nebenniere und Schilddrüse führen hingegen zu Zuckerkrankheit, Gicht, Rheuma und Wassersucht. Ob es Beweise für diese Theorie gibt, konnte ich nicht in Erfahrung bringen, aber es sollte uns zum Nachdenken dazu anregen, dass die Drüsen einfach sehr wichtig sind. Die wissenschaftlich abgesicherten Krankheitsbilder sind ja auch alles andere als harmlos.

Maßnahmen, die für alle Drüsen gelten

Klopfen

Eine erste Maßnahme, um unsere Drüsen etwas „durchgängiger" zu machen, ist eine denkbar einfache: die Drüsen am ganzen Köper mit der geballten Hand durchklopfen und auf diese Weise anregen. Schon am Morgen kann man damit anfangen und diese angenehme Übung nach dem Duschen oder Aufstehen in sein Tagesprogramm aufnehmen.

Und so gehst du am besten vor: am Arm beginnend über das Brustbein, den Bauch, den Po und die Beine – zuletzt am Kopf, aber nicht mit der Faust, sondern nur mit den Fingerspitzen sanft klopfen.

◆ Rezept: Salbe und Einreibung für die Drüsen

Zubereitung und Anwendung (Salbe):
Wurzeln der Braunwurz mit einem guten Öl (z.B. Olivenöl) auf ca. 60-70 Grad erwärmen und die Wirkstoffe ausziehen lassen. Das fertige Öl mit Bienenwachs verhärten und als Salbe verwenden.
Zubereitung und Anwendung (Einreibung):
Aus den Wurzeln der Braunwurz eine Tinktur herstellen (siehe Kapitel „Kräuter sammeln und verarbeiten") und zum Einreiben verwenden.

Unterstützung bei Wunden

Jeder weiß: Wenn wir irgendwo am Körper Wunden davontragen und diese zu bluten aufhören, kommt die so genannte Lymphflüssigkeit, die wie reines Wasser aussieht und zur weiteren Abheilung im Körper dient. Meine Mama tröstete uns, als wir Kinder waren, immer mit dieser Flüssigkeit: „Ach, jetzt ist das Schlimmste schon vorbei", sagte sie.

Auch dieser Satz trug zu unserer Beruhigung bei. Auf diese Weise lässt sich die Selbstheilkraft der Kinder ganz besonders anregen. Nicht nervös werden, sondern klar denken.

Der Beruhigung helfen auch die Notfalltropfen (von den Bachblüten) oder der Tautropfen des Frauenmantels, den

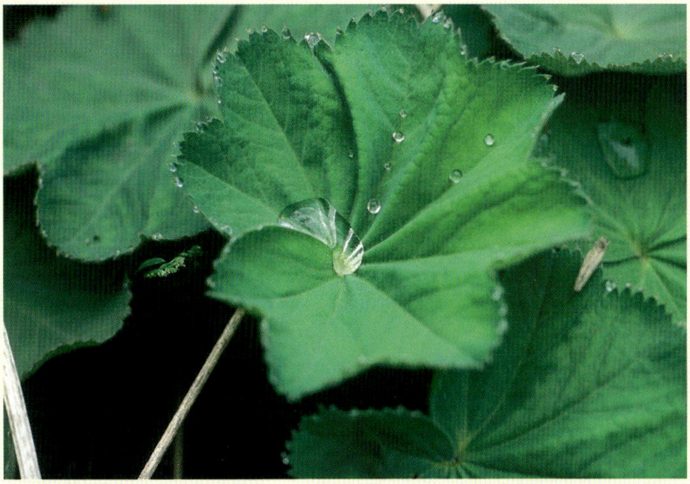

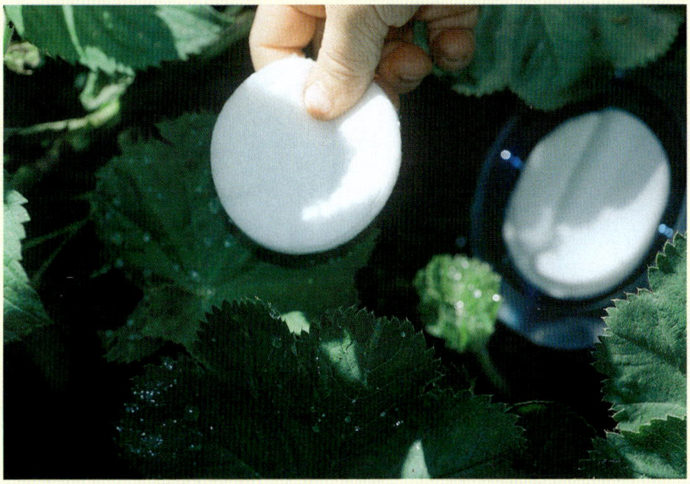

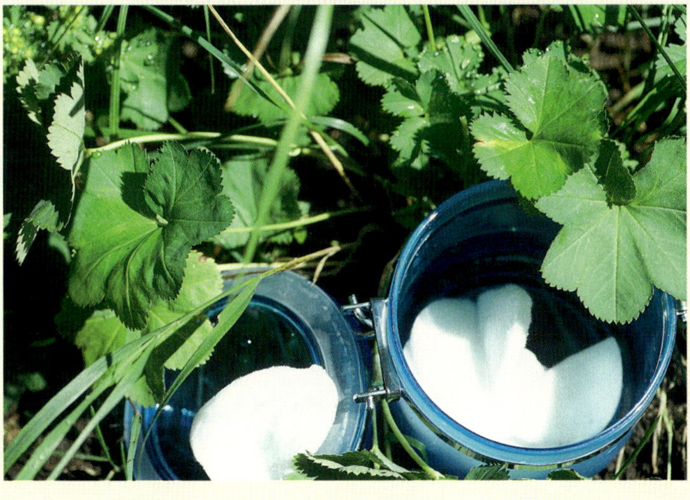

Mit Wattepads den Tautropfen vom Frauenmantel „einfangen“ und in ein fest verschließbares Glas geben: So hat man immer eine Erste Hilfe bei Verletzungen oder allgemein zur Beruhigung parat

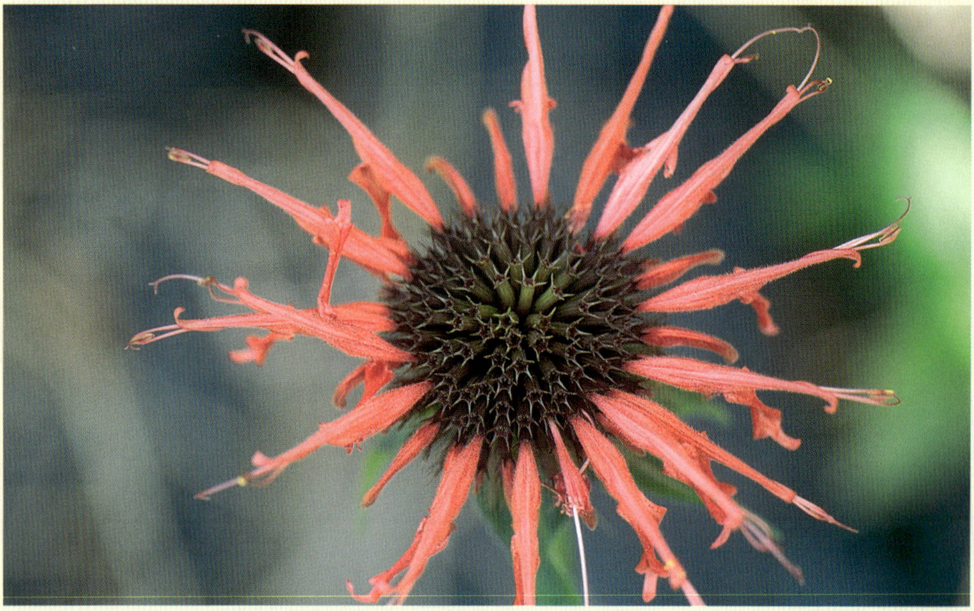

Mit Goldmelisse lässt sich ein sehr guter alkoholfreier Faschingsmix herstellen

man nach einer schönen, trockenen Nacht auf dem Blatt finden kann. Diesen Tropfen von Watte aufsaugen lassen und in einem kleinen Glas mit Deckel verschließen – bei Bedarf auf die Schläfe geben. So haben wir den königlichsten Tropfen, den wir von der Natur selbst hergestellt finden können, jederzeit bei der Hand. Oft bedarf der Körper nur eines kleinen Reizes, um seine Selbstheilungskräfte wieder zu befreien.

Innere und äußere Reinigung mit Apfelessig

Wenn man von der Drüsenreinigung redet, sollte man auch an den Frühlingsputz im Haus denken. Dass frühere Generationen hauptsächlich mit Apfelessig gereinigt haben, ist eigentlich schon noch bekannt. Man verwendet ihn für besonders hartnäckigen Schmutz und besonders überall dort, wo Schimmelpilzbefall droht, also für den Kühlschrank und die Brotdose. Alle Spülschwämme kann man auch mit Apfelessig ausspülen, um Gerüche und Keime zu entfernen. Bei Kalk (zum Beispiel in der Kaffeemaschine oder beim Wasserhahn) ist Apfelessig ebenfalls ein gutes Mittel. Ich verwende den Essig besonders gern für das Putzen von den Fenstern – einfach ins Spülwasser geben und mit Zeitungspapier nachreiben. Wenn man Gerüche wegbekommen möchte, ein feuchtes Tuch mit Essig und Wasser tränken und als Putzlappen verwenden.

Eine Mischung von Essig und Salz wurde schon immer für Kupferpfannen und Eisenteile zum Abreiben benutzt, wenn sich Rost angelegt hatte. Auch bei Badewannen, die fleckig geworden sind, lohnt sich ein Versuch mit Apfelessig.

Er wirkt jedoch auch auf unseren Stoffwechsel und regt so viele Prozesse im Körper an. Zum Einnehmen 1 Teil Essig mit Wasser vermischen und vor dem Essen einnehmen – das unterstützt den Stoffwechsel. Sehr einfach kann

Essig genutzt werden, indem man ihn als Kräutergemisch für die Küche verwendet – eine wahre Wohltat (Rezept siehe unten). So kann man die Gesundheit einbauen ohne den Beigeschmack, krank zu sein. Wer Essig nicht gerne trinkt, darf ruhig seinem Instinkt folgen und auch nur für den Salat nach ihm greifen.

◆ Rezept: Kräuteressig

Zubereitung: Zu Bio-Apfelessig Brennnessel und Gundelrebe, Estragon oder Basilikum und Bohnenkraut hinzufügen. Mindestens 1 Woche stehen lassen. Dieser Essig kann jeden Tag als Salatessig verwendet werden.

◆ Rezept: Apfelessigmutter

Wenn man selbst Essig zubereiten will, braucht man eine so genannte Essigmutter. Einfach eine Flasche alten Essig stehen lassen – dann bildet sich in der Flasche eine Haut (die Essigmutter). Sie kann mit Apfelsaft angesetzt und zu Apfelessig weiterverarbeitet werden.

◆ Rezept: Faschingsmix

Da Februar auch Faschingszeit ist, möchte ich ein passendes (selbstverständlich gesundes) Getränk vorstellen. Es gibt nichts Frustrierenderes, als wenn man als Nicht-Trinker nicht ernst genommen wird – deshalb meine Idee zu diesem Getränk, das sehr nobel aussieht und schmeckt, damit man in Gesellschaft nicht als Außenseiter dasteht.

Zutaten und Zubereitung:
Über einem Feuer eine Zitronenschale anbrennen und die ätherischen Öle, die heruntertropfen, über Eis (aus Mineralwasser) oder Fruchtsaft wie Holunder und Goldmelisse geben. Viel Spaß beim Trinken!
Auch gemixte Früchte mit frischen Kräutern von der Fensterbank sind von besonderem Reiz.

◆ Rezept: Natronbrot

Mit dem Natronbrot haben wir eine besonders gute Alternative, uns der Gesundheit zu widmen.

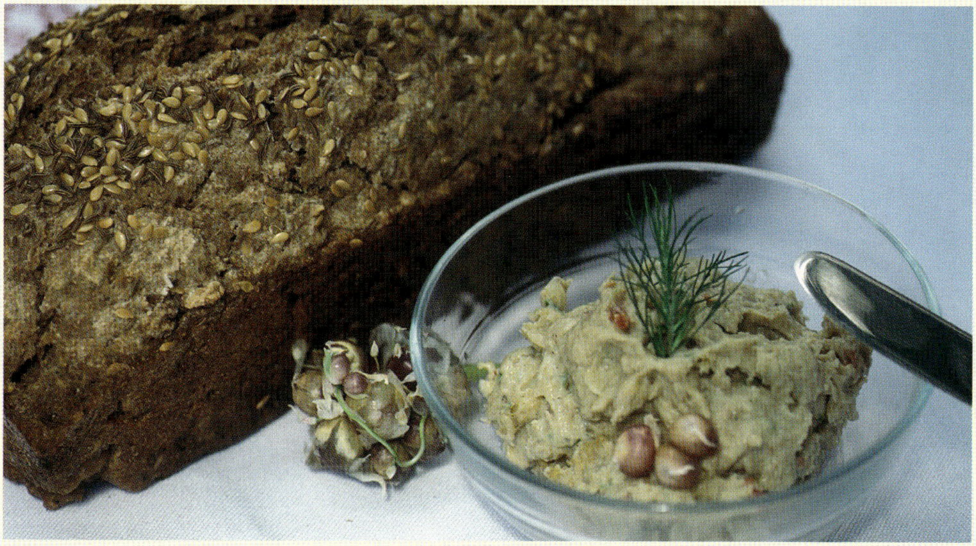

Natronbrot lässt sich einfach zubereiten und kann einen wertvollen Beitrag zur gesunden Ernährung leisten

Zutaten: 600 g Mehl, 1 TL Salz, 1 TL Natron, 1 TL Zucker oder Honig, einige EL Sonnenblumenkerne, 1/2 Liter Wasser (mit etwas Sauermilch vermischt).
Zubereitung: Alle Zutaten schnell zusammenmischen und bei 150°C backen (ca. 1 Stunde).

◆ Rezept: Backpulver für Kuchen selbst mischen

Man vermische 1 Teil Weinstein, 3 Teile doppeltkohlensaures Natron und etwas Maismehl.

◆ Rezept: Obstwein

Jetzt kann bald der Obstwein getrunken werden. Er lässt sich relativ einfach zubereiten.
Zutaten: 3 Liter Beeren, 7 Liter Wasser, 2 kg Zucker, 20 g Hefe
Zubereitung: In einem Gärgefäß (am besten ein Gärballon mit Gärrohr), das 10 Liter fasst, Wasser und Zucker kurz aufkochen und etwas abkühlen lassen. Die Beeren hinzufügen, noch einmal aufkochen und wieder lauwarm abkühlen lassen. Hefe in etwas warmem Wasser auflösen und dazugeben. Das Gärgefäß abschließen und an einem warmen Ort 8 bis 10 Wochen stehen lassen. Danach in saubere Flaschen umfüllen und noch 4 Wochen lang reifen lassen – trinkfertig.
Dieser Wein lässt sich auch mit anderen Obstsorten herstellen, bspw. mit Kiwis oder Bananen – einfach probieren!

Die so genannten Universalmittel in der Alpenländischen Gesundheitsvorsorge

Es wurden gern verschiedene Pflanzenfamilien zur Gesundheitsvorsorge verwendet; dabei mussten aber die Familiengruppen einige Kriterien erfüllen, um als Universalmittel in Betracht gezogen zu werden. Es wurden Listen erstellt, an denen man sich orientieren kann, auch wenn man Mischungen zusammenstellen möchte. Warum man die folgenden Pflanzen in diese Listen einreihte, hat etwas mit den Wirkstoffen zu tun. Ganz wichtig waren die Saponine (pflanzliche Seifenstoffe), Scharfstoffe, Bitterstoffe und auch die ätherischen Öle.

Natürlichen haben alle unten angegeben Pflanzen noch weitere Inhaltsstoffe, die zu ihrer Wirkung beitragen. Ist es aber nicht schön, sich aus dem Angebot der Natur einige zu wählen und als Gesundheitspflanzen anzueignen?

- Knoblauchgewächse (Knoblauch, Zwiebel)
- Rosengewächse (Rose)
- Urticaceae (Brennnessel)
- Geraniaceae (Storchenschnabel)
- Compositae (Korbblütler wie Anis, Engelwurz, Liebstöckel, Meisterwurz)
- Labiatae (Lippenblütler wie Betonie, Lavendel, Minze, alle Arten Rosmarin, Salbei, Ysop)
- niedrige Pflanzen (Schachtelhalm, Blasentang)

Tipps für die Thymusdrüse

Es ist ja interessant, dass man früher sehr viel Wert auf die Drüsen gelegt hat. Beispielsweise hat meine Oma mir öfters erzählt, sie hätte ein Stoffsackerl genäht, eine Knoblauchzehe hineingelegt und das Ganze um den Hals gehängt, also instinktiv über die Thymusdrüse, um verschiedenen ansteckenden Krankheiten vorzubeugen oder wenn die Grippe im Land war. Dieser Brauch reicht schon sehr weit in die Geschichte zurück. Die Thymusdrüse kann jedoch auch mit leichtem Klopfen angeregt werden (wie oben beschrieben).

Mohnzimtöl

Auch Mohnzimtöl kann mit gutem Erfolg eingenommen werden. Es dient zur Stärkung der Drüsenfunktion und schmeckt zugleich auch noch gut. Auch in Bezug auf die Keimdrüsen sagt man dem Öl nur Gutes nach, und zwar dass es eine Verjüngung und Steigerung der Leistungsfähigkeit nach sich zieht. Mohnzimtöl besteht aus Mohnöl, Nelkenöl und Ceylonöl. In verschiedenen Schriften erfährt man, dass es ein gutes Mittel zur Anregung der Drüsen ist und das Blut verbessert.

Anwendung: 4 Tropfen (bei Kindern 2 Tropfen) Mohnzimtöl in ein Glas mit heißem Wasser geben (oder in den Tee, schmeckt noch besser). 3-4 x am Tag trinken. Am besten macht man gleich eine Kur von 4 Wochen.

Tipps für die Schilddrüse

Die Schilddrüse ist ein sehr wichtiges Organ, an das man früher sehr viel mehr gedacht hat. Jeder dritte Erwachsene leidet schon unter der einen oder anderen Störung, also können vorbeugende Maßnahmen nicht ernst genug genommen werden.

Der Beifuß ist eine heimische Pflanze, die ich sehr schätze. Sie vermag neben Magen, Darm und Leber gerade die Schilddrüse wieder auszugleichen, natürlich immer vorausgesetzt, dass die Schilddrüse noch arbeitet. Neben Beifuß gibt es natürlich noch andere Kräuter, die für die Schilddrüse verwendet werden (siehe vor allem den Tipp für Kinder, der natürlich auch für Erwachsene gilt).

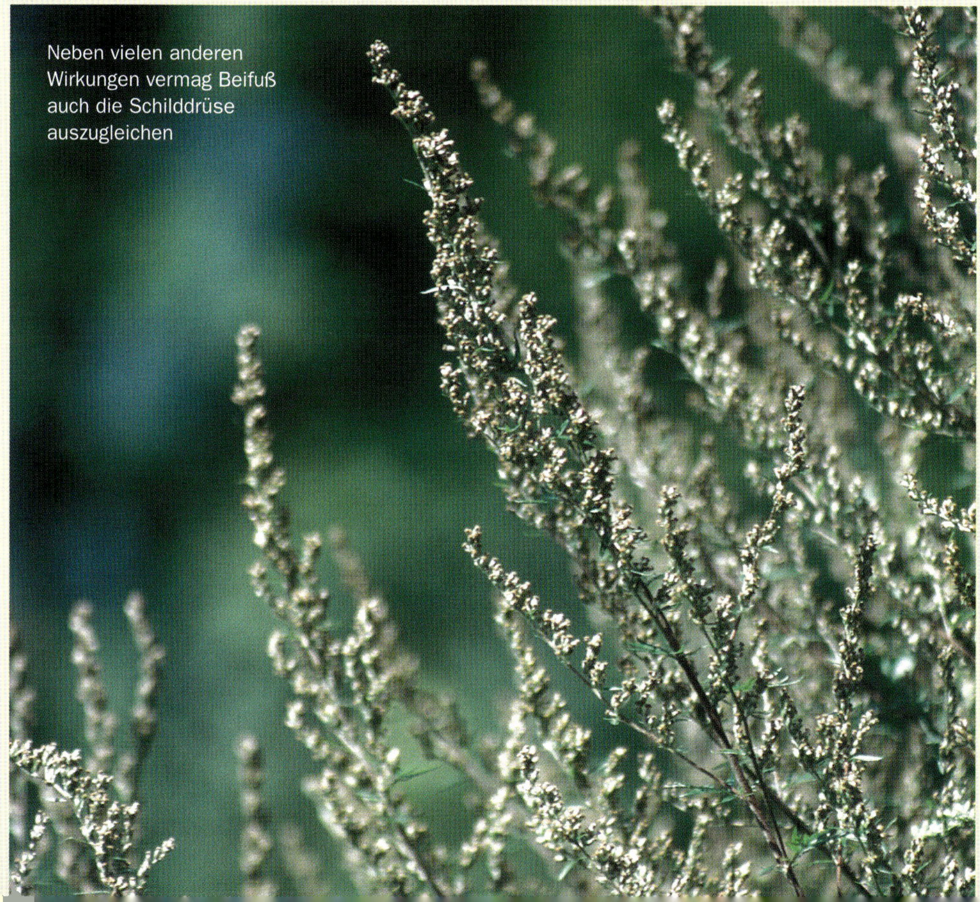
Neben vielen anderen Wirkungen vermag Beifuß auch die Schilddrüse auszugleichen

◆ Rezept: Schilddrüsen-Tee mit Beifuß

Zubereitung und Anwendung: 1 TL Beifußkraut mit 1/4 Liter kochendem Wasser überbrühen und 3-5 Minuten zugedeckt ziehen lassen. 3 Wochen lang täglich 3 Tassen trinken.

◆ Rezept: Beifußauszug

Zubereitung und Anwendung: Frische Blätter mit 40%igem Alkohol übergießen und 3 Wochen stehen lassen. 3 x täglich 15 Tropfen einnehmen.

◆ Kindertipp: Kräuterteemischung

Gerade für Kinder ist die folgende Mischung geeignet, weil sie nur sehr zart eingreift. Man kann nie früh genug mit der Förderung der Gesundheit beginnen. Diese Mischung empfiehlt sich gerade zur Vorbeugung, selbstverständlich auch bei Erwachsenen.
Zutaten:
1 Teil Eichenrinde
1 Teil Haselnussblätter
1 Teil Baldrianwurzel
2 Teile Melisse
1 Teil Alpenveilchen
Zubereitung: Aus dieser Mischung einen Tee bereiten und dem Kind zu trinken geben. Die genannten Pflanzen sind besser im Verbund zu verwenden; alleine sind sie nicht immer so hilfreich.

Weitere Kräuter für die Schilddrüse

Wenn man etwas Stärkeres sucht, decken folgende Pflanzen jeweils einen Bereich der Schilddrüsenfunktionsstörungen ab. Es soll aber an dieser Stelle gesagt werden, dass bei Beschwerden mit der Schilddrüse immer eine Ärztin oder ein Arzt zu Rate gezogen werden sollte.

- Storchenschnabel
- Alant
- Löffelkraut
- Beifuß
- Gundelrebe
- Braunelle
- Engelwurz

◆ Rezept: Kräutermischung-Tinktur

Hier ein weiteres Rezept, das ein guter Freund immer zubereitet hat.
Zutaten:
Melissen-Tinktur
Herzgespann-Tinktur
Hopfenzapfen-Tinktur
Johanniskraut-Tinktur
Beifuß-Tinktur
„Königin der Nacht"-Tinktur
Zubereitung: Tinkturen selbst herstellen und zu gleichen Teilen vermischen oder von der Apotheke zusammenstellen lassen. 3 x 15-25 Tropfen am Tag verabreichen.

Kindertipp: Sauerampfer

Gerade Kinder lieben diese Pflanze, aber nur, wenn man sie darauf aufmerksam macht, dass sie davon essen sollten. Erwachsene, bitte Vorsicht, bloß nicht zu viel Sauerampfer essen (wegen der Oxalsäure). Natürlich kann man ab und zu schon einige Blätter kauen, wenn man gerade Gusto darauf hat. Den Kindern macht die Oxalsäure nicht viel aus. Sie brauchen diesen Reiz für den Körper. Der Sauerampfer hilft bei der Bildung von Wachstumshormonen und kann so die Wachstumsschübe der Kinder unterstützen, er lindert aber auch die Beschwerden von Gicht und Rheuma. Klarerweise wächst die Pflanze bei uns im Februar noch nicht, aber man kann sich ihren Genuss ja schon für den Frühling vormerken.

Tipps für die Nebenniere

Hier einige Pflanzen, die eine ausgleichende Wirkung haben. Sie decken die Nebenniere aber nicht vollständig ab. Denke auch an die anfangs empfohlenen allgemeinen Maßnahmen wie das Klopfen.

- Boretsch
- Eisenkraut
- Basilikum
- Dost
- Gundelrebe
- Quendel
- Ysop

Tipps für die Bauchspeicheldrüse

Alle diese Pflanzen sind einzeln oder für eine Mischung in einem Bauchspeicheldrüsentee geeignet.

- Heidelbeere
- Blutwurz
- Geißraute
- Wermut
- Brombeere
- Nelkenwurz
- Bohnenschalentee
- Kalmus
- Salbei
- Weinraute

◆ Rezept: Bauchspeicheldrüsen-Tee

Zutaten:
1 Teil Löwenzahn (Kraut, Wurzel)
1 Teil Wegwarte (Wurzel)
1 Teil Wermut (Kraut)
3 Teile Kümmel
3 Teile Anis
1 Teil Krauseminze (Blätter)
Zubereitung: Mischung zusammenstellen und bei Bedarf Tee trinken.

Topinambur für die Bauchspeicheldrüse

Die Knolle der Topinambur ist besonders dafür bekannt, dass sie die Bauchspeicheldrüse anregt. Die Pflanze gibt es schon seit dem 17. Jahrhundert in Europa, sie stammt ursprünglich jedoch aus Amerika. Man kann sie auch im eigenen Garten anbauen.

◆ Rezept: Aufstrich mit Topinambur

Grundlage des Aufstrichs ist Kokosfett – man kann es auch biologisch mixen. Wer dieses Fett braucht, kann sich bei mir melden.
Zubereitung: Kokosfett mit geriebener Topinamburknolle und Kräutersalz vermischen. Dieser Aufstrich hat unterstützende Wirkung bei Zuckerkrankheit und Problemen mit dem Cholesterinspiegel – eine hübsche Ergänzung für unsere tägliche Ernährung.

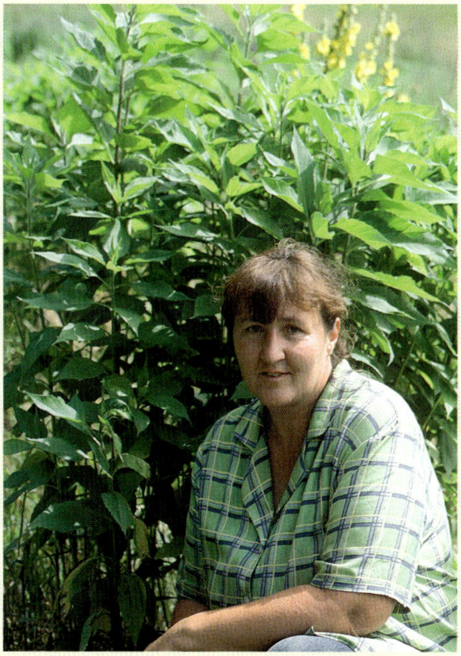

Für Topinambur gibt es so viele Rezepte, dass sich ein Anpflanzen im eigenen Garten lohnt

◆ Rezept: Topinambur-Suppe

Zubereitung: Besonders gut schmeckt die Topinamburknolle in der Suppe mit Kartoffeln mitgekocht. Dadurch erhält die Suppe eine ganz besondere Note. Mit Sauerrahm abgerundet oder einer Einbrenn lässt sich ein ganz neuer Geschmack kreieren.

◆ Rezept: Topinambur-Salat

Zubereitung: Topinambur waschen und fein reiben. Mit Apfelessig und etwas Salz abschmecken. Die geriebene Topinambur kann auch unter andere Salate gemischt oder allein gegessen werden. Außerdem schmeckt ein mit Topinambur belegtes Butterbrot sehr gut.

◆ Rezept: Topinambur-Tinktur

Auch diese Tinktur kann bei Bauchspeicheldrüsenproblemen verwendet werden. Außerdem hilft sie gegen großes Hungergefühl. Um dieses zu bekämpfen ca. 20 Minuten vor dem Essen 30 Tropfen einnehmen.
Zubereitung: Topinambur aufblättern und damit ein Weithalsglas ca. zur Hälfte anfüllen. 60%igen Alkohol darübergießen. 3 Wochen stehen lassen.

Weitere Möglichkeiten von Topinambur

Die Blätter der Topinamburpflanze finden auch als Tee Verwendung; sie sind zwar nicht so wirksam wie die Wurzel, können aber als Übergang zu stärkeren Rezepten wertvolle Dienste leisten.

Ob im Gemüse mitverarbeitet oder im Gemüseauflauf – überall kann man Topinambur sehr gut verwenden. Zu dieser Zeit sollte man auch die Pastinakenwurzel nicht vergessen. Sie kann als Gemüse und im Auflauf sowie in Suppen mit der Topinambur gegessen werden. Da die Pastinakenwurzel lagerfähig ist, stellt sie ein ideales Wintergemüse für den Februar dar.

Topinambur wird sogar bei Gesundheitsfirmen (Darmreinigung, Platinum), als Darmnahrung eingesetzt. Darunter verstehe ich, dass die (lebensnotwendigen) Darmbakterien, die jeder Mensch hat, wieder gefüttert und mengenmäßig auf Vordermann gebracht werden. Gerade diese Wurzel soll man also so oft es geht verwenden.

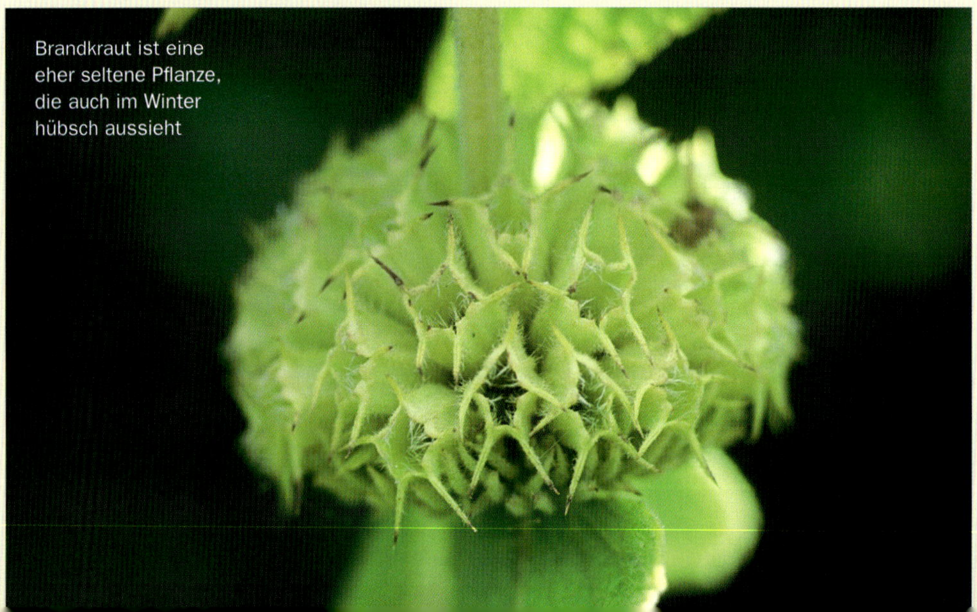

Brandkraut ist eine eher seltene Pflanze, die auch im Winter hübsch aussieht

Rund um den Garten

Tipps von überall her

Ein Spruch sagt: „Schon nach Lichtmess spitzt der Garten die Ohren." Das Gartenjahr beginnt mit der Anzucht von Jungpflanzen.

Nun hat die Kresse Saison und kann schon als erste Reserve für unsere Gelüste nach Frische Verwendung finden. In jedem Behälter lässt sie sich anziehen, sogar auf feuchter Watte. Ein gutes Natron- oder Hefebrot mit Butter und darüber gestreuter Kresse schmeckt zu dieser Zeit einfach herrlich und deckt darüber hinaus auch den Vitaminbedarf gut ab.

Es ist auch die richtige Zeit für Einsaaten von Gewürzen, die ja eigentlich über den ganzen Winter angesetzt werden können. Auch Kapuzinerkresse kann bereits eingesät werden. Kresse einsäen und Topinambur anwurzeln lassen, um sie als Zimmerpflanze ranken zu lassen.

Du kannst auch schon Schnittlauch in Gefäßen aussäen, damit die ersten Kräuterpflanzen für die Fensterbank vorbereitet sind. Nicht vergessen, Stecklinge zu machen.

Ich weiß aus alter Überlieferung, dass im Februar immer die ersten Erbsen am Fensterbankerl ausgesät und deren grüne Schoten als Gemüse gegessen wurden. Dieser Tipp eignet sich also auch gut zum Nachmachen am Fenster. Die Heckenzwiebel kann bereits geschnitten werden (aus dem Topf oder aus dem Garten, wenn es keinen Schnee mehr gibt).

Gezielt Nützlinge gegen Schädlinge arbeiten lassen

Im Februar kann man sich auch Gedanken machen oder nachforschen, wer eigentlich die Arbeit bezüglich der Schädlinge im Garten übernehmen sollte. Der erste Schritt besteht schon einmal darin, sich genau anzuschauen, welche Tiere in dieser Frage sehr behilflich sind. Gerade bei den Nützlingen kommt man darauf, dass man im Garten schon einiges beachten sollte, was oft völlig vergessen wird. Beispielsweise lohnt es sich, die Laubhaufen oder Reiserhaufen nicht immer gleich wegzuräumen.

Laufkäfer: Sie jagen alle Insekten und Schnecken, auch Würmer sind bei ihnen sehr beliebt. Am Tag kann man sie kaum sehen – sie verkriechen sich im Laub und Reisig oder unter Steinen.

Florfliegen: Diese Nützlinge legen die Eier in die Larven oder Körper anderer Insekten. Sie überwintern im Holzschuppen und auf Dachböden.

Ohrwürmer: Sie mögen Läuse und werden am Abend aktiv gegen Larven und Erdflöhe. Tagsüber bevorzugen sie Holzreisighaufen.

Raubwanzen: Sie lieben Läuse, Larven und Raupen.

Schwebfliegen: Am liebsten fressen sie Blattläuse und Maden. Ihr Lebensraum sind blühende Wiesenflächen.

Aaskäfer: Sie leben sehr räuberisch von Schnecken, Larven und Insekten allgemein. Man findet sie in Laubhaufen und Reisig oder an Moderplätzen.

Marienkäfer: Larven, Käfer und Blattläuse sind ihre Lieblingsspeisen. Sie brauchen Laubstreu zum Überwintern.

Blindschleichen und Eidechsen: Auch sie helfen im Garten mit.

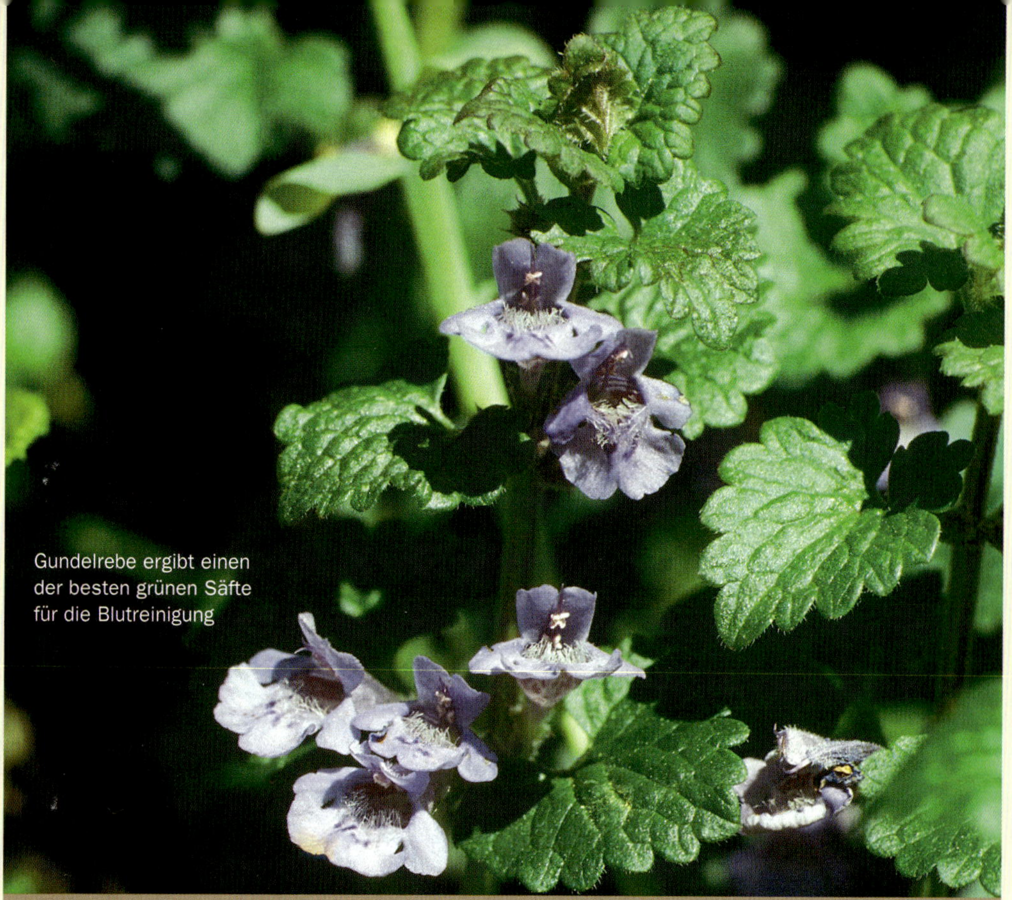

Gundelrebe ergibt einen der besten grünen Säfte für die Blutreinigung

◆ März: Der Monat der Blutreinigung

Ganz besondere Säfte – Blut, Wasser und ihr Kreislauf

Jetzt wird die Freude auf den Frühling immer größer. Der März ist der erste Monat, in dem man sich ernsthaft über den Garten Gedanken macht. Die Hl. Gertrude läutet das neue Gartenjahr ein. Wir kommen dem Boden und der Erde wieder nahe.
Blut ist neben Wasser die wichtigste Flüssigkeit unseres Körpers und bedarf großer Aufmerksamkeit. Im Volksmund sagt man: Denke an die Blutreinigung! Wörtlich genommen kann man das zwar nicht tun, aber es ist ein so schöner Begriff und umschreibt so viele Vorgänge im Körper. Blut ist ein ganz besonderer Saft, sagten schon unsere Vorfahren.

Flüssigkeiten und ihre Bedeutung

Eine Wiederentdeckung: Der Aderlass

Wenn ich an die Hl. Hildegard und ihre Beschäftigung mit Blut denke, fällt mir ein, dass sie den Aderlass sehr lobte und ihn zu einem genauen Zeitpunkt vornahm. Zuerst wird nur dickes Blut mit vielen Giftstoffen abgeleitet. Man wartet bis zur Farbveränderung und hört dann sofort auf – insgesamt verliert man dabei nur sehr wenig Blut. Dieser Vorgang sollte nicht häufig, ausschließlich unter ärztlicher Betreuung und in Übereinstimmung mit dem Mond durchgeführt werden. Der Aderlass war seit dem Mittelalter eine beliebte Methode zur Reinigung des Körpers von Giftstoffen, geriet aber im 20. Jahrhundert in Verruf. Heute wird er auch von Ärztinnen und Ärzten wiederentdeckt und seriös betrieben.

Säftelehre

Der Säftelehre erste Pflanze ist die Gundelrebe. Aber auch Spitzwegerich und Löwenzahn ergeben ein sehr gutes grünes Getränk, um die Vitalität zu steigern. Säfte dieser Art sollten aber auf keinen Fall vermischt werden, weil der Körper nicht in der Lage ist, diese unterschiedlichen Reize zu verarbeiten! Weiters optimal sind Gundelrebentee oder -tinktur (Näheres siehe weiter unten), Bärlauch und Gänseblümchen. Auch die Birke empfiehlt sich, einerseits der Tee aus den Blättern, andererseits der Saft, der aus dem Baum gewonnen wird.

Wasser

Zum Blut gehört auch Wasser, schließlich bestehen wir zu 60-80% aus dieser Flüssigkeit. Nicht nur deshalb ist es für jeden von uns unbedingt empfehlenswert, sich das Wassertrinken anzugewöhnen, denn mit dem Alter verliert man das Durstgefühl. Am Morgen nicht gleich Kaffee trinken, sondern erst einmal 1/2 bis 1 Liter Wasser (am besten warm oder über Nacht stehen gelassen). Damit Wasser immer und überall in Griffweite ist, kannst du Krüge aufstellen und das Wasser somit der Zimmertemperatur angleichen. Ob es nun mit Steinen oder im Mond- bzw. Sonnenlicht belebt wird, bleibt jedem selbst überlassen. Ich für meinen Teil schwöre auf belebtes, destilliertes Wasser und trinke 4 Liter davon in der Woche. Das ist meine eigene Auffassung von Wasser, ohne andere Möglichkeiten, die es zu Genüge gibt, in Frage zu stellen. Die Zellen in unserem Körper, die mit

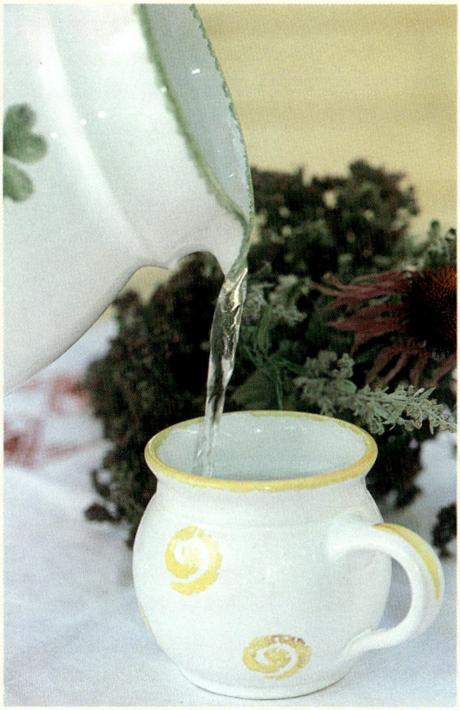

Damit wir genügend Flüssigkeit aufnehmen, am besten an verschiedenen Plätzen Wasser bereit stellen

Flüssigkeit versorgt werden müssen, nehmen kein reines Quellwasser auf, sondern brauchen Wasser, das eigentlich vom (mineralienfreien) Regenwasser stammt und beispielsweise in Obst enthalten ist. Unter destilliertem Wasser verstehe ich hier zweimal abgekochtes Wasser. Dazu gebe ich gerne einen Schuss Zitrone.

Es gibt unterschiedliche Auffassungen darüber, ob es gesund ist, ausschließlich destilliertes Wasser zu trinken; viele stehen auf dem Standpunkt, dass auch die Mineralien im Quellwasser wichtig sind. Ich finde, dass die Natur der beste Ratgeber ist und wir einfach hinausgehen und das verwenden sollen, was sie uns bietet, also sowohl Quell- als auch mineralienfreies Wasser (Regenwasser, destilliertes Wasser).

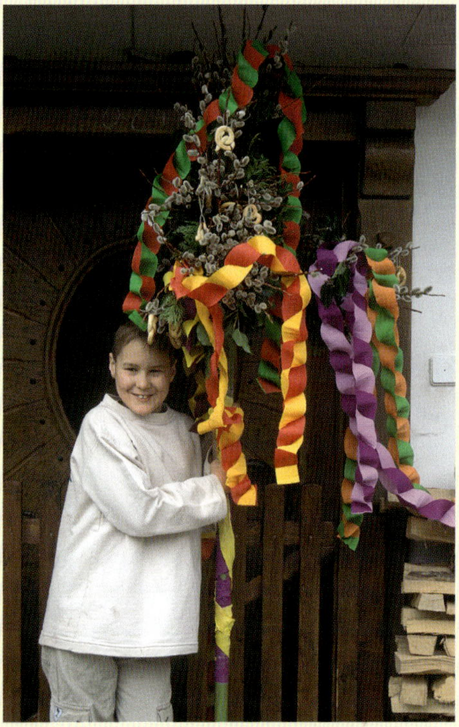

Der Palmbuschen für die Prozession am Palmsonntag

Augen- und Ohrenpflege

Noch hat man ein wenig Zeit, sich auch mit den Augen und den Ohren zu beschäftigen.

Augenkur

Mit Augenbädern und viel Rohkost lässt sich zu dieser Zeit einiges an Ablagerungen wieder wegbringen. 1 Teelöffel Borax, 1 Esslöffel Salz und 1 Teelöffel 10%igen Salmiakgeist mit 2 Liter Wasser mischen, ein wenig davon in einem Schnapsstamperl (oder in geeigneten Schälchen) warm machen und die Augen darin baden.

Ohrenöl

Bei der Ohrenpflege denke ich an eine feine Creme oder ein Ölgemisch aus Rosmarin-, Pfefferminz- und Eukalyptusöl. Dieses Öl um die Ohren herum einmassieren und eine kleine Menge im äußeren Gehörgang verreiben. Es hilft der Durchblutung und wird der Gesundheit im Ohr gut tun.

Bei Kalkmangel: Eierschalenkur

Das Problem Kalkmangel hat man früher offenbar sehr einfach gelöst. Es wurde erzählt, dass bei zu wenig Kalk (auch: Kalzium) zahlreiche Beschwerden entstehen können, wie beispielsweise Leber-, Gallen- und Darmleiden, Zahnzerfall, die „englische Krankheit" (Rachitis), Knochenschwund/-fraß, Haarausfall, Säureüberschuss, Entzündungen, Verstopfungen und Würmer.

So wird leicht Abhilfe geschaffen: 21 Tage jeden Morgen, am besten nüchtern einige Stunden vor der Mahlzeit, die gewaschenen und getrockneten

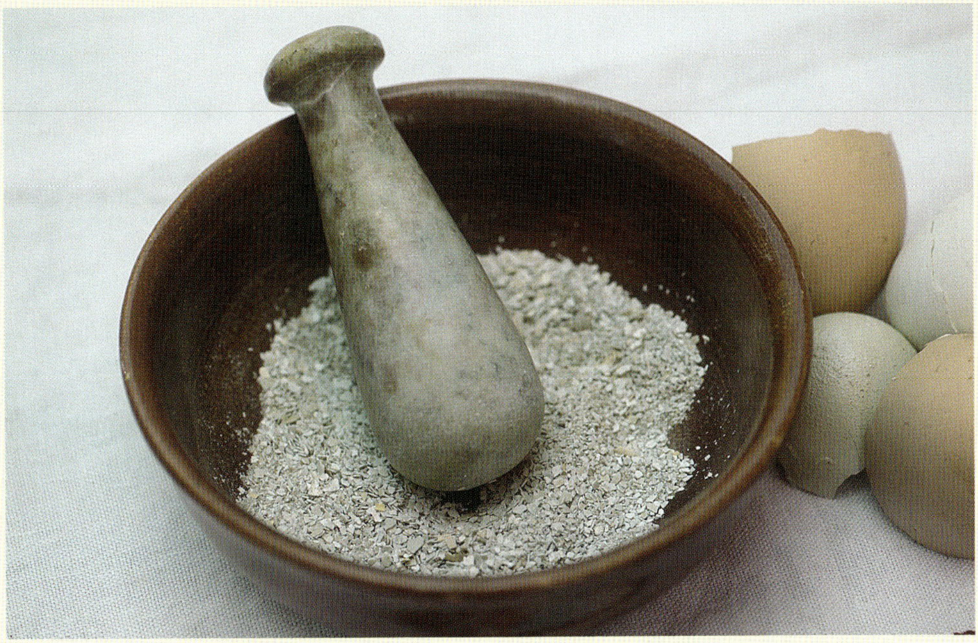

Nach dem Anrösten Eierschalen mit einem Mörser verreiben und einnehmen

Eierschalen leicht in einer Pfanne trocken rösten. 1/2 Teelöffel pro Anwendung im Mörser fein reiben und zu sich nehmen. Wer die Eierschalen nicht so essen mag, darf auch Honig hinzufügen. Für Kinder kann man das Pulver auch in den Salat geben. Es sollte aber darauf geachtet werden, diese Kur nach 3-4 Monaten zu wiederholen.

Die vielen Seiten von Natron

Über die positiven Wirkungen von Natron gibt es zahlreiche Überlieferungen aus alten Schriften. Viele wissen noch, dass Natron bei Völlegefühl, Aufstoßen, Blähungen und bei Herzklopfen verwendet wurde. Aber dass Natron noch viel wertvoller ist als angenommen, soll hier erzählt werden. Alte Kulturen haben mit Natron als Hilfe zur Selbsthilfe viel getan.

In der heutigen Zeit wird oft über die Übersäuerung gesprochen, ja sogar 90% der Krankheiten sollen aus einer Übersäuerung herrühren. Also, wer nicht viel mit den Kräutern zu tun haben möchte (die übrigens auch sehr basisch sind), sollte sich wenigstens dem Natron verschreiben.

Eine Säurevergiftung wie bei Rheumatismus, Neuritis, Gicht oder Diabetes ist ein Anlass, auch an Natron zu denken. Es wird außerdem der Stuhlgang gefördert und das Blut gereinigt. Welche Unpässlichkeiten uns auch immer quälen, Natron ist ein einfaches und interessantes Mittel.

Anwendung: 1 Teelöffel Natron in ein Glas mit heißem Wasser geben und umrühren, gleich nüchtern trinken (so warm wie nur möglich). Nach einer kleinen Pause etwas Wasser mit 15 Tropfen Zitronensaft nachtrinken. Diese Kur mindestens 6 Wochen lang durchziehen.

Natürliche Regulierung des Blutdrucks

◆ Rezept: Allgemeine Tropfen für den Kreislauf

Zutaten:
20 ml Tinktur aus Weißdornblüten und -früchten (unterschiedlich im Jahreslauf zu sammeln oder in der Apotheke gekauft)
30 ml Rosmarin-Tinktur
10 ml Schafgarben-Tinktur
10 ml Arnika-Tinktur
30 ml Ginkgo-Tinktur
Zubereitung und Anwendung: Die Tinkturen können in der Apotheke gemischt werden – oder man setzt sie selbst an (siehe Kapitel „Kräuter sammeln und verarbeiten"). Danach alle Tinkturen vermischen. 3 x 20 Tropfen pro Tag verabreichen.

Wechselbäder und Trockenbürsten

Dazu ist noch zu erwähnen, dass Sebastian Kneipp schon wusste, warum er den Menschen die Wechselfußbäder anriet. 5 Minuten warm und 20 Sekunden kalt – einem solchen Fußbad immer Heublumen hinzufügen und beim Armbad Fichtennadeln dazugeben.

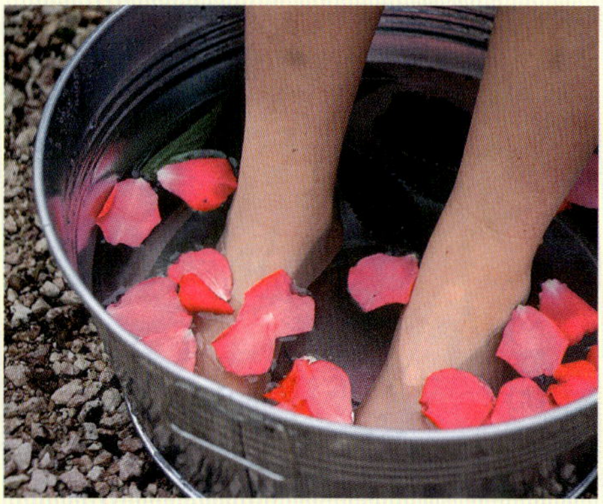

Wechselfußbäder helfen bei der Regulierung des Blutdrucks

Das Trockenbürsten empfehlen schon viele Menschen, und es sollte sowohl bei hohem als auch niedrigem Blutdruck erlernt werden: Morgens nach dem Aufstehen mit einer Bürste über Arme und Beine streichen und kreisen.

◆ Rezept: Tropfen bei hohem Blutdruck

Zutaten:
10 ml Zinnkraut-Tinktur
10 ml Pfefferminz-Tinktur
20 ml Weißdornblüten-Tinktur
10 ml Bärlauch-Tinktur
10 ml Mistel-Tinktur
Zubereitung und Anwendung: Alle Tinkturen selbst zubereiten und mischen oder in der Apotheke mischen lassen. Tropfenweise mindestens 2 x 15 Tropfen am Tag einnehmen.

◆ Rezept: Hagebuttenschnaps

Dieser Schnaps hat sich bei hohem Blutdruck sehr bewährt.
Zubereitung: Hagebutten erst nach dem Frost sammeln und zerstampfen. Ca. 1/2 kg in ein Gefäß geben und mit 50%igem Alkohol auffüllen. 2 Wochen stehen lassen und abfiltern. Danach 10-20 Tropfen auf ein Stück Brot geben und essen.

◆ Rezept: Tee bei hohem Blutdruck

Zutaten:
1 Teil Kümmel
2 Teile Ehrenpreis
2 Teile Mistel
1 Teil Salbei
1 Teil Lavendel
1 Teil Weinraute
Zubereitung: Die Teemischung mit kochendem Wasser übergießen und 5 Minuten ziehen lassen. Es sollten ca. 3 Tassen am Tag getrunken werden.

◆ Rezept: Tropfen bei niedrigem Blutdruck

Zutaten:
25 ml Weißdornblüten-Tinktur
20 ml Weißdornfrüchte-Tinktur
35 ml Rosmarintinktur
10 ml Arnikatinktur
25 ml Lavendeltinktur
Zubereitung: Gleich wie bei den Tropfen für den hohen Blutdruck.
Anwendung: In der Früh (nüchtern) 30 Tropfen einnehmen, damit der Körper in Schwung kommt.

◆ Rezept: Tee bei niedrigem Blutdruck

Zutaten:
2 Teile Mistel
1 Teil Wacholder
1 Teil Rosmarin
2 Teile Weißdornblüte
1 Teil Bittersüß
1 Teil Bockshornklee
Zubereitung: Die Mischung mit kochendem Wasser übergießen und ca. 5 Minuten ziehen lassen. 1 Tasse am Tag trinken.

Erste Hilfe

Bei Herzbeschwerden haben sich bis zum Weg ins Krankenhaus Herzgespann und Pfefferminze sehr bewährt.

Rote Beete

Rote Beete wirkt stark blutbildend und sollte bei unserem Thema immer eine Rolle spielen. Sowohl in einer Suppe (allein und in einer Gemüsesuppe) als auch als roher oder gekochter Salat ist Rote Beete hervorragend.

Rote Rüben (= Rote Beete) mit Honig helfen bei hohem Blutdruck: Rüben reiben und mit Honig vermischen. Ca. 3-4 x im Monat 3 x am Tag je 1 Esslöffel einnehmen (30 Minuten vor dem Essen).

Mit Pflanzen oder Pflanzensäften das Blut „reinigen“

Kindertipp: Gänseblümchen

Kleinen Kindern sollte man frühzeitig das Essen von Gänseblümchen angewöhnen, denn diese Pflanze nennt man nicht umsonst die „Arnika der Kinder“. Ob als Auflagen oder Einreibung oder nur frisch gegessen im Salat oder vor der Haustüre – überall kann man sich diese vitaminreiche Pflanze besorgen.

◆ Rezept: Natürliche Hilfe bei Akne

Gerade unsere Jugendlichen leiden häufig an Akne. Um dieses unangenehme Übel zu beseitigen, bedarf es auch einer Form von Körperumstellung bzw. Blutreinigung, denn Akne hat auch gerne mit dem Blut zu tun.
Zubereitung: Blätter der Gundelrebe mit Essig (Apfelessig) vermischen, 1 Woche ansetzen. Danach zur Hälfte vermischt mit Wasser auf Wattepads geben und auf das Gesicht auftragen. Zur inneren Anwendung gibt man diese Apfelessig-Gundelreben-Mischung auch in den Salat – allerdings nicht zu viel, da das Aroma etwas gewöhnungsbedürftig ist!

Gundelrebe

Die Wildkräuter können jetzt gesammelt werden. Wir beginnen mit der Gundelrebe, weil diese das Blut reinigt und aus dem Körper wieder alle schlechten Säfte (z.B. Gund/Eiter) ausleitet. Diese Pflanze ist gerade in Teeform sehr wirkungsvoll, aber auch im Salat oder Essen besonders aromatisch. Mit Gundelrebe kann man auch Auflagen für Jung und Alt bei Wunden und Eiterungen machen.

◆ **Rezept: Gundelreben-Tinktur**

Zubereitung: Gundelrebenblätter mit 35%igem Alkohol 3 Wochen stehen lassen und dann tropfenweise verwenden. Die Gundelrebentinktur kann zum Zweck der Blutreinigung auch Kindern verabreicht werden (auf Zuckerblättchen geben).

Beiträge zur Blutreinigung über die Ernährung

Ebenso gut lässt sich die Küche mit Spitzwegerich und Schafgarbenblättern bereichern. Die Blätter in den Salat schneiden. Ebenfalls hervorragend: Löwenzahnsalat

◆ **Rezept: Blutreinigungsteemischung**

Zutaten:
20 g Holunderblüten
10 g Brennnesselblätter
10 g Erdbeerblätter
10 g Wacholderspitzen
Anwendung: Die Zutaten mischen und als Tee verwenden (ca. 5 Minuten ziehen lassen).

◆ **Rezept: Blutreinigungstee bei Hautausschlag**

Zutaten:
10 g Salbei
10 g Rosmarin
20 g Schafgarbe
20 g Zinnkraut
30 g Wacholderbeeren (nur wenn die Nieren in Ordnung sind!)
20 g Spitzwegerich
20 g Brennnessel
20 g Johanniskraut
10 g Wermut
Zubereitung: Die Kräuter mischen und einen Tee machen (ca. 5 Minuten ziehen lassen).

„Durchputzer" Knoblauch

Vom Knoblauch weiß man, dass er in der Lage ist, bei der Regulation der Blutfette zu helfen. Die Arterien, heißt es, lassen sich mit Knoblauch wieder rein machen. Dazu bedarf es einiger Rezepte, denn wenn man Knoblauch ausschließlich frisch essen wollte, müsste man schon sehr viele Knoblauchzehen essen, um einen gesundheitsfördernden Effekt zu bekommen.

◆ **Rezept: Knoblauchkur**

Zubereitung: Ein Glas (mit 1 Liter Fassungsvermögen) zur Hälfte mit geschälten und geschnittenen Knoblauchzehen füllen und mit 40%igem Alkohol übergießen. 3 Wochen stehen lassen.
Anwendung: Nun gibt es mehrere Möglichkeiten, die Tropfen einzunehmen: entweder 1 x 30 Tropfen bzw. gleich 3 x 30 Tropfen am Tag (je nach Gesellschaft, das Problem ist der Geruch) oder die langsame Variante. Die geht so, dass man am ersten Tag morgens 1 Tropfen, zu Mittag 2 Tropfen, abends 3 Tropfen einnimmt und dann so weiter verfährt, bis die 30 Tropfen erreicht sind. Dann mit 1 x 30 Tropfen oder 3 x 30 Tropfen pro Tag fortfahren.
Diese Kur sollte nur alle 5 Jahre wiederholt werden.

◆ **Rezept: Knoblauch mit Zitronensaft**

Zubereitung und Anwendung: Den Saft von 5 Zitronen mit 5 Knoblauchzehen ansetzen. Im Kühlschrank stehen lassen, damit er hält, und teelöffelweise einnehmen.
Diese Kur ist nicht so stark wie die oben genannte und kann alle Jahre wiederholt werden.

Die Universalpflanze Brennnessel in der Küche

Da die Brennnessel in der Natur sehr leicht zu finden ist und man sie praktisch vor jeder Haustüre finden kann, werde ich ihr eine besondere Bedeutung beimessen. Sie ist schon lange kein Unkraut mehr, denn ihre Wirkungen sind so überzeugend, dass man sie nicht vergessen darf. Ich bezeichne sie immer als meine Universalpflanze, weil sie einfach so viele Beschwerden zu lindern vermag.

Ihre Wirkung besteht unter anderem darin, die Nieren anzuregen und Schlacken abzubauen. Hier stelle ich nur einige sehr schöne Rezepte vor.

◆ Rezept: Brennnesselsuppe

Zutaten: 8 Kartoffeln, 1 Zwiebel, 1 Knoblauchzehe, Kräuter nach Geschmack, Brennnesselblätter, 3 EL Rahm, 1 EL Mehl.
Zubereitung: Kartoffeln waschen, schälen und würfelig schneiden. Zwiebel klein schneiden, Knoblauchzehe fein hacken und beides in etwas Fett anrösten. Mit 1 Liter Wasser aufgießen. Nun die Kartoffeln mit Salz, Pfeffer und frischen, gehackten Gartenkräutern würzen. Die Suppe 20 Minuten köcheln lassen. Danach die gewaschenen, fein gehackten Brennnesselblätter dazugeben. Zum Schluss die Suppe mit Rahm und Mehl verfeinern.
Dasselbe Rezept kann man übrigens auch mit Giersch zubereiten.

◆ Rezept: Brennnesselspinat

Zutaten: Butter, 1 Zwiebel, Brennnesselblätter, Salz, Knoblauch, 1 vegetarischer Suppenwürfel, etwas Sauerrahm oder Obers.

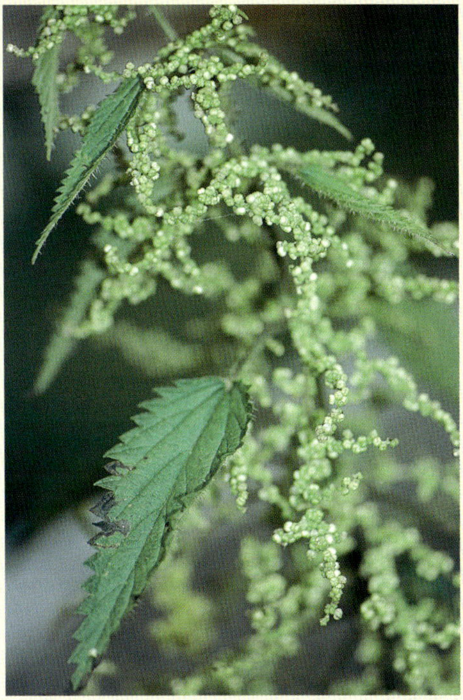

Die Brennnessel ist für mich eines der bemerkenswertesten Kräuter und lässt sich mit ein wenig Fantasie vielfältig in der Küche einsetzen

Zubereitung: Butter erhitzen und eine fein gehackte Zwiebel dazugeben, anlaufen lassen, etwas Wasser und Brennnesselblätter hinzufügen. Ca. 10 Minuten dünsten lassen. Danach die Spinatmasse pürieren und mit Salz, Knoblauch und vegetarischem Suppenwürfel würzen. Sauerrahm oder Obers unterrühren und kurz aufkochen lassen.

◆ Rezept: Brennnessel-Kartoffelpuffer

Zutaten: 5 große Kartoffeln, 3 EL Brennnesselblätter, 1 Ei, Salz, Öl.
Zubereitung: Kartoffeln waschen, schälen und grob reiben. Blanchierte, gehackte Brennnesselblätter untermischen. Das Ei (auch mehr nach Bedarf) und Salz beimengen. Gut vermischen und aus der Masse Puffer formen. Diese in heißem Öl herausbacken.

◆ **Rezept: Brennnessel-Liptauer**

Zutaten: 50 g Butter, 250 g Topfen, 2 EL geriebener Käse, Salz, Paprika, Kümmel, Zwiebel, Brennnesselblätter.
Zubereitung: Butter flaumig rühren. Topfen, geriebenen Käse, Salz, Paprika, Kümmel und Zwiebel untermengen. Schließlich die im Wasser durchgedrückten, fein gehackten Brennnesselblätter untermengen.

◆ **Rezept: Brennnesselrisotto**

Zutaten: Zwiebel, Kräuter nach Geschmack, Karotten, Brennnesselblätter, Olivenöl, 1 Tasse Reis, Salz, Suppenwürze, geriebener Käse zum Bestreuen.
Zubereitung: Zwiebel, Kräuter, Karotten und Brennnesselblätter fein hacken und in Olivenöl dünsten. Reis unterrühren und mit Salz und Suppenwürze abschmecken. Mit etwa 3 Tassen Wasser aufgießen und zugedeckt dünsten lassen, bis der Reis weich ist. Mit Käse bestreut servieren.

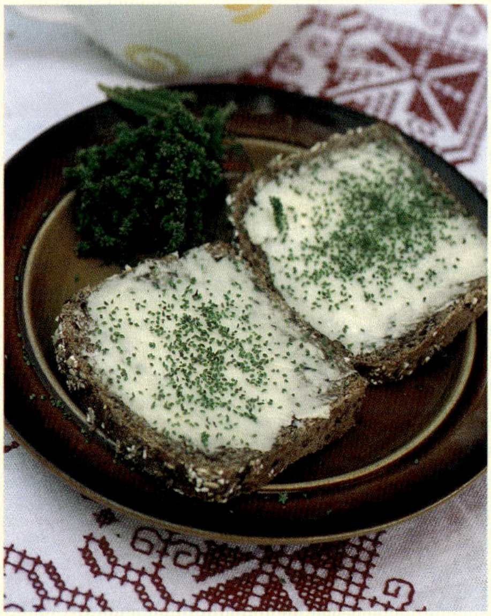

Brennnesselsamen auf Butterbrot: einfach, aber frisch im Geschmack und gesund

◆ **Rezept: Brennnesselsauce**

Zutaten: Zwiebel, Knoblauch, Kräuter nach Geschmack, 2 EL Olivenöl, 2 EL Mehl, 4 EL fein gehackte Brennnesselblätter, Salz, Pfeffer, Muskat, 1/2 Liter Suppe, 1/4 Liter Rahm.
Zubereitung: Zwiebel, Knoblauch und Kräuter in Olivenöl anrösten, mit Mehl stauben, mit Suppe aufgießen und aufkochen lassen. Brennnesselblätter blanchieren, fein hacken und dazugeben. Rahm einrühren und nach Geschmack würzen.

◆ **Rezept: Teigwaren mit Brennnessel**

Zutaten: 3/8 Liter Milch oder Wasser, 1 Ei, 2 TL Salz, 2 EL Olivenöl, 500 g Weizenvollmehl, überbrühte Brennnesselblätter, gehackte Kräuter nach Belieben.
Zubereitung: Alle Zutaten zu einem Teig kneten. Durch ein Spätzlesieb in siedendes Wasser streifen oder mit einem Löffel Nockerl formen und ebenfalls in kochendes Wasser geben. Abseihen und in heißer Butter schwenken.

Rund um den Garten

Die Heilige Gertrud von Nivelles, die erste Gärtnerin, leitet am 17. März die Gartensaison ein. Spätestens jetzt sollten wir erste Schritte im Garten setzen.

Schon an die Aussaat denken für den Frühling! Töpfe und Kisten vorbereiten – alles, was bepflanzt werden kann, herrichten und schließlich auch verwenden. Es gibt wie erwähnt nichts Schöneres als seine eigenen Kräuter oder sein eigenes Gemüse selbst zu ziehen.

In der Landwirtschaft werden, wenn es das Wetter erlaubt, schon die Felder gereinigt, Steine aufgehoben, Maulwurfshügel angeebnet und die Zweige wieder entfernt.

Jetzt besorgt man sich Mulchfolien (am besten aus Mais). Man hat dann im Sommer einfach weniger Arbeit und kann die warme Jahreszeit besser genießen.

Richtiges Mulchen

Das bedeutet für mich, nichts vom Garten zu entfernen, sondern etwas wieder in den Kreislauf der Natur zu bringen. Angetrocknetes Gras wieder auf den Boden zu geben soll erstens der Fütterung der Bodenlebewesen dienen und zweitens auch den Boden geschlossen halten. Nicht zu dick mulchen (wegen den Schnecken), dafür aber öfters auftragen.

Welches Material kann verwendet werden? Ich empfehle besonders Brennnesselblätter, Beinwellblätter, Gemüseabfälle, Heu, Stroh, Zeitungen und Pappe.

Der beste Kompost

Großen Wert sollte man auch dem Kompost beimessen. Ein guter Kompost besteht aus Sträuchern und allem Groben vom Garten – darauf kommt Erde. Was an Gemüse und Grasabfällen anfällt sammeln und mit Steinmehl bestreuen, da in diesem bereits „effektive Mikroorganismen" enthalten sind und keine dazugegeben werden müssen. Alles andere würde die Sache nur verteuern. Die letzte Schicht ist immer Gras oder Vlies. Von Zeit zu Zeit etwas lüften. Wer dazu keine Zeit hat, sollte Stangen mit Löchern in den Kompost rammen, damit Luft dazu kommt. Der Kommpost ist spätestens nach 3 Monaten fertig.

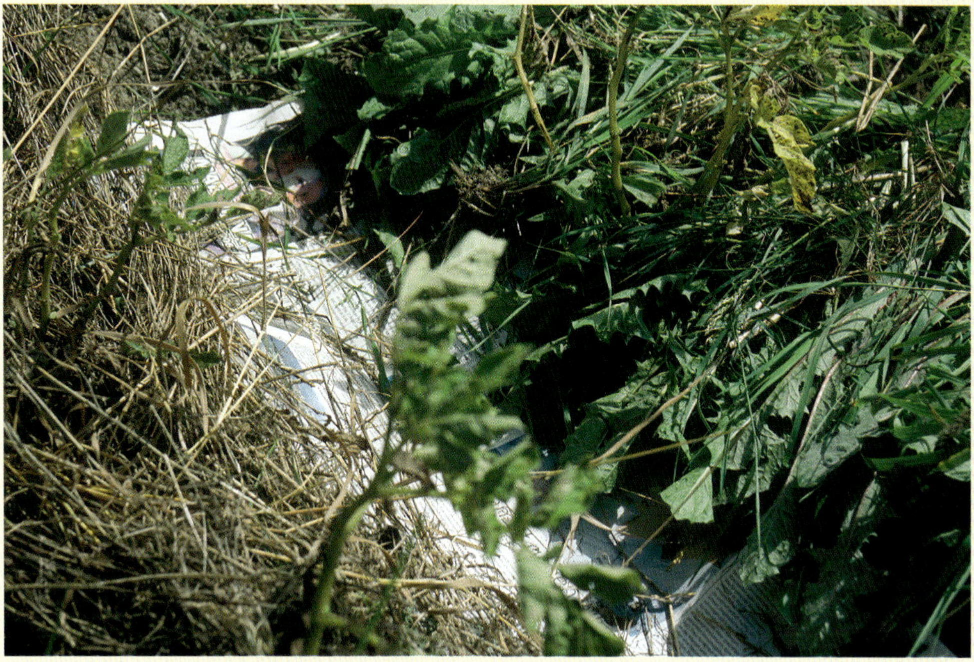

Fürs Mulchen verwende ich immer Material aus dem eigenen Garten: So entsteht ein sinnvoller Kreislauf ohne Verschwendung

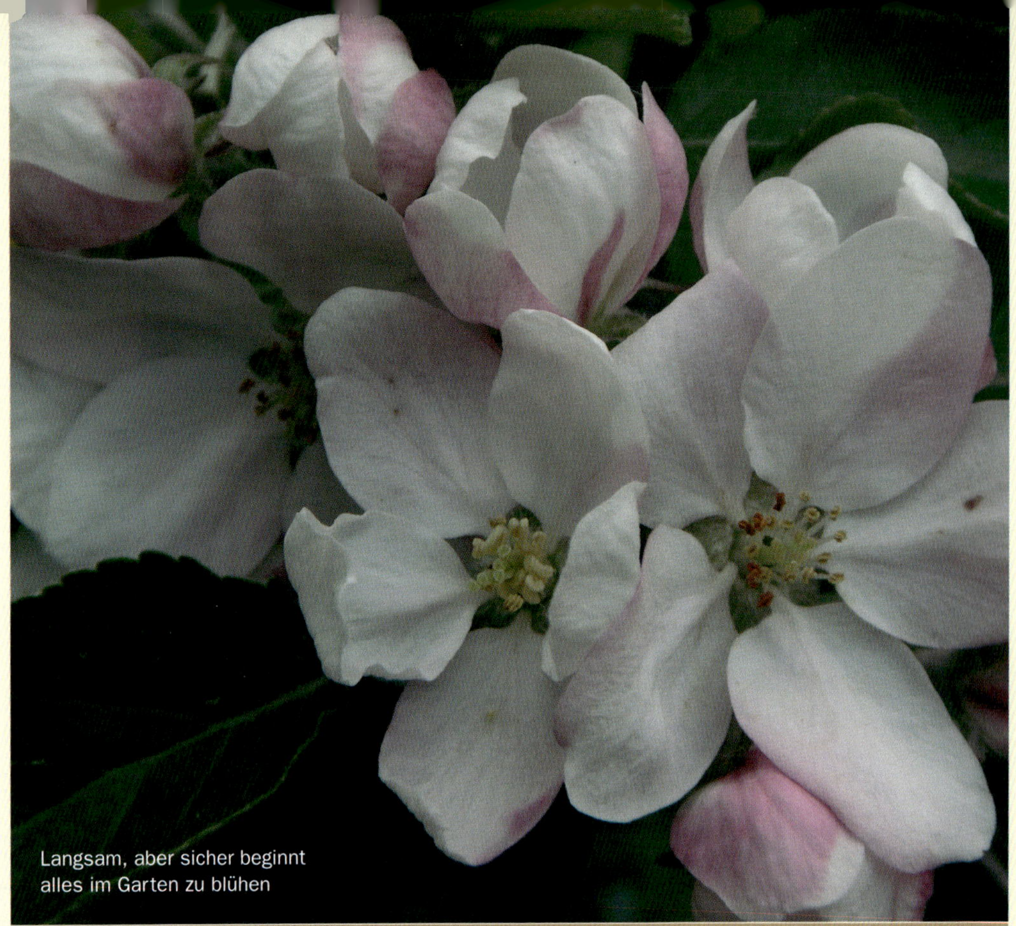

Langsam, aber sicher beginnt alles im Garten zu blühen

April: Der Monat des Loslassens

Fasten, freiwilliger Verzicht und Entgiften

Schon Paracelsus sagte, es gebe nur 3 Therapien: 1. Entgiften, 2. Entgiften und 3. Entgiften. Darum sind Fasten und Entgiften so wichtig. Fasten klingt ja schon nicht so fein, aber es ist eine notwenige Maßnahme, um uns von Stoffen zu befreien, die einfach im Körper sehr viel blockieren können und so unserer Gesundheit im Wege stehen. Die Kirche hat es uns ja schon vorgemacht: Die beste Zeit zum Fasten ist vor Ostern. Da stimmt einfach alles, der Mond, die Motivation und der Zeitpunkt. Versäumen wir diesen Abschnitt nicht, wenn er sich schon so anbietet. Auch den Freitag zum fleischlosen oder sogar Fasttag zu erklären ist einfach eine Pflicht für jene unter uns, die bewusst leben wollen. Irgendwann sollte doch jeder seine eigene Gesundheit selbst steuern und leiten.

Verschlossenes wieder öffnen

Mit dem Fasten und Entgiften öffnen wir mehrere Kanäle.

Darm

Um die Prozesse im Darm anzuregen, können Durchfall fördernde Mittel wie Glaubersalz genommen werden. Auch ein Einlauf ist von guter Wirkung, auch wenn er bei vielen vielleicht wieder schlechte Erinnerungen an die Kindheit aufflammen lässt.

◆ Rezept: Tee zum Reinigen des Darms

Zutaten:
30 g Gänseblümchen
15 g Seifenkraut
15 g Blutweiderich
Zubereitung: Die Teemischung mit kochendem Wasser übergießen und 5 Minuten ziehen lassen. 3 Tassen trinken.

Niere

Leider wird immer wieder vergessen, dass gerade die Niere sehr viel von der Neutralflüssigkeit braucht, also Wasser oder – wie ich es empfehle – zweimal abgekochtes Wasser. Wenn man eine Bergtour macht und ca. 5-8 Stunden auf Wanderschaft ist, verliert man 1 bis 3 Liter Flüssigkeit, und die muss auf jeden Fall ersetzt werden.

◆ Rezept: Tee zur Ausleitung für die Niere

Zutaten:
20 g Goldrute
10 g Zinnkraut
20 g Bärentraubenblätter
10 g Maggikraut
Zubereitung: Die Teemischung mit kochendem Wasser übergießen und 3 Minuten ziehen lassen. 3 Tassen trinken.

Lunge

Sich zu bewegen und in einer guten Umgebung aufzuhalten soll immer unser Bestreben sein. Wenigstens im Urlaub können wir wieder etwas für die Lunge tun: Wer seine Atemtechnik richtig übt, wird um 50% mehr seiner körpereigenen Schlacken abgeben. Ein nettes Gleichnis habe ich einmal von Beate Plangger gehört: Die Lunge ist wie ein Eisenbahnwaggon. Es wird auf einer Rampe immer Sauerstoff abgeladen und Kohlenmonoxid aufgeladen. Der Zug fasst 10 Waggons. Es können aber nur 2 Waggons entladen werden, der Rest fährt weiter. Deshalb muss die Lungenkapazität unbedingt erhöht werden, um die Auf- und Abladekraft unserer Lunge zu verbessern.

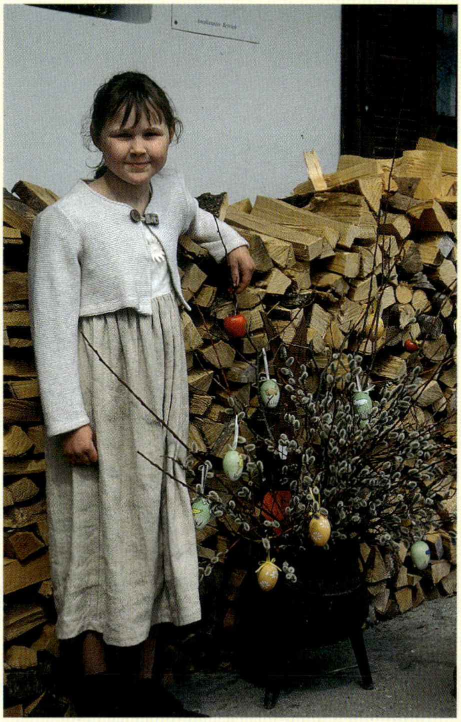

Die Zeit vor Ostern ist traditionell Fastenzeit, aber verzichten sollten wir manchmal nicht nur aus religiösen Gründen

◆ **Rezept: Entgiftungstee**

Zutaten:
25 g Brennnessel
20 g Hagebutte mit Kern
10 g Ringelblumen
10 g Schachtelhalm
30 g Birkenblatt
30 g Löwenzahn
Zubereitung: Mit der Kräutermischung einen Kaltansatz machen (über Nacht stehen lassen) und am Morgen kurz aufkochen. 3 Tassen über den Tag verteilt trinken.

Haut

Eine der wichtigsten Cremeherstellerinnen auf der Welt, die zu teuren Preisen ihre Verschönerungsprodukte verkauft, hat selbst ein ganz anderes Rezept, nämlich kaltes Wasser, frische Luft, Regen, Wind und genügend Schlaf. Genau das ist es: Schönheit, die man an der Haut sieht, kommt zu einem guten Teil von innen. Es war schon bei den Römern bekannt, dass warmes Wasser die Haut erschlaffen und kaltes sie straff werden lässt. Zum Pflegen am besten feines Öl (siehe das Rezept für ein hochwertiges Hautöl) verwenden. In Griechenland war es übrigens Sitte, sich gegenseitig einzucremen.

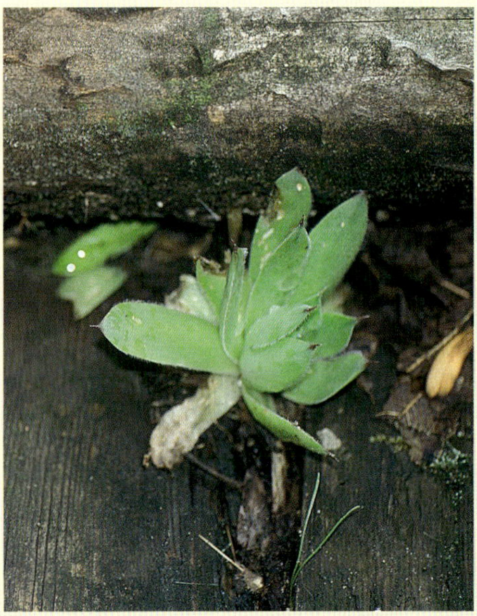

Hauswurz ist eine wichtige Zutat für ein hervorragendes Hautöl

◆ **Rezept: Hautöl**

Zubereitung und Anwendung: 1/3 der Flasche mit Pflanzen (zu gleichen Teilen Ringelblume, Lavendel, Rosmarin sowie Hauswurz) anfüllen, die restlichen 2/3 mit Mandel- oder Olivenöl. 3 Wochen ansetzen und danach als Hautpflege verwenden.

Unterstützung beim Fasten

Eine neue Ebene erreichen

Fasten kann auch immer dazu anregen, über den Ansatz von Fett im eigenen Körper verstärkt nachzudenken. Hier gibt es ja verschiedene Menschen, einmal die, die viel essen und davon nichts verbrauchen, sondern an unterschiedlichen Stellen ansetzen, und auch jene, die wenig essen und auch nichts ablagern. Bei Ersteren könnte in den Drüsen eine gewisse Gefahr liegen, die den Körper zu diesen Schritten ermutigt. Alle Menschen haben jedoch die Möglichkeit, durch das Fasten den Stoffwechsel anzuregen.

Fasten heißt für mich nicht, in kurzer Zeit schnell einmal etwas abzunehmen, sondern über das Jahr beispielsweise jeden Freitag zu fasten, wie es uns der Glaube schon gelehrt hat (in so gut wie allen Religionen gibt es Fastenbräuche). Regelmäßig einen Tee-, Obst- oder Säftetag einzuschieben würde sich sehr vorteilhaft auswirken.

Viel trinken!

Ab 40 Tage vor Ostern viel Tee trinken oder überhaupt zu dieser Zeit sehr viel Flüssigkeit aufnehmen. Immer ca. eine Viertelstunde vor dem Essen warmes Wasser trinken oder auch Tee (Kräuter wie Matetee) – man isst automatisch viel weniger und kann diese Zeit sehr sinnvoll nutzen, um Gesundheit und Geist zu helfen. Ob man nun Kräutertee zum Reinigen verwendet oder Säfte, kann wieder jeder selbst entscheiden.

Auch das Verändern von Ernährungsgewohnheiten kann schon einiges bewirken. Es hat einmal jemand gesagt: „Es gibt Krankheiten, da muss man fasten, und es gibt Krankheiten, da soll man fasten." Man kann schon sehen, wie wichtig das Fasten in unserer Kultur sein sollte.

Bei längeren Fastenkuren muss allerdings der Arzt zu Rate gezogen werden.

Fastentrank

1 Esslöffel Olivenöl mit dem Saft einer halben Zitrone so lange aufschlagen, bis es schäumt. 1 Tasse kochendes Wasser dazugießen und heiß trinken (1-3 x am Tag je nach eigener Vorstellung). Besonders gut ist dieser Trank für die Leber – ich habe ihn auch im Jänner als Vorbeugung gegen Grippe empfohlen. Wirklich ein vielseitiges Mittel.

Überlegen sollte man sich, wie eingangs erwähnt, den Freitag als Fasttag wieder einzubinden. Es würde dem Körper auf die Dauer sehr wohl tun.

Entgiften, Entgiften, Entgiften

Schwitzkur der anderen Art

Dass Schwitzen einmal in der Woche sehr wichtig ist, möchte ich hier nur erwähnen, also ab in die Sauna oder ins Dampfbad. Ich habe aber auch noch einen anderen Vorschlag: gleich beim Bergbauern auf dem Feld helfen. So wäre allen geholfen, den überlasteten Bergbauern ebenso wie dem Menschen, der Gesundheit sucht.

Eierschalenkalk

Vom Eierschalenkalk habe ich bereits im März erzählt, aber auch in diesem Monat passt diese Methode sehr schön zum Thema, und ich möchte sie noch einmal ausdrücklich ans Herz legen. Schon immer waren die getrockneten Eierschalen eine sehr wertvolle Bereicherung für Tier und Mensch. Früher

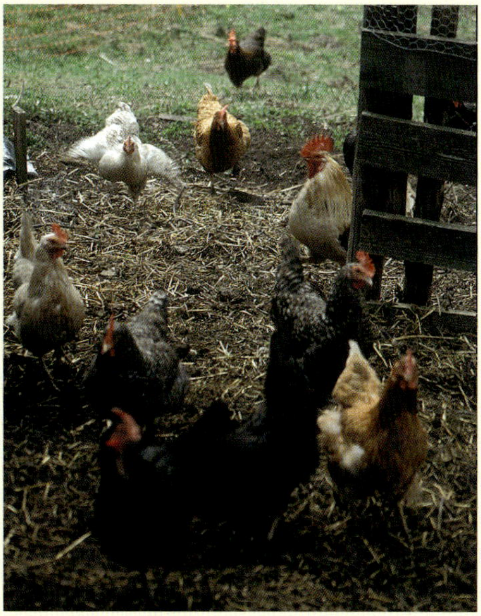

Nicht nur Eiklar und Dotter können wir verwenden. Eierschalen sind kein Abfallprodukt!

wurden die leeren Eierschalen im Backrohr besonders im Holzofen getrocknet und den Hühnern verabreicht, um den Kalkmangel auszugleichen.

Für den Menschen wurden die Eierschalen in sehr heißes Wasser eingetaucht und dann getrocknet. Da Salmonellengefahr besteht, unbedingt waschen! Wenn sie nach 1 bis 2 Tagen getrocknet waren, wurden die Schalen im Mörser zerrieben und ins Essen oder aufs Brot gestreut, also wieder in sehr vielen Lebensmitteln beigemengt. Auch im Kuchen konnte man so schneller Kalk in den Körper schleusen. Es ist einfach wichtig zu erkennen, dass man solche Stoffe nicht immer als Abfall ansehen sollte, sondern sie für den Körper verwerten kann und einen wertvollen Beitrag leisten lässt.

◆ Rezept: Tee mit Eierschalen

Zubereitung: Ein sehr stärkendes Getränk ist der verfeinerte Früchtetee: über Nacht stehen lassen, mit Honig süßen, weiters mit etwas Molke und den fein geriebenen Eierschalen vermengen.

Holzasche nicht wegwerfen

Holzasche löst viele Giftstoffe in den Hautschichten und in den Verdauungsorganen. Die Asche von Hartholz verwenden! Am besten 12 Tage lang einnehmen (1 Messerspitze, evtl. auch unter den Salat u.Ä. mischen). Auch hier gilt, dass Asche nicht als Dreck zu bezeichnen ist, weil das einfach nicht stimmt.

Ältere Menschen würden die Unterseite von Brot, das aus dem Holzofen kommt, niemals reinigen, weil gerade die wertvollen Aschereste für unseren Körper so wichtig sind. Ich habe einmal gehört, dass die Asche bis zu 102 Mineralstoffe in sich birgt. Und wo

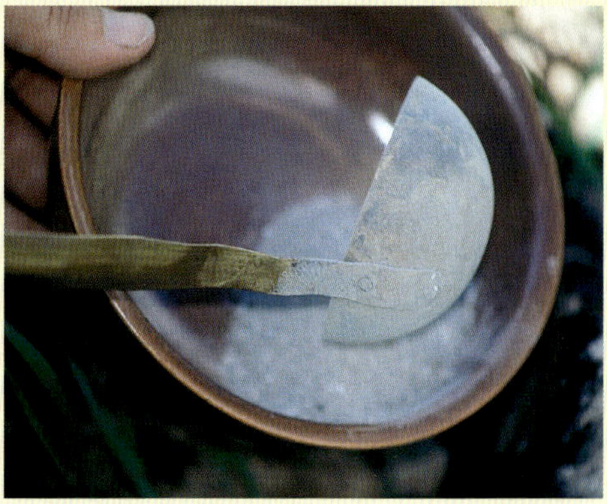

In Vergessenheit geraten:
Holzasche enthält viele wertvolle Mineralstoffe

bekommt man 102 Mineralstoffe zu kaufen? Oder gar umsonst? Eigentlich immer nur in der Natur.

Aschermittwoch nahm man einen Sack voll Asche, rieb sich damit ein oder aß davon. Da fallen mir gleich die Indianer, die Ureinwohner Nordamerikas, ein, die sich am gesamten Körper mit Asche und Lehm einreiben, wohl auch um das Mineralstoffdepot wieder aufzufüllen. Es muss ja Ähnlichkeiten zu unserer Kultur geben.

◆ Rezept: Knäckebrot

Zutaten: 1/2 kg Mehl (Dinkelvollmehl, Weizen oder Roggen), etwas Salz, ca. 300 ml Wasser, 1 EL Olivenöl, Leinsamen, Sesam und/oder Sonnenblumenkerne zum Bestreuen.
Zubereitung: Mehl, Salz, Wasser und Olivenöl zu einem Teig verkneten (bei Bedarf noch etwas Wasser hinzufügen). Auf Backpapier ausrollen und ordentlich mit Wasser bestreichen. Abschließend nach Geschmack Leinsamen, Sonnenblumenkerne oder Ähnliches vermischt (oder in Bahnen) darüberstreuen und mit der Hand leicht andrücken. Knusprig backen und gleich danach noch warm in kleine Stücke schneiden.

Dieses Knäckebrot eignet sich beispielsweise wunderbar als Ersatz von sonstigen, ungesunden Knabbereien (beim Fernsehen, auf Partys etc.) und als Proviant bei Wanderungen.

Entgiften mit Tee oder Bädern

Ein guter Entgiftungstee (siehe Rezept) vermag sehr viel im Körper zu tun und sollte gerade beim abnehmenden Mond getrunken werden. Aber auch als Fußbad kann er wertvolle Dienste leisten. Nicht jeder trinkt gerne Tee. Der Spruch „Es ist für alles ein Kraut gewachsen" bezieht sich auch auf die Methode, wie man diese Kräuter anwendet. Gerade mit einem schönen Fußbad am Abend kann man Kinder sehr beglücken. Und gleich danach die Fußsohlen mit einem feinen Öl mit beruhigenden Kräutern eincremen (z.B. Melisse, Lavendel, Rose, Baldrianblüte).

◆ Rezept: Entgiftungstee

Der wichtigste Tee zu dieser Zeit ist ein Entgiftungstee: Dazu verwenden wir eine Mischung aus Schafgarbe, Ringelblumen und wenig Brennnessel. Für Kinder den Tee kürzer ziehen lassen, damit sie nicht gleich vom Teetrinken abgebracht werden: 1 bis 3 Minuten genügen.

Mein Freizeittipp: Eine kleine Kräuterwanderung

Die ersten Pflanzen, die sich jetzt schnell entwickeln, können und sollen wir nun verwenden, um uns schnell wieder mit den Vitaminen und Mineralstoffen zu versorgen, die die Natur uns spenden kann. Was soll bei einer klei-

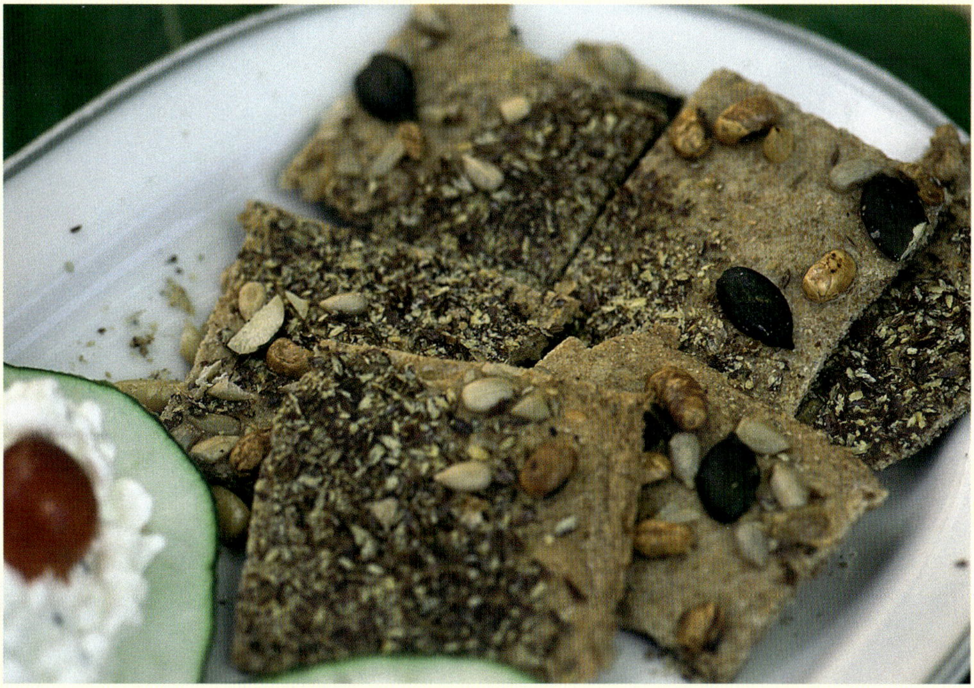

Selbst gemachtes Knäckebrot eignet sich bestens als kalorienarmer Snack zwischendurch

nen Wanderung dieser Art in den Rucksack? Die folgenden Sachen kann man immer mitnehmen, wenn die Augen und die Natur zu sehen beginnen: eine kleine Schaufel zum Wurzelnausstechen und Ausgraben, Taschen für die Wurzeln, einen Stoffsack für die Kräuter, ein Porzellanmesser zum Schneiden (ohne dass die Pflanzen gleich zu oxidieren beginnen), vor allem aber immer etwas zu trinken.

Im April werden folgende Kräuter gesammelt und genützt:

- *Scharbockskraut:* Die gelben Blüten dieser Pflanze sind leicht giftig, vor der Blüte beinhaltet sie aber sehr viel Vitamin C. Darum eignet sie sich besonders für den Salat. Wenn sie in der Blüte steht, darf man sie nicht mehr essen.
- *Knoblauchsrauke:* Schon der Geschmack ist herrlich und sollte auch für die Küche nicht vergessen werden. Zubereiten kann man die Pflanze beispielsweise als Pesto mit Olivenöl – oder man legt sie in Essig ein. Außerdem unterstützt sie die Wundheilung, da das Kraut gut desinfiziert. Gerade im Frühling hilft auch die schleimlösende Wirkung der Knoblauchsrauke, das braucht man jetzt oft.
- *Himmelschlüssel:* Gerade nach dem Winter, wenn die Hustenwelle vorbei ist, sind Pflanzen für uns da, die uns besonders bei der Ausheilung von solchen Krankheiten sehr nützlich sind. Wenn meine Oma mit dem ersten Himmelschlüsselblüten-Tee ankam, war das immer eine Freude für uns Kinder, denn dieser Tee schmeckt auch sehr gut.
- *Giersch:* Überall im Garten tritt er auf und manchmal wird er mit Ärger angesehen. Ich habe einmal von einem Biobauern gehört, der da sagte: „Wer Giersch verwendet, wird keine Gicht und kein Rheuma bekommen", und so ist es auch. Der Giersch ver-

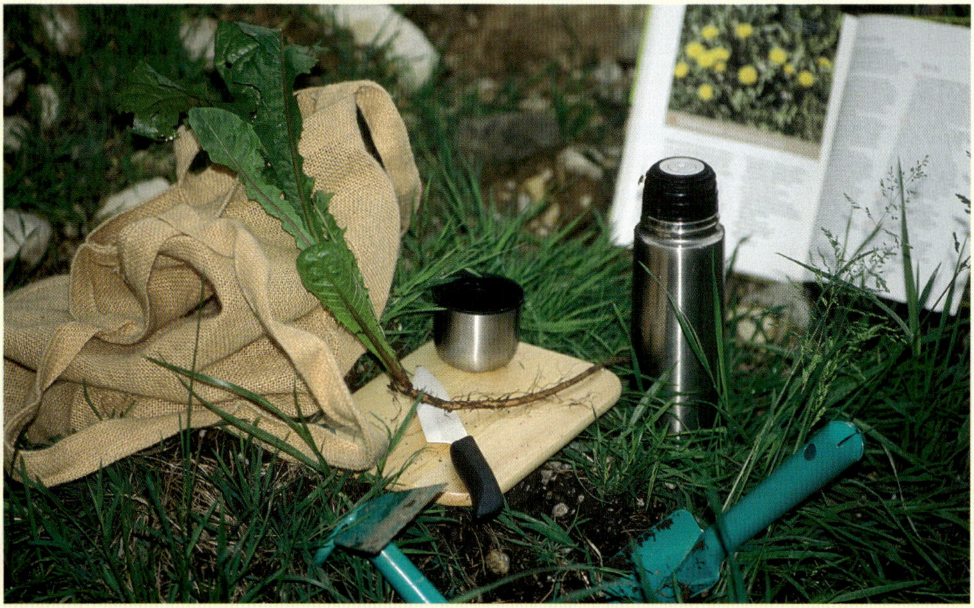

Wir machen uns mit einigen Utensilien im Gepäck auf zu einer erlebnisreichen Kräuterwanderung

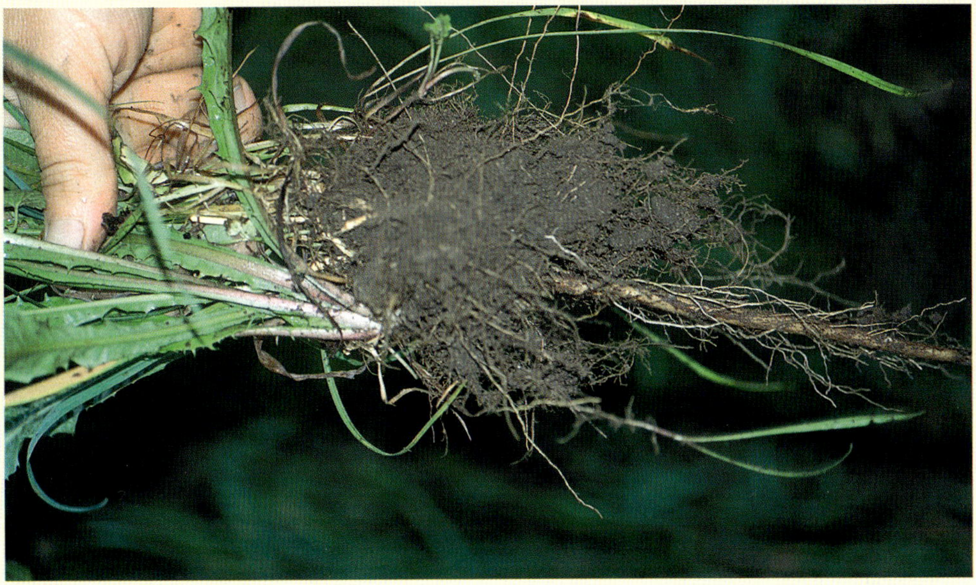

Löwenzahnwurzel ausstechen und für die Gesundheit verwenden: beispielsweise gegen Magen-Darm-Beschwerden

mag die Harnsäure abzulösen und dem Körper sehr gut zu helfen. Schön ist auch, dass Giersch nach Petersilie schmeckt und darum überall dort verwendet werden kann, wo man üblicherweise Petersilie hineingibt. Zusätzlich hilft er noch bei der Entgiftung (der so genannten Blutreinigung, siehe auch den Monat März).

- *Wiesenbärenklau:* Die Wurzel ausgraben und aufreiben – trocknen und in Suppen geben oder einfach so essen. 1 Teelöffel täglich kann wieder die Kraft anregen. Dabei kommt auch die Potenz in Fahrt. Ein ausgezeichnetes Salatöl ergibt sich, wenn man Wurzeln mit etwas Blättern und Olivenöl mischt.
- *Löwenzahn:* Sehr gut geeignet als Salat. Löwenzahn dient zur Anregung von Stoffwechsel, Leber, Galle und Nieren und reguliert den Blutdruck, außerdem lindert er Rheuma und Gicht.
- *Bachbunge:* Auch sie ist leicht giftig und darf nur in kleinen Mengen (einige Blätter) verwendet werden. Das enthaltene Vitamin C wirkt aber blutreinigend und entgiftend. Am besten einfach frische Blätter aufs Butterbrot geben.
- *Zinnkraut:* In den Tee geben, um Haare, Nägel und Bindegewebe aufzubauen (zusammenziehende Wirkung). Eine weitere beliebte Eigenschaft der Pflanze ist, dass sie Wasser ausleitet. Am besten den Tee über Nacht stehen lassen und am nächsten Tag nur mehr warm machen.
- *Kohlkratzdistel:* Die Blätter über Nacht in Marinade (Essig mit Kräuter und Salz) einlegen und wie ein Schnitzel panieren. Sie schmecken ein bisschen nach Fisch. Die Wurzel ist harntreibend und wirkt allgemein beruhigend auf den Körper.
- *Breit- und Spitzwegerich:* Breitwegerich oder Spitzwegerich klein schneiden und mit Zitronensaft und Honig über Nacht ziehen lassen. Am nächsten Tag abseihen und mit Wasser oder

Mineralwasser aufgießen. Dieser Trank wirkt entzündungshemmend und kann das so genannte „süße Blut“ (von Diabetikern) wieder in der Ausdünstung verbessern.

- *Angelika:* Für Angelikawein mit Quendel in 1 Liter Rot- oder Weißwein zu gleichen Teilen Angelikawurzel und Quendelkraut einlegen. Dies wirkt positiv auf Psyche, Lunge, Magen, gegen Gicht und Rheuma sowie kräftigend, nervenberuhigend und blutreinigend.
- *Zum Abschluss:* Mit dem Rezept „Liebe auf Tirolerisch“ möchte ich zeigen, wie man ein einfaches Gericht durch das Hinzufügen verschiedener Kräuter aufwerten und auf seine eigenen gesundheitlichen Probleme oder Bedürfnisse abstimmen kann.

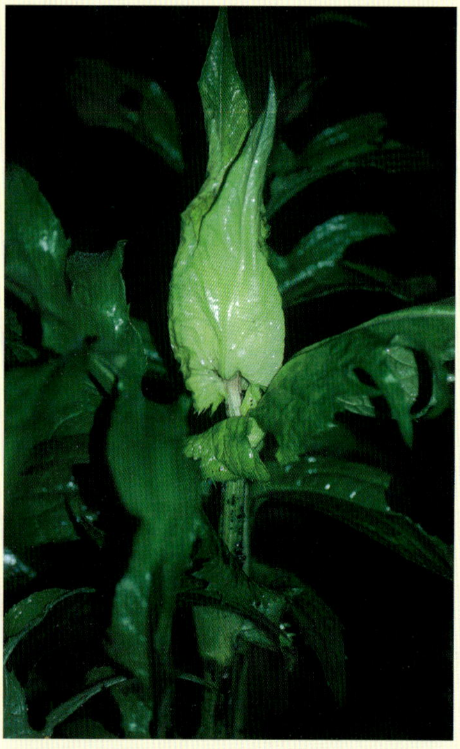

Die Blätter der Sumpf-Kohlkratzdistel kann man wie ein Schnitzel panieren und herausbacken

◆ Rezept: Liebe auf Tirolerisch

Zubereitung: Mozzarella mit Balsamicoessig und Tomaten vermischen. Damit die Glückshormone gebildet werden, folgende Pflanzen einzeln oder zusammen dazugeben.

- *Beifuß:* Dadurch, dass der Beifuß auf die Hirnanhangdrüse wirkt, reguliert diese Pflanze auch indirekt die Schilddrüse und wirkt sich günstig auf unseren Körper, besonders anregend aber auf Magen und Darm aus.
- *Eisenkraut:* Es ist das Sympathiemittel in jeder Beziehung. Man wird unwiderstehlich für sie und ihn. Nebenbei wirkt Eisenkraut auch bindegewebestärkend und regt Leber, Galle, Milz und Nieren an.
- *Wegwarte:* Die Jungfrau wartet am Wegesrand auf ihren Geliebten, erzählt man sich. Diese Pflanze ist als Dekor gedacht; ihre Wurzel wirkt entgiftend, harntreibend und verdauungsfördernd, ich verwende die Wegwarte aber wegen der blauen Blüte.
- *Tagetes:* Auch diese Pflanze dient als Dekor, mit der Farbe orange werden Depressionen vermindert.
- *Rose:* Ein Zeichen der Liebe kann überall als Verschönerung verwendet werden. Rosen wirken aber stärkend und durchblutend und machen alle Menschen, die sie verwenden, lieb und nett.

Vielseitige Säfte

Säftefasten

Ein besonderer Genuss ist das Säftefasten: einfach Mahlzeiten auslassen und mit Säften ersetzen oder gleich mal einen ganzen Tag lang nichts anderes zu sich nehmen. Säfte eignen sich deshalb so gut, da sie den Körper einerseits gut versorgen, aber andererseits auch den Stoffwechsel und die Selbstheilkräfte wieder in Gang bringen.

Weizengrassaft

Weizengrassaft kann man herstellen aus den Keimen des Weizens oder Dinkels. Wie man die Weizenkeime erhält, habe ich bereits im Kapitel über den Monat Jänner beschrieben (siehe dort). Sobald der grüne Grashalm sichtbar ist, kann er abgeschnitten und in einer Saftpresse gepresst werden. Dazu gibt es elektrische wie auch alte Obstpresskurbelmaschinen, mit denen man flink seinen Saft zubereiten kann. Wer Weizengrassaft nicht zur Verfügung hat, kann auch Queckengras nehmen (das ist der Weizengras-Ersatz).

Was Weizen- oder Queckengras kann? Vor allem den Fettstoffwechsel anregen. Dabei muss man 2 Stunden vor dem Essen diesen Saft trinken, zunächst ca. 1-2 Teelöffel. Dann einfach täglich die Menge erhöhen (um einen 1 Teelöffel), bis man einen Viertelliter erreicht hat. Diese Kur 3 bis 4 Wochen durchführen. Sie kann mehrmals im Jahr gemacht werden.

Säfte gegen bestimmte Beschwerden

Es gibt Schriften, in denen dazu geraten wird, gegen bestimmte Beschwerden Rohsäfte zu sich zu nehmen.

- *Kopfschmerzen:* Saft von 3 Äpfeln mit 1 Prise Meersalz.
- *Erkältungen:* Zitronensaft pur oder gemischt mit Saft von 7 Möhren, Staudensellerie, 1-2 Knoblauchzehen, 1 Bündel Petersilie.
- *Erschöpfung:* Wenn man sich erschöpft fühlt, kann man sich mit Karottensaft pur oder mit Apfelsaft vermischt Gutes tun.
- *Kreislaufschwäche:* Saft von 1 Apfel, Selleriestangen, 6 Möhren, Petersilie, 3 Blättern Kohl.
- *Rheuma:* Ausleitend wirken Gurkensäfte, besonders bei rheumatischen Beschwerden, gemischt mit Sellerie- und Karottensaft.
- *Augen:* Karotten- und Fenchelsaft zu gleichen Teilen.
- *Verstopfung:* Auch für Kinder geeignet ist der Saft von 5 Karotten, 3 Äpfeln, 1 Birne, frischer Ingwerwurzel sowie Roten Rüben, Fenchel und Spinat.

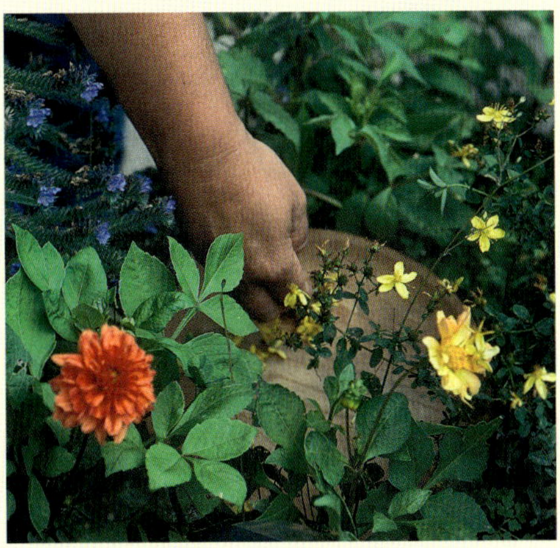

Gemeinsam pflanzen: Blumen fürs Auge und Kräuter für die Gesundheit

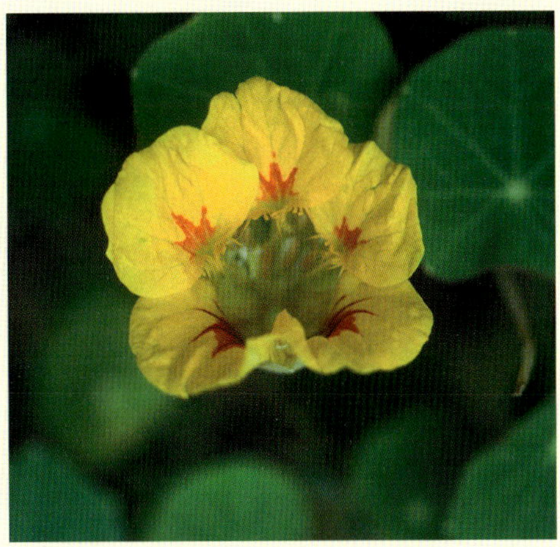

Kapuzinerkresse ist ein pflanzliches Antibiotikum

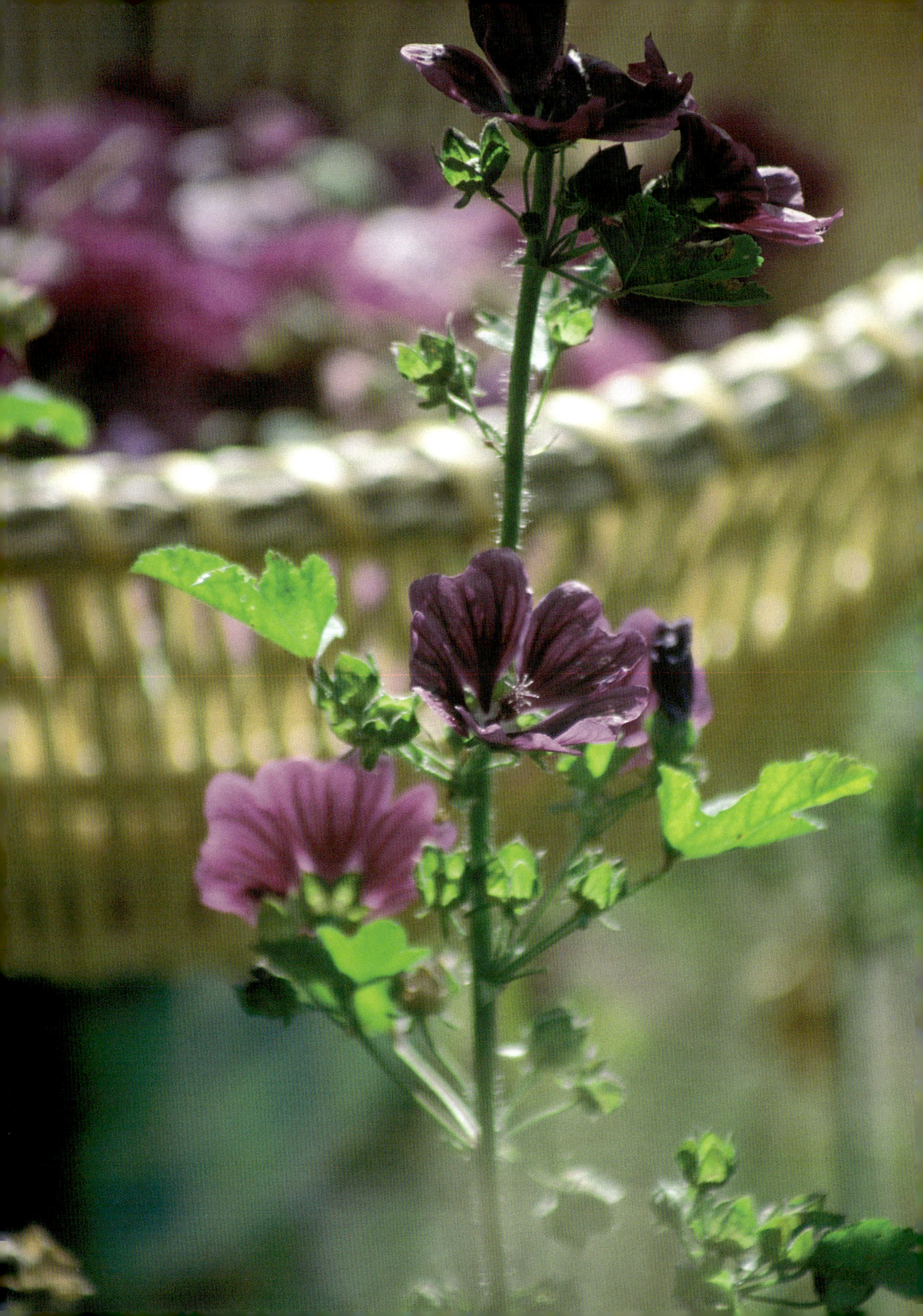

Rund um den Garten

Kartoffeln

Es heißt: „Legt man die Kartoffel im April, tut sie, was sie will; legt man die Kartoffel im Mai, kommt sie gleich."

Wenn du dich trotzdem für das Ansetzen im April entscheidest: Kartoffeln werden in Heumulch eingebettet. Ins Pflanzloch gehören viel Kompost und Steinmehl; das soll sich sogar auf den Geschmack auswirken und enthält die Mineralstoffe, die der Boden braucht.

Weitere Tipps für den Kompost

Den Kompost bereitet man im Frühjahr und im Herbst nach der Dynamischen Methode, diese ist die wohl billigste und natürlichste. Alle anderen Kompostzubereitungen mit Zusätzen sind zwar auch gut, haben mich aber immer wieder abgeschreckt, da die Natur nicht immer nach einem Preis fragt. Die Natur ist einfach und kostengünstig und sollte auch so gehandhabt werden.

Die geeigneten Pflanzen für diesen Kompost: Schafgarbe, Löwenzahn, Brennnessel, Kamille und Eiche. Zwar ist diese Methode von einer besonderen Art der Arbeit abhängig, weil man den Pflanzengeist einfangen will. Die Präparate kann man aber auch überall beziehen.

Wissenswertes über Topf-, Fenster- und Balkonpflanzen

Gegen Fliegen allgemein wirken auf der Fensterbank gezogene Kräuter wie Thymian, Lavendel, Majoran oder sogar Tomatenpflanzen.

Auch die Duftlampen sollte man nicht vergessen – hier kann man sich mit ätherischen Ölen helfen wie Lavendel, Melisse, Zedernholz, Pfefferminz, Anis, Nelkenöl und Eukalyptus. Alle Blumentöpfe, die man vorrätig hat, werden hergerichtet und bepflanzt.

Natürlich ist das Gärtnern auf einem Balkon schwieriger als in einem Garten oder Feld. Andererseits kann man ohne Schnecken arbeiten. Nach den Eisheiligen (11. bis 15. Mai) kann alles in die Sonne gestellt werden, was bis jetzt drinnen auf der Fensterbank gestanden ist. Mit Hornspänen kann man einen Langzeitdünger geben. Das Gießen mit altem Tee oder mit Kräuterbrühe bringt gute Effekte.

Zur Pflege von Kräutern

Kräuter sind nur zu gießen, wenn sie sichtbar ausgetrocknet sind und es lange nicht geregnet hat. Auf keinen Fall darf man sie düngen, es sei denn, man verwendet reine Kräuterdüngemittel (z.B. Brennnesseljauche). Wenn, dann düngt man erst beim Umtopfen ein wenig. Viel effektiver ist es allerdings, jedes Jahr die Erde zu erneuern.

Nun muss man die Kräuter nur noch regelmäßig ernten, ernten, ernten. Auf diese Weise lässt sich auch auf dem Balkon eine große Bandbreite an Kräutern schaffen.

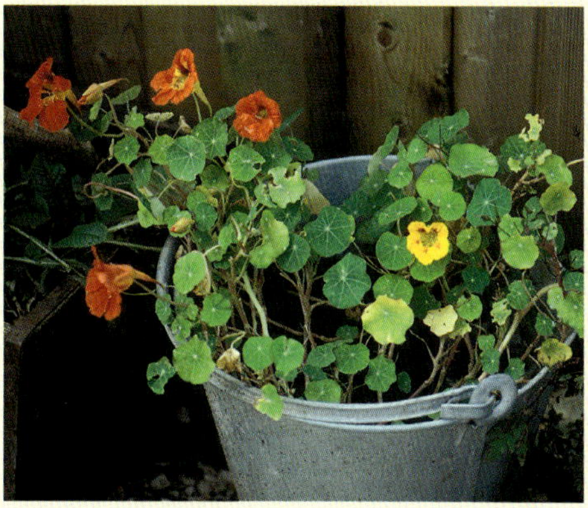

Dankbare Pflanzen: Selbst im kleinsten Gefäß können wir Kräuter züchten, auch am Balkon

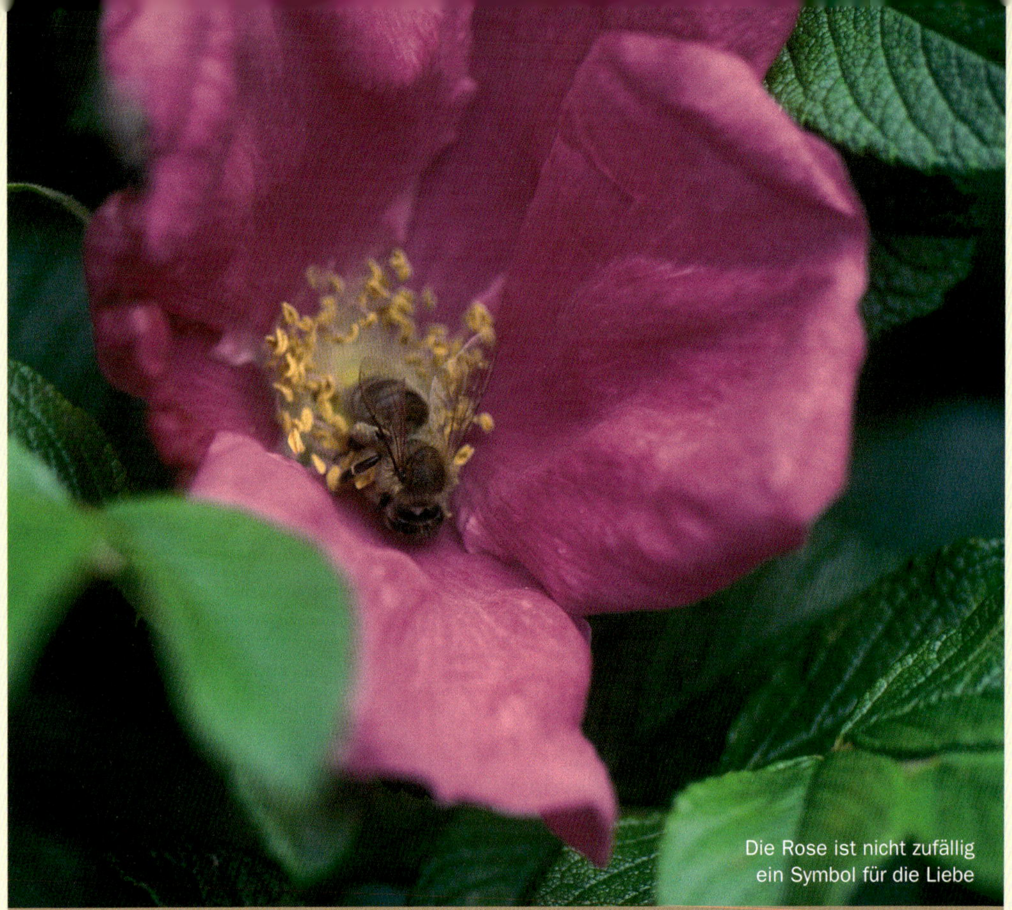

Die Rose ist nicht zufällig ein Symbol für die Liebe

◆ Mai: Der Monat der Liebe

Auf natürliche Weise zu Verjüngung und neuem Schwung in Leben und Liebe finden

An der Liebe müssen wir arbeiten – wir dürfen nicht glauben, sie ein Leben lang gepachtet zu haben. Daran arbeiten, damit meine ich Arbeit in Form von Freundlichkeiten und Aufmerksamkeiten, aber nicht Geschenke. Gerade Beziehungen sollten nicht immer ins Materielle abdriften. Sowohl von meinen älteren Verwandten als auch von anderen Leuten habe ich immer wieder folgenden Rat auf die Frage, wie man eine lange und glückliche Ehe führen kann, gehört: Man muss alle Probleme und jeden Streit vor dem Schlafengehen bereinigt haben. Aber auch pflanzliche Hilfsmittel können einiges ausrichten …

Geheime Hilfsmittel für Verjüngung, Potenz und Fruchtbarkeit

Die bekanntesten Kräuter für dieses Thema

Gerade Liebe und Sexualität spielen in unserem Leben eine große Rolle. Beispielsweise macht sich die Werbung über dieses Thema viele Gedanken. Aber auch schon für unsere Vorfahren war es wichtig, sich damit zu beschäftigen. Es gab viele Kräuter für den Kinderwunsch und für die Sexualorgane. Die Fruchtbarkeit war eine wichtige Angelegenheit für unsere Vorfahren. Nicht rein zum Vergnügen, sondern um die Nachkommenschaft zu sichern und Arbeitskräfte heranzuziehen. Es war bekannt, dass man dem Bauern getrocknetes Eisenkraut in die Jacke einnähte, um ihn unwiderstehlich zu machen. Den Frauen wiederum wurde in der Tracht am Rückenteil Beifuß eingearbeitet, um die Fruchtbarkeit anzuregen. Diese Kräuter können – richtig genutzt – auch im heutigen Leben einiges bewirken.

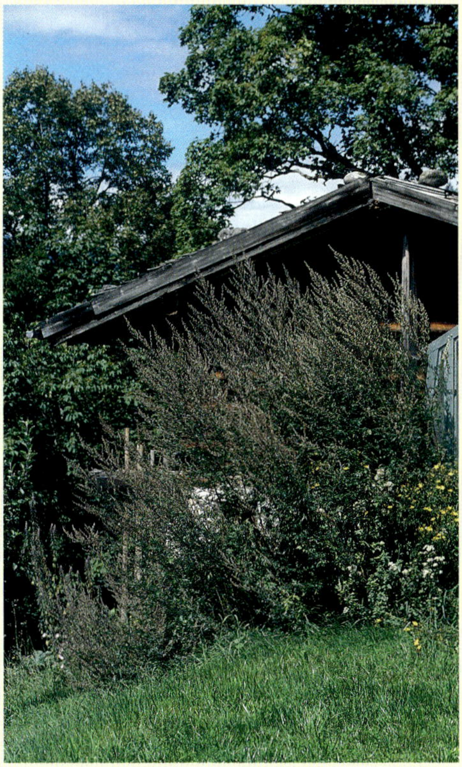

Früher wurde Beifuß in die Kleider von Frauen eingenäht, um die Fruchtbarkeit zu erhöhen

◆ Rezept: Hopfen, nicht in Bierform

Wenn man die Zapfen des Hopfens auf Papier trocknet, fallen Blütenstaubgefäße heraus. Diese Staubgefäße werden in Alkohol angesetzt und können der Potenz wieder auf die Sprünge helfen.

Neue Kraft

In Wein angesetzt oder ausgekocht werden verschiedene Kräuter, die den gesamten Körper wieder in Kraft und verbesserte Ausdauer versetzen. Wenn sich Energie im Körper ausbreitet, kommt die Potenz automatisch wieder zurück, sofern das Problem nicht bei den Organen liegt, sondern bei Stress und Überlastung.

Einige Pflanzen sind in Mitteleuropa sehr beliebt und immer sehr begehrt gewesen, um der Verjüngung wieder Raum zu geben. Alle wollen für immer jung sein.

Diese Pflanzen können helfen, diesem Ziel ein Stückchen näher zu kommen:

- Bartflechte
- Betonie
- Bibernelle
- Brennnessel
- Dachwurz
- Edelraute
- Eiche
- Engelwurz
- Enzian
- Esche
- Gamander
- Meisterwurz
- Quendel
- Rose
- Tausenguldenkraut
- Schlangenknöterich
- Ringelblumen
- Wacholder

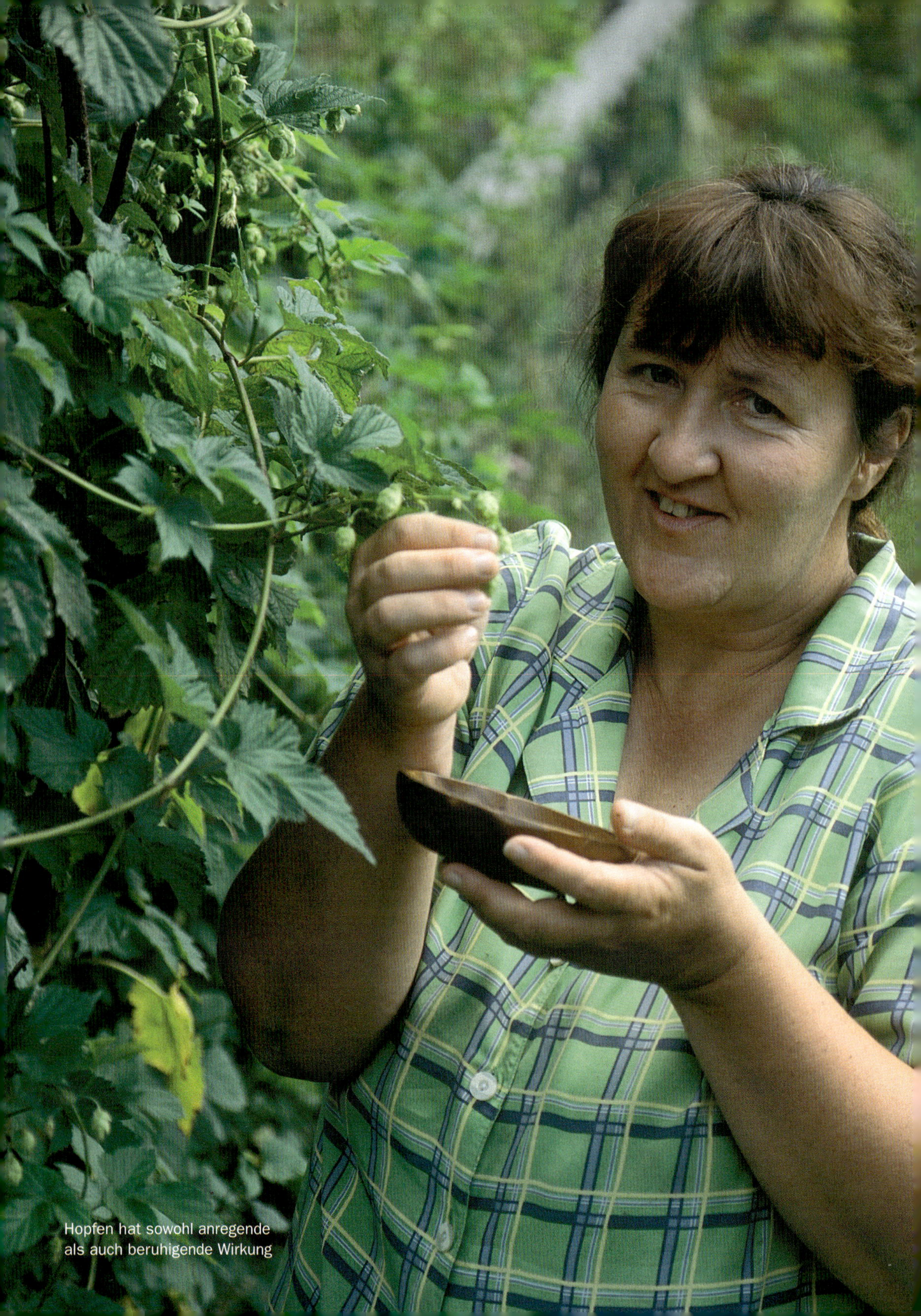

Hopfen hat sowohl anregende als auch beruhigende Wirkung

Außerdem empfehlenswert

Mai ist auch jener Monat, in dem am liebsten geheiratet wird. Also sollte man sich gerade zu diesem Zeitpunkt Gedanken über verschiedene Kräuter zur Förderung der Liebe machen. Rose, Eisenkraut und einige aphrodisierende Pflanzen unserer Breiten wie Hopfen (die Staubgefäße, siehe oben) und Wiesenbärenbrand sind hier zu empfehlen. Natürlich auch solche Gewürze, die den Unterleib erwärmen. Auch Löwenzahn- und Holunderblüten sind hilfreich.

Ein Aphrodisiakum für den Alltag ist Beifuß, da dieses Kraut die Schilddrüse auszugleichen vermag.

Wiesenbärenbrand

Der Wiesenbärenbrand gibt unseren Körpern und der Liebe besondere Kraft. Diese Pflanze wird nicht umsonst als Ginseng der Alpen bezeichnet. Durch seinen riesigen Wuchs sieht man dem alles andere als zierlichen Wiesenbärenbrand schon an, dass er etwas Besonderes ist. Die Wurzel wird aufgerieben und frisch oder getrocknet verwendet. Wer es noch feiner möchte, kann die zerkleinerte Wurzel auch in Wein auskochen und mit Honig aromatisieren.

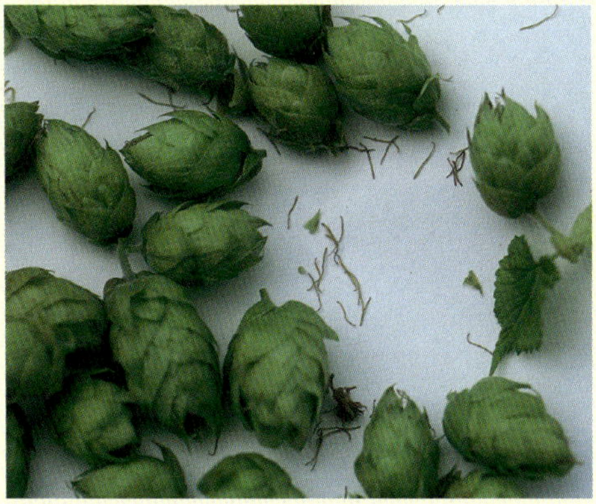

Die Staubgefäße von Hopfen sind ein ganz besonderes Aphrodisiakum

Banal, aber wichtig

Die Beine übereinander schlagen kann das Blut im Becken abklemmen und für eine schlechte Durchblutung unserer Unterleibsorgane sorgen.

Rosen in allen Varianten

Rosenwasser eignet sich als feine Zutat für Desserts der Liebe, als Grundlage für die Kuchenglasur, auch für die Maiplätzchen (siehe Rezept), was sich gerade in diesem Wonnemonat besonders anbietet, und überhaupt für jedes Gericht, dem man das gewisse Etwas verleihen möchte.

◆ Grundrezept: Rosenwasser

Zutaten und Zubereitung: Für Rosenwasser 200 g Rosenblüten teilen, 100 g mit 300 ml Wasser 2 Tage ziehen lassen. Nun die restlichen Blüten (100 g) dazugeben und einen weiteren Tag stehen lassen. Danach kann man dieses Wasser für 2-3 Tagen im Kühlschrank stehen lassen.

◆ Rezept: Rosensalz

Mit Rosensalz kann man Speisen einen wunderbaren, außergewöhnlichen Geschmack verleihen: Einfach Rosenblüten trocknen (auch Kornblumen oder andere Blüten), in der Küchenmaschine fein mahlen, mit Meersalz oder Himalajasalz vermischen und in Gläser füllen.

◆ Rezept: Rosenduftbadesalz

Das Rosensalz nach Belieben mit ätherischen Ölen versetzen und eine Woche stehen lassen; dann hat es das Öl vollständig aufgenommen. Es ist auch möglich, das Salz mit frischen Blüten von Duftrosen oder Lavendel stehen zu lassen und als Badezusatz zu verwenden.

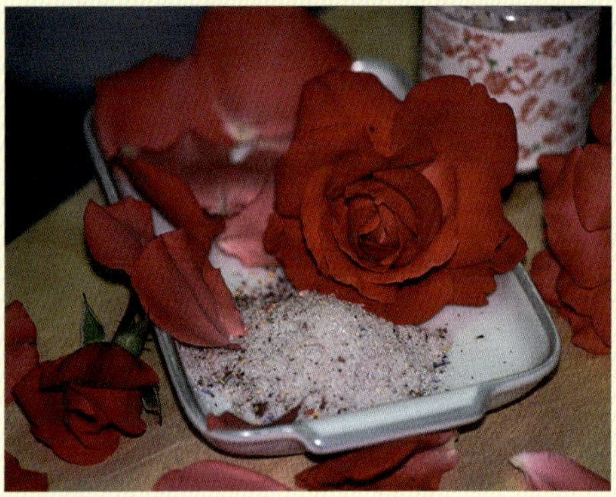

Rosensalz verleiht vielen Speisen eine außergewöhnliche Note

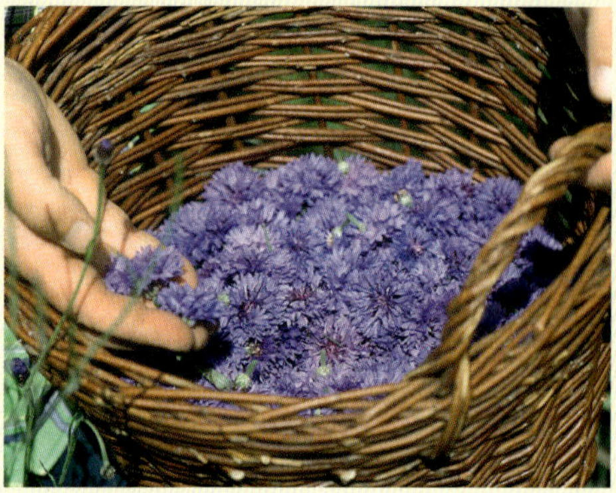

Auch mit Kornblumen kann man ein spezielles Salz herstellen

Liebe geht durch den Magen

Gerade in der Liebe füllen Öle, Parfüms und Kochkünste einen breiten Bereich aus. Es heißt doch (völlig zu Recht): Liebe geht durch den Magen. Das raffinierte Kochen sollte immer in unserem Sinn sein. Kräuter sind eine ganz besonderer Genuss.

◆ Rezept: Zitronenkuchen

Zutaten: 250 g Butter, 200 g Zucker, 4 Eier, 200 g Vollmehl (Dinkel), 100 g Stärke, etwas Rosenwasser (ohne Blüten), 1 Packung Backpulver, 1 Vanilleschote, 1 Prise Salz, 1 Zitronenschale und etwas Zitronensaft. Für die Glasur: 6 EL Zitronensaft, 250 g Puderzucker (Glasur eventuell mit Rosenwasser zubereiten).
Zubereitung: Butter, Zucker und Vanilleschote schaumig rühren. Zitrone, Rosenwasser und Dotter (einzeln) dazugeben. Mehl, Backpulver und Stärke hinzufügen. Eiklar zu Schnee schlagen und mit dem Teig vermischen. In eine befettete und bestaubte Kranzform oder Kastenform einfüllen, bei 180°C ca. 45 Minuten backen.

Liebestränke

Schon immer hatten Liebestränke einen besonderen Reiz. Es war bekannt, dass man mit verschiedenen Kräutern und Substanzen einiges bewirken konnte. Gerade bei diesem Thema wird jetzt einiges hexerisch klingen, denn das Verborgene ist immer etwas belächelt worden oder verpönt. Ich denke aber, dass solche Rezepte schon eine Bedeutung und einiges an Wahrheit in sich haben, wenn man sich früher schon so intensiv darüber Gedanken gemacht hat.

◆ Rezept für den Liebsten, den man gewinnen möchte

Zutaten und Zubereitung: 1/2 Liter Rotwein mit 1 Esslöffel Honig vermischen. Mit Rosmarin, 13 Anissamen, 2 Gewürznelken und 3 Rosenpelargonienblättern in einen Kochtopf geben und einmal aufkochen lassen. Danach abseihen. Nun demjenigen verabreichen, von dem man sich Zuneigung und Liebe erwartet. Bitte nicht zum Spaß ausprobieren!

Die Wirkung des Trankes liegt darin, dass er die Körperkraft und das Wohlgefühl erhöht – das wirkt auf jeden Fall anregend. Wenn es einem wieder gut geht und man keine Beschwerden hat, steht der Liebe nichts mehr im Weg (das meine ich, wenn ich von „leicht aphrodisierend" spreche).

◆ Rezept: Maiplätzchen

Zutaten: 250 g Butter, 65 g Zucker, 1 Eigelb, 2 EL Rosenwasser, 2 EL Weinbrand, 115 g Mandeln, 65 g Maizena, 300 g Vollkornmehl (Weizen oder Dinkel).
Zubereitung: Butter schaumig rühren, mit Zucker, Eigelb, Rosenwasser, Weinbrand, Mandeln, Maizena und Mehl vermischen. Den Teig ausrollen, runde oder herzförmige Plätzchen ausstechen und bei 118 °C backen.

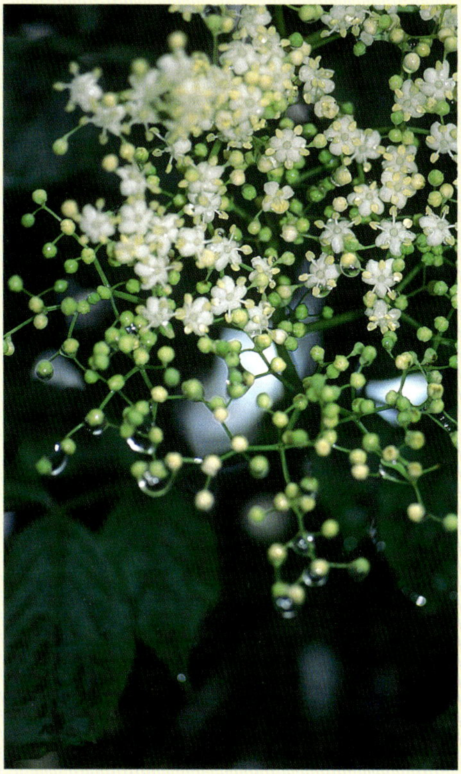

Im Mai beginnt die Blütezeit von Holunder. Holunderblütensekt verleiht viel Schwung

◆ Rezept: Holunderblütensekt

Zutaten: 6 Dolden Holunderblüten, Saft von 1 Zitrone, 300 g Zucker, 1/8 Liter Es-sig, wenig Frischgerm (die Hälfte von der Kuppe des kleinen Fingers) oder 1 Messerspitze Trockengerm, 5 Liter Wasser.
Zubereitung: Alles vermischen und 2-5 Tage stehen lassen. Anschließend in Plastikflaschen abfüllen. Dieses Getränk passt hervorragend zu den Maiplätzchen.

Naturkosmetik

Verjüngung und Liebe geht immer mit der Kräuterkosmetik einher. Schon Königinnen legten sehr viel Wert auf die Schönheit und haben sich besondere Kräuter ausgewählt, um sich zu verjüngen. Hier möchte ich ein Schönheitsmittel einer ungarischen Königin aus dem 14. Jahrhundert vorstellen. Die wichtigste Zutat ist Rosmarin, ein Gewürz, das auch als das „Tau des Meeres" bezeichnet wird. Als Symbolpflanze spielte die Pflanze gerade bei Geburten, Hochzeiten und als Grabbeigabe eine wichtige Rolle (vor allem die Zweige).

◆ Rezept: Schönheitselixier

Zutaten und Zubereitung: 150 g Rosmarinblüten und 30 g Pfefferminzblätter mit 2 Litern Rosenwasser (mit destilliertem Wasser zubereitet) und 2 Litern Alkohol ansetzen. Mindestens 3 Wochen stehen lassen. Danach abseihen und tropfenweise verwenden.
Anwendung: Täglich ca. 30 Tropfen einnehmen. Dieses Elixier soll den Kreislauf sehr gut anregen.
Das gleiche Rezept kann auch als Gesichtswasser eingesetzt werden. Dann sollte man es verdünnen (1:10 mit destilliertem oder abgekochtem Wasser).

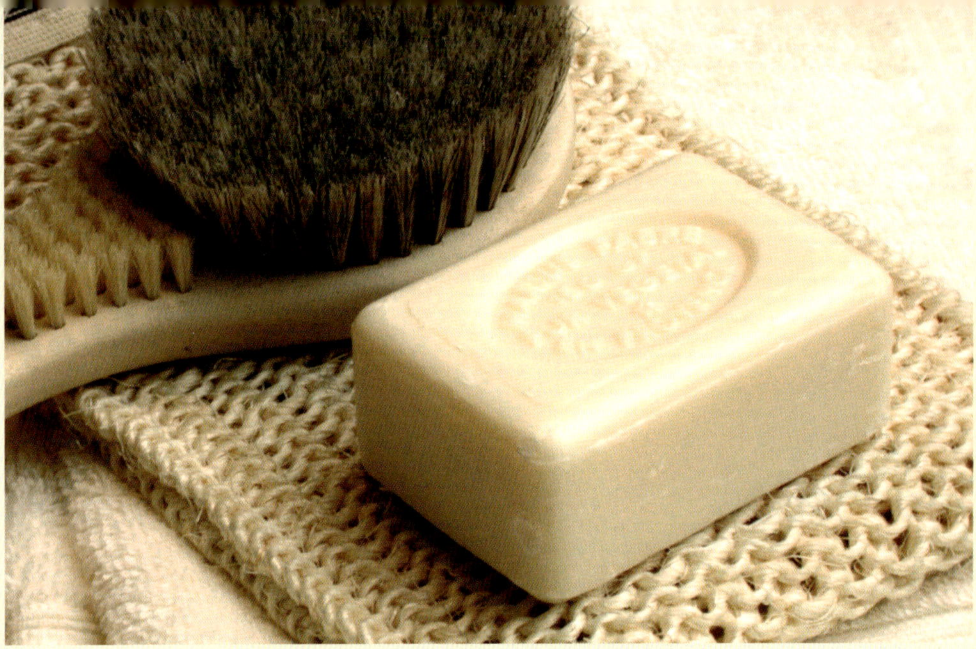

◆ Rezept: Seife selber herstellen

Zutaten: 250 g Glycerinseife,
2 EL Honig, 1 EL gerebelte Rosenblüten,
5 Tropfen ätherisches Öl vom Muskatellersalbei.
Zubereitung: Die Glycerinseife in ein Glas mit Deckel geben. In einen Kochtopf mit Wasser stellen und so im Wasserbad schmelzen lassen. Danach mit den anderen Zutaten mischen und in feuerfeste Formen füllen. Einen Tag trocknen lassen. Weiters kann man die Seifenstücke auch aufpolieren und in Papiermanschetten geben.

◆ Kindertipp: Pflegeöl

Zubereitung: Mandelöl mit Gänseblümchen, Lavendel, Ananasminze und Wildrose einlegen. 3 Wochen stehen lassen. In dunklen Gläsern lagern.
Mit diesem Öl können wir unsere Kleinen verwöhnen. Kinder lieben es, wenn man sie am Rücken krault – übrigens auch unsere Männer (und Frauen), denn täglicher Kontakt ist einfach wichtig.

Massieren

Auch Massieren ist eine Form von Sport, bei dem vor allem unsere Haut und das darunter liegende Bindegewebe in Bewegung geraten und aktiviert werden. Mit einem feinen Mandelöl kann man hier schon sehr viel Gutes für Aussehen und Wohlbefinden bewirken.

Wohlbefinden durch Bäder: Vorschläge für das ganze Jahr

Allgemeines über Bäder

Alle wohlriechenden Kräuter wie Lavendel, Rose, Wildrose und Beifuß eignen sich als Badezusatz. Dafür verarbeitet man die Kräuter entweder zu einem Tee, der sehr lange gezogen hat, oder zu einem Badeöl. Für Letzteres immer Olivenöl mit den Kräutern ansetzen und 3 Wochen stehen lassen, danach abseihen und abfüllen. Es muss unbedingt ein Emulgator verwendet werden – also das Öl nach dem Abseihen mit Honig oder Sahne vermischen, allerdings erst direkt vor Gebrauch (oder Öl mit Emulgator nur in kleine Fläschchen abfüllen, die man schnell verbraucht). Jedenfalls sollte das Ganze nicht lange lagern (Honig und Sahne verderben schnell). Um dieses Problem zu umgehen, eignet sich der Emulgator Twen 80 aus der Apotheke.

In der Folge möchte ich noch 10 typische Beschwerden und dazu passende Kräuter für Badezusätze vorstellen, um zu zeigen, was sich alles mit Bädern machen lässt. Natürlich können auch weitere Pflanzen, die hier nicht erwähnt werden, Verwendung finden, zum Beispiel Brennnessel, Käsepappel, Ringelblumen usw.

Alle hier genannten Bäder kann man mit einem Handtuch oder Badetuch sofort zu Kompressen oder Wickeln machen: Kompressen nur auf die betroffene Stelle geben, Wickel um den ganzen Körper schlingen.

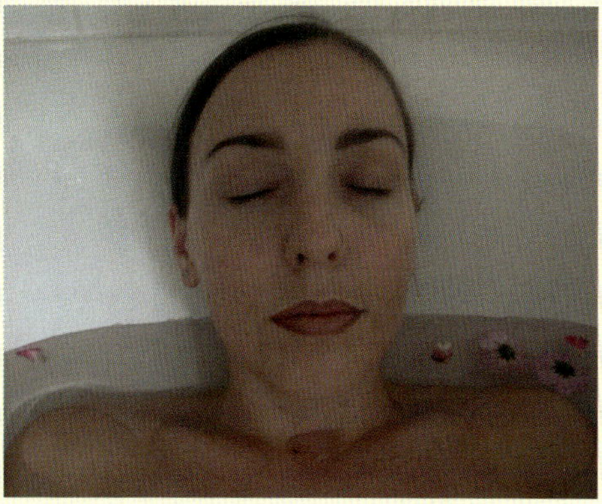

Wohlbefinden, Entspannung, Abschied vom Stress, Linderung von Beschwerden: Mit verschiedenen Zusätzen erfüllen Bäder viele Zwecke

Beschwerden/Zweck	**Bad**
Hämorrhoiden	Kamillentee 20 Minuten ziehen lassen, 5 Liter pro Wanne
Hauterkrankungen	Kamillentee
Kräftigungsbad und zur Regeneration	Rosmarin
Schlafstörungen und Nervosität	Baldrian und Hopfen, Melisse
Rheuma	Heublumen, Pfefferminze, Thymian, Salbei, Kümmel, Fichtennadel
Husten	Thymian (nicht bei Fieber)
Nackenverspannungen	Johanniskraut oder Kompressen mit Arnika, Massage mit Johannisöl
Blähungen	Fenchel, Kümmel, Lavendel, Melisse (insbesondere auch Wickel)
Unterleib	Schafgarbe und Frauenmantel, Gänsefingerkraut, Melisse
Muskelprellungen und Quetschungen	Arnika-Umschläge oder Steinkleesalbe

Wertvolle Tipps von überall her

Scheidenpilz

Bei Scheidenpilz wurde schon in sehr frühen Zeiten eine Knoblauchzehe in die Scheide eingeführt. Dr. Max Amann empfiehlt dieses Mittel Frauen bei leichten Fällen auch für die Gegenwart, da Knoblauch ein natürliches Antibiotikum ist. Auch beim Mann ist es einsetzbar (Geschlechtsorgane einreiben).

Hirnanhangdrüse

Die Hirnanhangdrüse ist auch das Zentrum für die Schilddrüse und die Keimdrüsen und sollte immer wieder angeregt werden. Den Kopf mit den Fingerspitzen abzuklopfen und ein feines Wildrosenöl einzumassieren wäre eine gute Sache.

Obstfliegen

Obstfliegen nerven um diese Zeit sehr. Es hat sich bewährt, in die Mitte der Obstschale einen Stein zu legen und diesen mit Nelkenöl zu beträufeln.

◆ Rezept: Riechsalz

Dieses Riechsalz empfiehlt sich für Menschen, die unter einem schwachen Kreislauf oder Übelkeit (z.B. auf Reisen) leiden.
Zubereitung: Frische Blätter der Eberraute mit Salz lagenweise in einem verschließbaren Glas einlegen. Das Salz nimmt den Geruch von der Eberraute auf und konserviert ihn so.

◆ Rezept: Eine einfache Einreibung

Mit einfachen Einreibungen für das Wohlbefinden geben wir nach anstrengender Arbeit oder bei Verkrampfungen dem Körper die Entspannung, die er braucht.

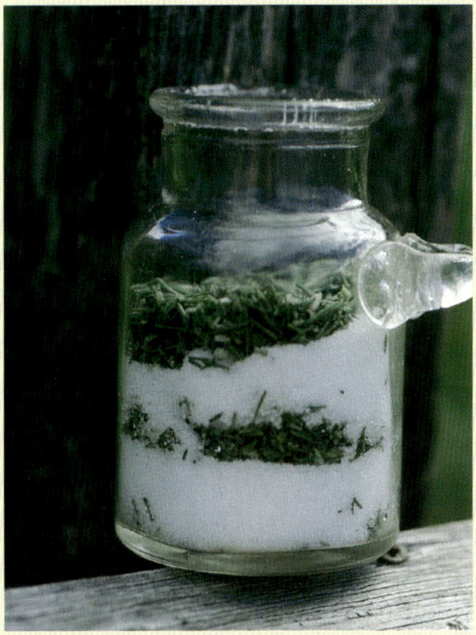

Dieses Riechsalz mit Eberraute hilft bei Kreislaufbeschwerden

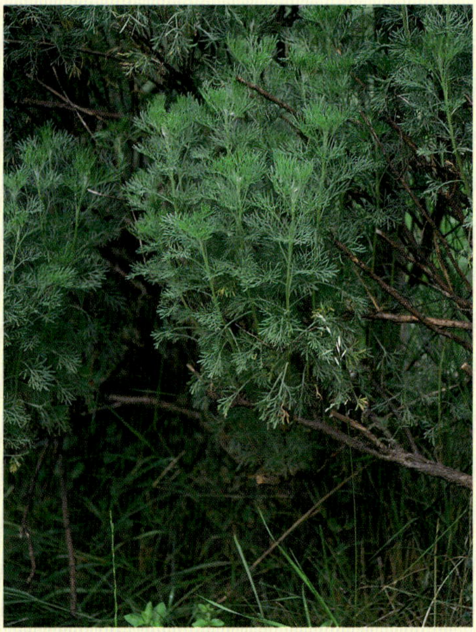

Früher wurde Eberraute in der Küche verwendet und man sagte der Pflanze aphrodisierende Wirkung nach

Zubereitung: Fichten- und Kiefern-triebe, Lärchen- und Wacholderzweige sammeln. Mit Lavendel, getrockneten Rosen, Estragon, Rosmarin, Pfefferminze sowie frischen Ingwerwurzeln (in Scheiben geschnitten) vermischen. Zur Abrundung noch einige Wacholderbeeren hinzufügen. Nun mit 70%igem Alkohol übergießen und 2-3 Wochen an einem warmen Platz stehen lassen. Auch Kampfer und Menthol können dazugegeben werden (sie lösen sich im Ansatz auf).
Anwendung: Vor dem Verwenden etwas abgekochtes Wasser dazugeben.

◆ Rezept: Eine etwas schwierigere Einreibung

Diese Einreibung ist etwas komplizierter in der Zubereitung, aber die Mühe lohnt sich vor allem für Menschen, die unter Gicht, Rheuma, Wirbel- und Bandscheibenschmerzen, Gelenksschäden, Knochenabnutzung, Muskelkater oder Überanstrengungen leiden. Wenn man Schmerzen hat, bleiben der Liebe schließlich auch kaum Chancen.
Zutaten: 3 Liter 65%iger Alkohol, 2 kg Kastanien, 30 g Arnikablüten, 25 g Beinwellwurzeln, 30 g Kalmuswurzeln, 20 g Engelwurzel, 30 g Ringelblumen, 25 g Johanniskraut, 10 g Enzian, 20 g Zinnkraut, 1/4 Liter Ameisengeist, 60 g Kampfer.
Zubereitung: Alle Kräuter mit dem Alkohol 4-8 Wochen an einen warmen Platz stellen. Es können auch noch Schwedenkräuter (aus der Apotheke) hinzugefügt werden.
Anwendung: Man reibt sich oder jemand anderen bis zu sechs Mal am Tag ein. Bei starken Schmerzen wird die Einreibung am besten als Auflage verwendet.

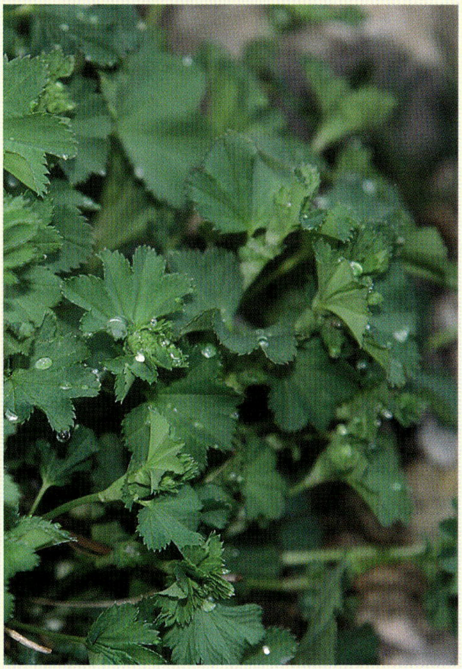

Frauenmantel wird – wie sein Name schon sagt – besonders in der Frauenheilkunde geschätzt

Tipps für Schwangerschaft und Stillperiode

Was werdende Mütter beachten sollten

Eigentlich kann man schon vor der Geburt und in der Schwangerschaft einiges tun, um vor oder nach der Geburt nicht mit Schwierigkeiten konfrontiert zu werden. Gerade gegen Stauungen, Venenprobleme und Thrombosen sollte man sich rüsten. Hierfür kann ein Tee sehr hilfreich sein – oder auch eine Thrombosencreme.

Geeignete Kräuter sind:

- Johanniskraut
- Schafgarbe
- Arnika

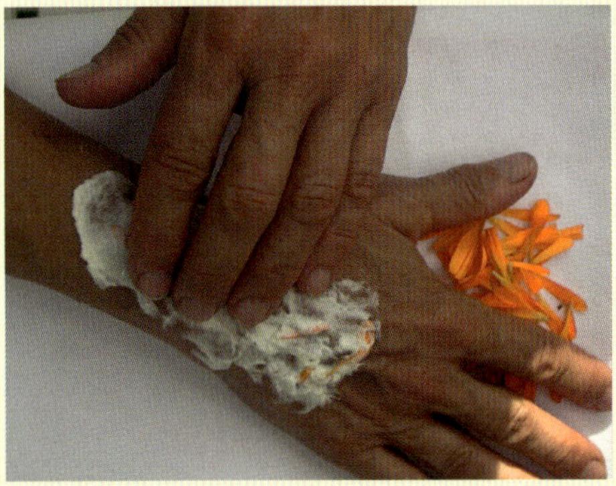

Ringelblumencreme ist für mich aus der Hautpflege nicht wegzudenken

◆ Rezept: Creme gegen Schwangerschaftsstreifen

Zubereitung: Ringelblumen und Himbeerblätter in einer Salbengrundlage schmelzen lassen, bis die Salbe orange ist.

Zur Vorbereitung auf die Geburt

Zu diesem Thema gibt es viele Überlieferungen, die man heranziehen kann, hier nur einige Tipps. Ab 5 Monaten vor der Geburt Tee mit Himbeerblättern und Gänsefingerkraut trinken, damit der Beckenboden nicht so verkrampft. Man kann auch noch weitere Pflanzen verwenden: Anis, Haarstrang, Lavendel, Beifuß, Steinsamen. Besonders die goldenen Leinsamen möchte ich Schwangeren empfehlen. Sie helfen auch bei Verdauungsproblemen, aber vor allem zur Vorbereitung der Schleimhaut auf die Geburt eignen sie sich optimal.

◆ Rezept: Geburtstee

Zutaten: 2 Teile Frauenmantel, 1 Teil Leinsamen, 1 Teil Beifuß, 2 Teile Käsepappelblätter.
Zubereitung: Alles mischen und ab mindestens 3 Wochen vor dem Geburtstermin 2 Tassen am Tag trinken.

◆ Rezept: Ammentee zum Fördern des Milchflusses

Zutaten:
50 g Maggikraut
40 g Dillsamen
40 g Anissamen
10 g Fenchelsamen
Zubereitung und Anwendung: 1 Teelöffel dieser Mischung für eine Tasse verwenden und 2-3 Tassen am Tag schluckweise trinken – unbedingt mit Honig oder Stevia süßen!

◆ Rezept: Brustwarzenbalsam

Zutaten und Zubereitung: 5 g Quittenkerne, 5 g Fenchel, 5 g Eibischwurzel mit 200 g Olivenöl kochen. Mit einem Tuch auflegen.

◆ Rezept: Schafgarben-Ringelblumen-Creme

Als Pflege und bei Schwierigkeiten nahm ich nur Ringelblumencreme.
Zubereitung: Schafgarben- und Ringelblumen-Tinktur vermischen und in eine Doritin-Salbengrundlage (aus der Apotheke) einrühren. Man kann auch etwas Olivenöl oder Mandelöl beisetzen. Das Ganze wird kalt verrührt.

Rund um den Garten

Mischkulturen

Gerade Mischkulturen – und da besonders solche, die Kräuter als gute Nachbarn im Gemüsegarten berücksichtigen – können sehr wertvolle Ernte bringen, die gegenseitige Unterstützung führt zu einer Schädlingsabwehr bis zu einer Aufbereitung des Bodens.

- *Mehrjährige Pflanzen* immer am Beetrand oder als Einfassung einen Platz geben – dazu zählen wir Baldrian,

Brennnessel, Oregano, Bergbohnenkraut und Ysop.

- *Einjährige Pflanzen* kann man auch in die Kultur setzen oder säen, da denke ich an das einjährige Bohnenkraut, Tagetes, Kamille und Boretsch.
- *Ringelblumen* sind zwar ein Bodenverbesserer und Entseucher, sollten aber nicht in Gemüsekulturen eingesät werden, da sie ein starker Nährstoff- und Wasserkonkurrent sind.
- *Basilikum* wirkt sehr gut auf Tomaten und Gurken.
- *Dill* verträgt sich sehr gut mit Gurken, Karotten und Roten Rüben.
- *Zwiebeln* gedeihen gut neben Karotten, Erdbeeren, Salat und Dill sowie Bohnenkraut, gar nicht aber mit Bohnen, Erbsen und Kohlarten.
- *Kohl* ist gerne neben Tomaten, Spinat, Roten Rüben, Dill, Koriander, Kümmel, Kopfsalat, Erbsen, Bohnen, Kartoffeln, Endivien. Absolut nicht wachsen mag er neben Zwiebeln, Knoblauch und Erdbeeren.
- *Tomaten* mögen gerne Spinat, Lauch, Kohl, Petersilie, Kapuzinerkresse, Buschbohnen, Sellerie und Salat. Probleme haben sie mit Erbsen, Fenchel und Karotten.
- *Erbsen* gedeihen besonders gerne neben Möhren, Dill, Fenchel, Gurken, Kohlrabi, großen Kohlarten, Salat und Zucchini, aber nicht gut neben Bohnen, Kartoffeln, Tomaten, Zwiebeln und Lauch.
- *Gurken* bevorzugen Dill, Lauch, Mais, Kohlrabi, Erbsen, Koriander, Kümmel, Fenchel, wachsen aber nicht gerne neben Tomaten.
- *Kopfsalat* passt gut neben Möhren, Tomaten, Zwiebeln, Lauch, Kohlrabi, Kohl, Gurken, Erdbeeren, Erbsen, Bohnen, Dill, Kresse, Kerbel und Radieschen, sollte aber nicht neben Petersilie und Sellerie angepflanzt werden.
- *Karotten* mögen die Nachbarschaft von Salat, Dill, Zwiebeln, Lauch, Knoblauch, Mangold und Radieschen.

Man sieht auch hier: Die Artenvielfalt und Vermischung trägt dazu bei, dass wir einen gesunden Garten bewirtschaften. Nun spielen natürlich viele Faktoren zusammen, damit etwas gelingt oder nicht, aber einen Versuch, die oben genannten Empfehlungen zu berücksichtigen, ist es immer wert.

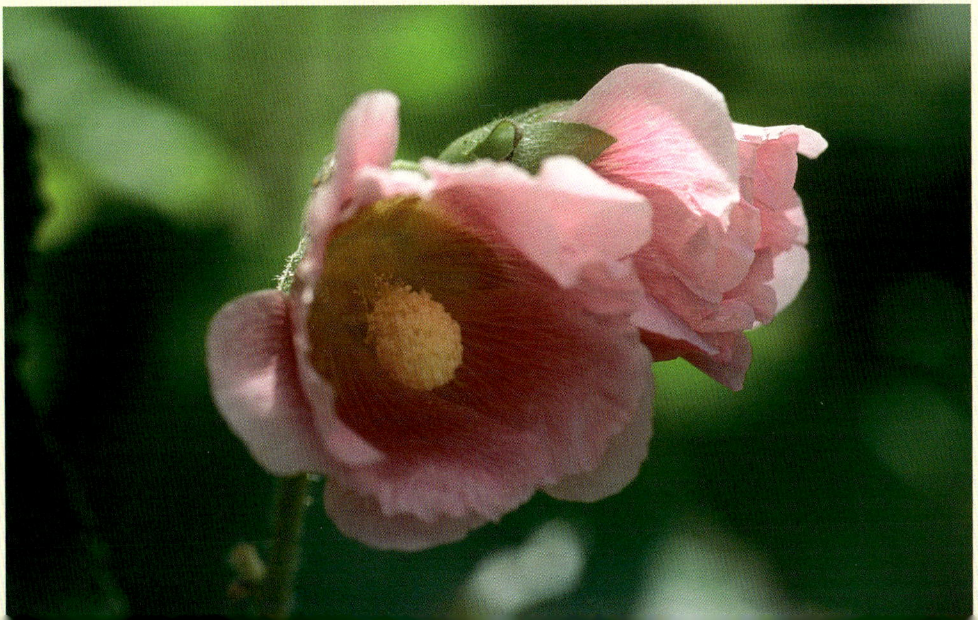

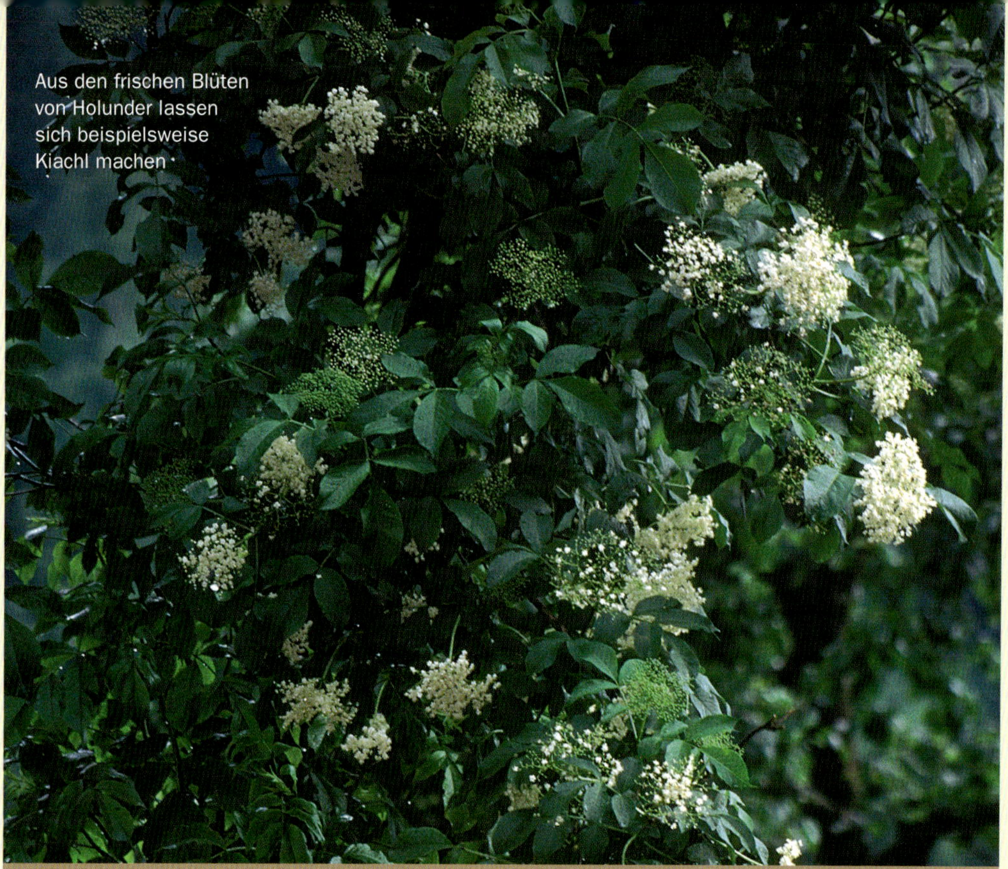

Aus den frischen Blüten von Holunder lassen sich beispielsweise Kiachl machen

Juni: Der Monat der Lebensfreude

Leber, Galle und mehr Leichtigkeit im Leben

In vielen Büchern und Lehren wird von Leber-Galle-Pflanzen in einem Atemzug gesprochen. Es ist eine Funktionseinheit, die untrennbar zusammengehört und immer im Verbund behandelt wurde. Die Leber ist der Sitz der Lebensenergie, die wir alle täglich so nötig brauchen, und besonders der Lebensfreude. Sie ist eines meiner Lieblingsthemen, denn man sagt der Leber nach, dass es nicht so schwierig ist, sie wieder in Form zu bringen. Nach alten Weisheiten gilt, dass jemand, der seine Leber besonders pflegt, einen gewissen Schutz vor bösartigen Leiden genießt. Der Volksmund sagt ja auch: „Es ist dir wohl eine Laus über die Leber gelaufen." In alten Büchern ist zu lesen, dass man den Sitz des großen Glückes in der Leber gesucht hat. Also sollte es doch der Mühe wert sein, sich des Bereichs Leber-Galle anzunehmen.

Grundlegende Gedanken

Interessante Zusammenhänge

Der Stoffwechsel der Leber ist nicht nur in der Verdauung wichtig, nein, auch das Immunsystem und besonders die Entgiftung sind von einer guten Leberfunktion abhängig. Immer wieder muss die Leber die Spreu vom Weizen trennen, aus der Nahrung die guten Stoffe für den Körper filtern und die schlechten über den Harn ausleiten.

Auch psychische Probleme hängen oft mit der Leber zusammen. Früher sprach man von den „gallsüchtigen Weibern", da deutete man also streitsüchtiges Verhalten als Krankheit der Leber und des Gallensystems. Wenn die Leber ihre Aufgabe der Entgiftung nicht mehr wahrnehmen kann, versucht sie alle toxischen Stoffe ins Bindegewebe und in das Nervensystem zu schleusen. Deshalb sagt man nicht von ungefähr, die Leber hält uns in Form.

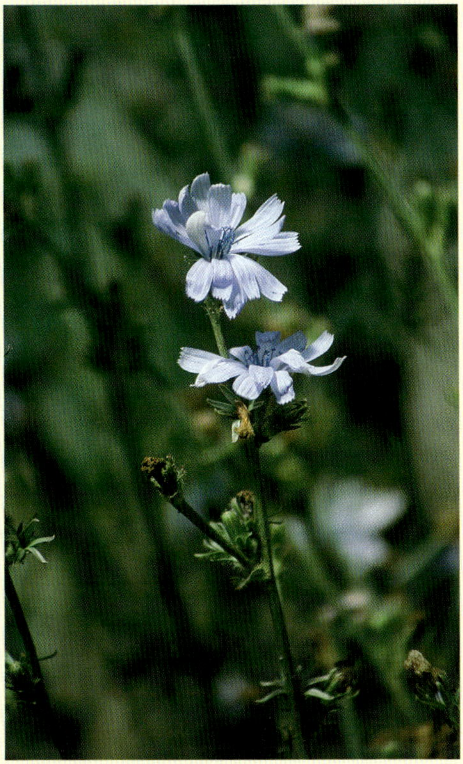

Die Wegwarte ist ein Gallenkraut und eignet sich für eine Teemischung

Kräuter speziell für die Leber

Gerade in unserer Natur sind einige Kräuter dabei, die Leber und Galle sehr helfen können.

Die folgenden Kräuter können einzeln oder in Mischungen verwendet werden. Oft ist es ganz fein, wenn man ein Kraut findet und dieses gleich verwenden kann. Da Leber und Galle wie erwähnt eine gewisse Einheit darstellen, können die Leber-Kräuter auch mit den Gallen-Kräutern (siehe unten) zusammengemischt werden.

- Enzian
- Eisenkraut
- Alant
- Berberitzerinde
- Tausendguldenkraut
- Labkraut
- Odermennig
- Quecke
- Schöllkraut (homöopathisch)

Kräuter speziell für die Galle

- Löwenzahn
- Tausendguldenkraut
- Wermut
- Schöllkraut (homöopathisch)
- Wegwarte
- Hopfen
- Kalmus
- Klette
- Minze
- Quecke

◆ Rezept: Tee für die Galle

Zutaten:
5 Teile Löwenzahn (Kraut)
1 Teil Pfefferminzblätter
1 Teil Wegwarte
1 Teil Lavendel
1 Teil Curcuma

Anwendung: 2 Tassen am Tag mindestens 6 Wochen lang trinken.

◆ Rezept: Teemischung für Leber-Galle

Zutaten:
60 g Schöllkraut
30 g Rosmarinblüten
20 g Löwenzahnwurzel
10 g Odermennig
Anwendung: Mit 1 Teelöffel dieser Mischung 2 Tassen zubereiten und morgens nüchtern und am Abend beim Zubettgehen 3 Wochen lang trinken.

◆ Kindertipp: Leber-Galle-Tee auf die leichte Art

Von diesem Rezept habe ich gehört, dass es nicht so bitter schmeckt wie die übrigen Pflanzen.
Zutaten und Zubereitung: Man nehme für einen Tee 1 Teil Hirtentäschel, 1 Teil Odermennig und 1 Teil Vogelknöterich. Wenn das Kind diesen Tee mag, sollte es mindestens 1-2 Tassen am Tag trinken.

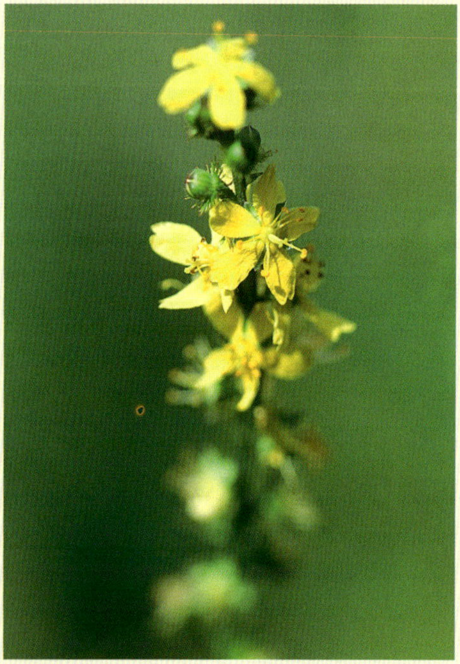

Odermennig ist eine vielseitige Pflanze und insbesondere im Bereich Leber-Galle hilfreich

Wer den Kindern das Teetrinken nicht angewöhnen kann, gibt am besten Chelidonium D3 in Form von Globuli (Dosierung 2 x 3 Kügelchen pro Tag).

Im Rezept oben habe ich den Odermennig angegeben. Dieses Kraut wurde als Grüntee-Ersatz verwendet, aber es hat auch noch viele andere Gesundheitseffekte, beispielsweise wirkt es blutstillend.

Jede Familie entschied früher aus der Umgebung heraus, was in den Haustee hineingegeben wurde. Das war sehr wichtig, da man früher ja auf die Kräuter, die vor dem Haus wuchsen, angewiesen war. Sie sind meistens Zeigerpflanzen um uns herum und können unsere Gesundheit fördern.

Auch ein altes Rezept ist die Schöllkraut-Tinktur (siehe Rezept). Zwar ist bekannt, dass die orange Milch des Schöllkrautes Warzen beseitigt. Oft hört man, dass Schöllkraut giftig sei, aber in geringen Dosen kann uns das Kraut nicht sehr viel anhaben. Gerade bei der Leberentgiftung kann es sehr hilfreich sein.

◆ Rezept: Schöllkraut-Tinktur

Zubereitung: 1 Esslöffel Schöllkraut (frisches Kraut vor der Blüte) mit 1/4 Liter 40%igem Alkohol 4 Tage stehen lassen. 3/4 Liter destilliertes oder abgekochtes Wasser dazugeben. Davon 1 Stamperl am Tag einnehmen.

Leberreinigung mit einer Seifenkur

Da die Leber sehr eng mit der Stimmung von uns Menschen zusammenhängt, kann eine Seifenkur von 10 Tagen bis ca. 4 Wochen eine wahre Wohltat für die Leber sein und wieder mehr Freude ins Leben bringen.
Durch die Olivenölseife kann die Leber wieder schneller entstauen und ent-

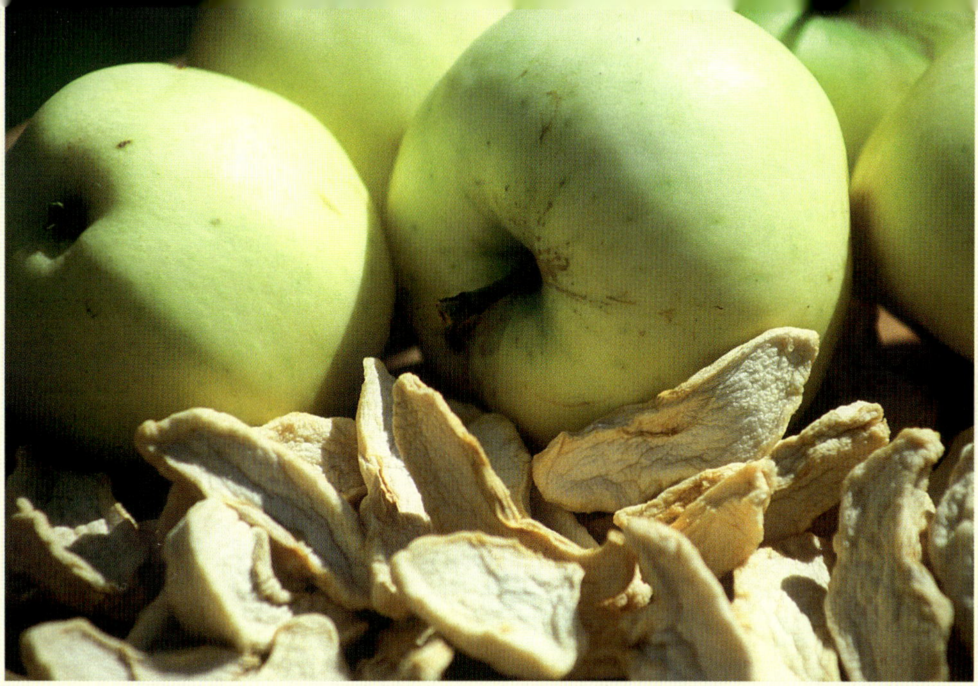

Die Einbindung von Trockenobst in die Ernährung ist aus vielen Gründen empfehlenswert, unter anderem auch für die Stärkung der Leber

giftet werden. Auch dem Darm hilft sie wieder auf die Sprünge.
Anwendung: Einfach erbsengroße Stücke der Olivenölseife mit etwas Wasser nüchtern einnehmen: auf die Zunge geben und sofort hinunterschlucken (schmeckt so nach gar nichts). Die Seife darf jedoch auf keinen Fall Parfüm enthalten.

Homöopathische Leberreinigung

Bei einer richtigen Leberreinigung und Unterstützung kommt es darauf an, dass man die inneren Selbstheilungskräfte aktiviert und so schneller mit der Auswertung fertig wird. Zinn in homöopathischer Form (D6) ist dafür sehr gut geeignet. Man kombiniert dieses Mittel mit einem speziellen Lebertee (siehe Rezept).

◆ Rezept: Tee für die Leber

Zutaten:
25 g Odermennig
10 g Enzian
20 g Eisenkraut
20 g Labkraut
10 g Tausenguldenkraut
Zubereitung: Teemischung mit kochendem Wasser übergießen und ca. 5 Minuten ziehen lassen.

Die schwache Leber mit guter Ernährung stärken

Trockenobst

Der schwachen Leber kann es sehr helfen, wenn man nach dem Essen einen halben Pfirsich und eine halbe Aprikose (getrocknet) zu sich nimmt. Auch getrocknete Pflaumen oder Äpfel sind bestens geeignet.

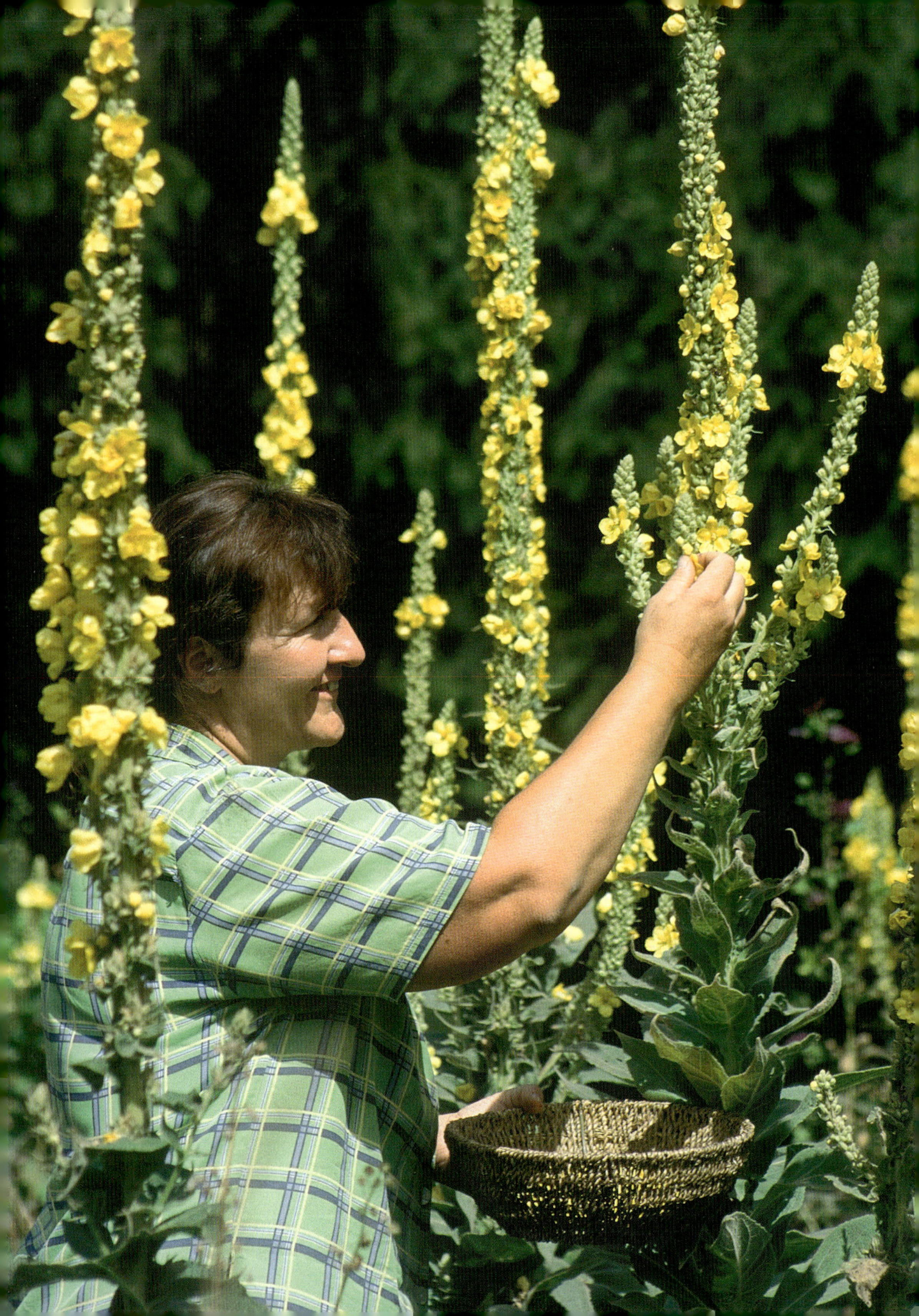

Erdnüsse

Ein sehr schmackhaftes und genussreiches Lebermittel ist die rohe Erdnuss. Sie darf aber auf keinen Fall geröstet sein. Das dünne Häutchen der Erdnuss ist schwer verdaulich – es lässt sich schnell entfernen, wenn man die Nüsse 30 Minuten in das Backrohr gibt und sie danach abkühlen lässt.

Schnelle Leberkur mit Erdnüssen und Backpflaumen

Der rohen Erdnuss sagt man nach, dass sie auch gegen Verschleimungen hilft. Mal ein bis drei Tage nur von Erdnüssen und Backpflaumen ernähren – das kann eine schnelle Umkehr bei Erkältungen und Verstopfungen bringen. Die Backpflaumen einweichen oder im Mund zergehen lassen.

Säfte

Damit die Leber wieder besser arbeitet, beginnt man mit 1 Teelöffel Rettichsaft (= Krensaft). Der kann schon einiges bewirken. Zusätzlich empfehlen sich einige Löffel Karottensaft über den Tag verteilt. Wenn man mit etwas Vorsicht auf das Essen achtet, damit sich die Leber wieder erholen kann, lassen sich wahre Wunder bewirken. Zu dieser Zeit sollte man auch mit rohen Früchten eher vorsichtig umgehen.

◆ Rezept: Leber entstauen einmal anders – Ingwerplätzchen

Zutaten: 500 g Vollkornmehl, 1 TL Salz, 1 TL Honig, 1TL Natron, 1/2 Liter Wasser, gemahlene Mariendisteln und Sesam, Ingwer, weißer Pfeffer, Zuckerwasser.
Zubereitung: Mehl, Salz, Honig, Natron, Wasser, gemahlene Mariendisteln und Sesam vermengen. 2 Teile Ingwer und 1 Teil weißer Pfeffer in Zuckerwasser aufkochen, abkühlen lassen und zum Teig geben. Auf ein Blech mit einem nassen Löffel Teighäufchen ausstechen, auf eine bemehlte Unterlage geben und bei 150°C 20 bis 25 Minuten backen.

Kindertipp: Nicht zu früh überfordern

Leider wird bereits beim Kind die schwache Leber heraufbeschworen, indem man ihm nach der Muttermilch zu schnell schweres Essen gibt. Die Leber braucht nun einmal ihre Zeit, um auszureifen, und diese Zeit sollten wir unseren Kindern auch geben. Denn oft wird durch die Verhärtung der Leber auch das Herz in Mitleidenschaft gezogen, ohne dass wir dies bemerken. Diese kleine Bemerkung soll etwas zum Nachdenken anregen, wo oft seltsame Krankheiten ihren Ursprung nehmen.

Gallenentzündung

Aus alter Überlieferung weiß ich, dass man bei einer Gallenentzündung einen kalten Milchwickel machen kann. Wenn die Schmerzen anhalten, ruhig öfter einen anlegen. Natürlich ersetzt dieses Hausmittel keine medizinische Behandlung, es ist aber als Erste Hilfe gedacht, wenn man nicht gleich zur Ärztin oder zum Arzt kommt.

◆ Rezept: Bitterli

Zutaten:
1 Teil Melisse
2 Teile Apfelminze
1 Teil Tausendguldenkraut
3 Teile Schafgarbe
2 Teile Brennnessel
1 Teil Kardamon
1 Teil Kümmel
1 Teil Anis
1 Teil Fenchel
1 Teil Ingwer
1/2 kg Kandiszucker
1 Liter Alkohol

Zubereitung: Die Kräuter im Alkohol ansetzen und zunächst 14 Tage lang stehen lassen. Kandiszucker hinzufügen und noch eine Woche (insgesamt also mindestens 3 Wochen) ruhen lassen.

Leber-Galle-Unterstützung im weiteren Sinne

Krampfadern

Auch bei diesem Problem soll man ein wenig daran denken, ob es nicht mit der Stauung der Portader in Zusammenhang steht, und gleich der Leber helfen (mit den oben genannten Rezepten).

Dem Gemüt und dem Geist auf die Sprünge helfen

Oft wird in alten Schriften berichtet, dass das Blut und die Leber auch sehr stark zusammenhängen. Da die Leber sehr eng mit dem Gemüt zusammenspielt, habe ich folgende Rezepte aus Dr. Max Amanns Unterricht übernommen.

Tropfen und Tees für mehr Lebenslust

Für den Morgenmuffel, damit er in die Gänge kommt, oder auch ganz allgemein bei Lebensunlust am Morgen oder als Durchhaltemittel bei Prüfungen empfiehlt sich Rubelitt (D6), ein homöopathisches Mittel aus der Apotheke. Bei Bedarf 5 Tropfen einnehmen, aber nicht abends. Flüssig kann es auch mit anderen Mitteln vermischt werden, oder man nimmt es mit Globuli ein.

◆ Rezept: Ein Tee für die Selbstüberwindung

Zutaten:
2 Teile Bibernellwurzelpulver
1 Teil Brennnessel
2 Teile Echtes Eisenkraut
1 Teil Kardobenediktenkraut
1 Teil Salbei
1 Teil Selleriesamen
1 Teil Thymian
Anwendung: Von dem Tee aus dieser Mischung ca. 1/2 Liter am Tag trinken (etwas Pfeffer dazugeben). Als Ergänzung Strychninum phosphoricum D6 (1-3 x 10 Kügelchen) einnehmen (nicht abends).

◆ Rezept: Antistress-Tee

Zutaten:
1 Teil Anis
2 Teile Betonie
2 Teile Bibernellwurzel
1 Teil Bohnenkraut
1 Teil Dill
2 Teile Hafer
1 Teil Koriander
1 Teil Lavendel
2 Teile Majoran
3 Teile Ringelblume
Anwendung: Zu dieser Mischung noch Nelken, Pfeffer und Zimt hinzufügen. 1/2 bis 1 Liter Tee am Tag schluckweise trinken.

◆ Rezept: Anti-Mobbing-Tee

Zutaten:
Angelica archangelica Dil. D6 (Erzengelwurz)
Damiana Dil. D3 (Damiana)
Knautia arvensis Dil. D3 (Witwenblume)
Magnetit Dil. D6 (Magnetit)
Molybdenum metallicum Dil. D12 (Molybdanmetall)
Onopordon acanthium Dil. D3 (Eseldistel)
Patehault Dil. D6 (Patschuli)
Urtica urens Dil. D6 (Brennnessel)
Valeriana off. Dil. D6 (Baldrian)
Verbene off. Dil. D6 (Eisenkraut)
Anwendung: Zu gleichen Teilen mischen und 2- bis 3-mal am Tag 20 Tropfen einnehmen. In der Freizeit eine Pause einlegen mit der Einnahme.

Solche Rezepte kann man sich einfach in der Apotheke mischen lassen.

Tautreten

Zur Vorbeugung gegen Venenprobleme kann ich für Menschen jeden Alters nur das Tautreten empfehlen, denn einfacher und angenehmer lässt sich kaum etwas für die Gesundheit tun. Gerade jetzt, in diesem Monat, kann man am Morgen ins feuchte Gras wandern und dort das Tautreten praktizieren. Es ist auch eine Abhärtung und durchblutet die Beine. Außerdem regen wir so die Fußreflexzonen an.

Wer keinen Garten und keine Wiese vor der Tür hat (beispielsweise in der Stadt) oder aus sonst einem Grund nicht im Freien das Tautreten praktizieren kann, hat auch noch eine andere Möglichkeit: einfach vor dem offenen Fenster ein nasses Handtuch hinlegen und darauf das Tautreten nachmachen.

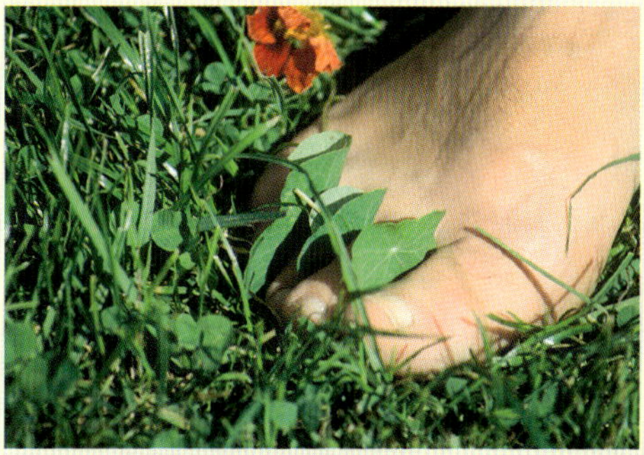

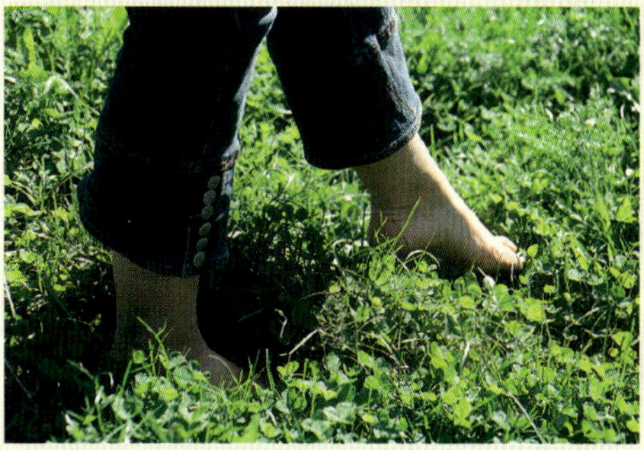

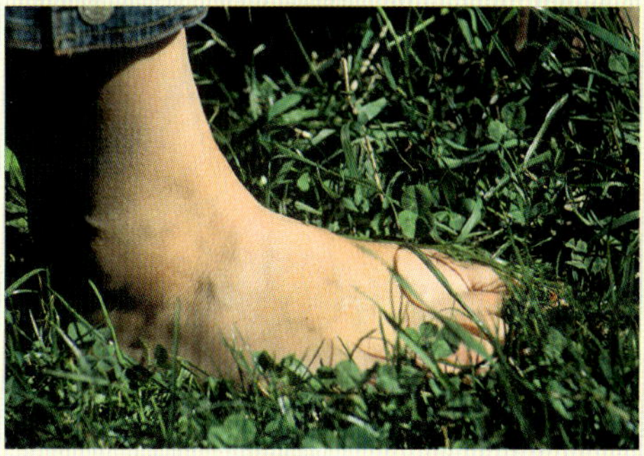

Morgendliches Tautreten ist erfrischend und eine einfache Vorbeugung gegen Venenprobleme. Auch ohne Wiese vor dem Haus kann es von jedem durchgeführt werden

Rund um den Garten

Der Garten beginnt sich mit Früchten zu füllen. Jetzt macht es Spaß, Rezepte für einige leichte und gesunde Fingerhäppchen auszuprobieren.

◆ Rezept: Brennnesselblätter gebacken

Zutaten: 30 Brennnesselblätter, 125 g Mehl, 1/4 Liter Bier, 1 Ei, Salz, 1 TL Öl
Zubereitung: Aus Mehl, Bier, Eigelb und Salz einen Bierteig mischen. Öl und den geschlagenen Schnee unterheben. Die Masse etwas ziehen lassen (10-15 Minuten). Anschließend die Brennnesselblätter eintauchen und bei 180°C in Öl herausbacken.

Dazu verschiedene Dips zum Eintauchen reichen.

◆ Rezept: Topfenaufstrich

Zutaten: 1 Hand voll Kräuter (Kümmelblätter und/oder Samen), 250 g Topfen, 1 EL Saure Sahne, 1 EL Zitronensaft, Salz und Pfeffer, einige Kräuter zum Dekorieren.
Zubereitung: Zutaten vermischen und als Aufstrich verwenden.

◆ Rezept: Getrocknete Tomaten am Spieß

Zutaten und Zubereitung: Getrocknete, in Olivenöl eingelegte Tomaten oder auch frische Tomaten (gewürzt) auf Spießen auffädeln, dazwischen etwas Platz lassen und Kräuterbutter hineinstreichen, eventuell mit kleinen Radieschen ergänzen.

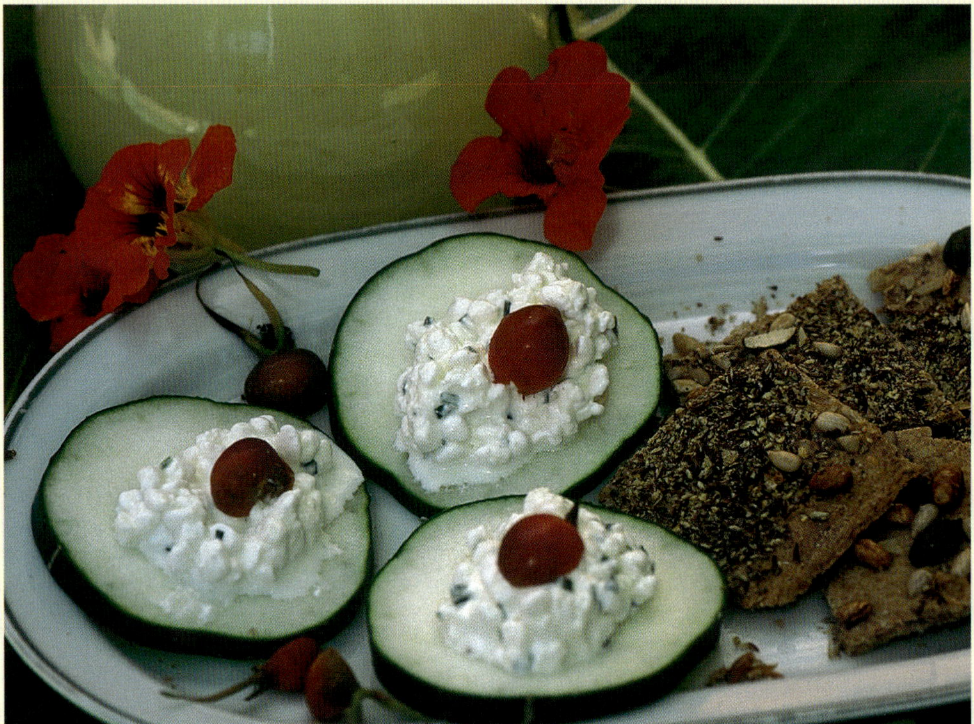

Nun gibt es allmählich das erste frische Gemüse, um unseren Speiseplan zu bereichern

◆ Rezept: Holunderblüten- oder Mädesüßkiachl

Zutaten: 15 Blüten (von Holunder oder Mädesüß, 200 g Mehl, 3 Eier, 0,3 bis 0,4 Liter Milch (oder: Bier, Wein), 2 EL Öl, Salz und etwa Bourbon-Vanille.
Zubereitung: Mehl, Eigelb, Milch, Öl, Salz und Vanille zusammenmischen, Eischnee unterheben. Die Blüten in den Teig eintauchen und in Fett goldgelb herausbacken. Mit Zimt und/oder Zucker bestreuen.

◆ Rezept: Kohlrabi mit Käsecreme

Zutaten (für 20 Portionen): 5 Kohlrabi (die Blätter aufheben als Dekoration), Kräutersalz, 50 g Käse (Schimmelkäse oder Blauschimmel), saure Sahne, Kräuter nach Geschmack, Gewürze wie Pfeffer oder Muskatnuss.

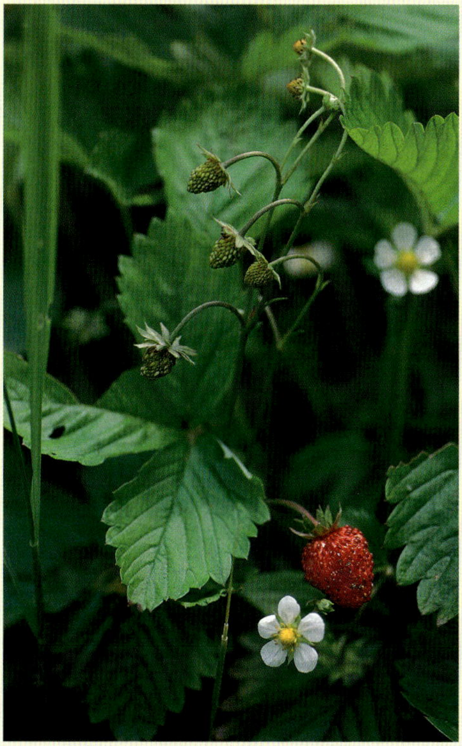

Juni ist Haupterntezeit für Erdbeeren

Zubereitung: Kohlrabi schälen und schneiden, weichkochen, gemeinsam mit den übrigen Zutaten eine Sauce machen.

Worauf man bei der Gründüngung achten sollte

Die Vorteile einer Gründüngung: Es werden die Beikräuter unterdrückt, der Humus wird angereichert, alle Leguminosen bilden Stickstoff im Boden, die Bodenmüdigkeit wird verhindert, die Bodenlebewesen werden angeregt und der Humus dabei gebildet, zusätzlich wird die Bodenlockerung verbessert. Winterbegrünung verhindert auch die Bodenauswaschung von Nährstoffen.

Welche Gründüngung gibt es? Zur Gründüngung besonders geeignet, vor dem richtigen Gemüseanbau, sind die Ackerbohne oder Puffbohne, Feldsalat, Spinat und Senf (nicht aber, wenn man Kohlgemüse einpflanzen will).

Bei Unter- und Zwischensaaten ist darauf zu achten, dass man hauptsächlich niedrige Kulturen wählt, wie Alexandriner- oder Perserklee, Feldsalat und Spinat.

Für Nachsaaten nach der Ernte eignen sich Feldsalat, Spinat, Wintergetreide, Italienisches Raygras, Luzerne (Alfalfa) und Winterwicke.

Weitere Pflanzen, die man gut verwenden kann, sind Bienenweide (Phacelia), Buchweizen und Sonnenblumen (aufgrund der tiefen Wurzeln). Auch Ringelblumen und Tagetes sind Pflanzen, die den Boden wieder gesunden lassen – nicht darauf vergessen!

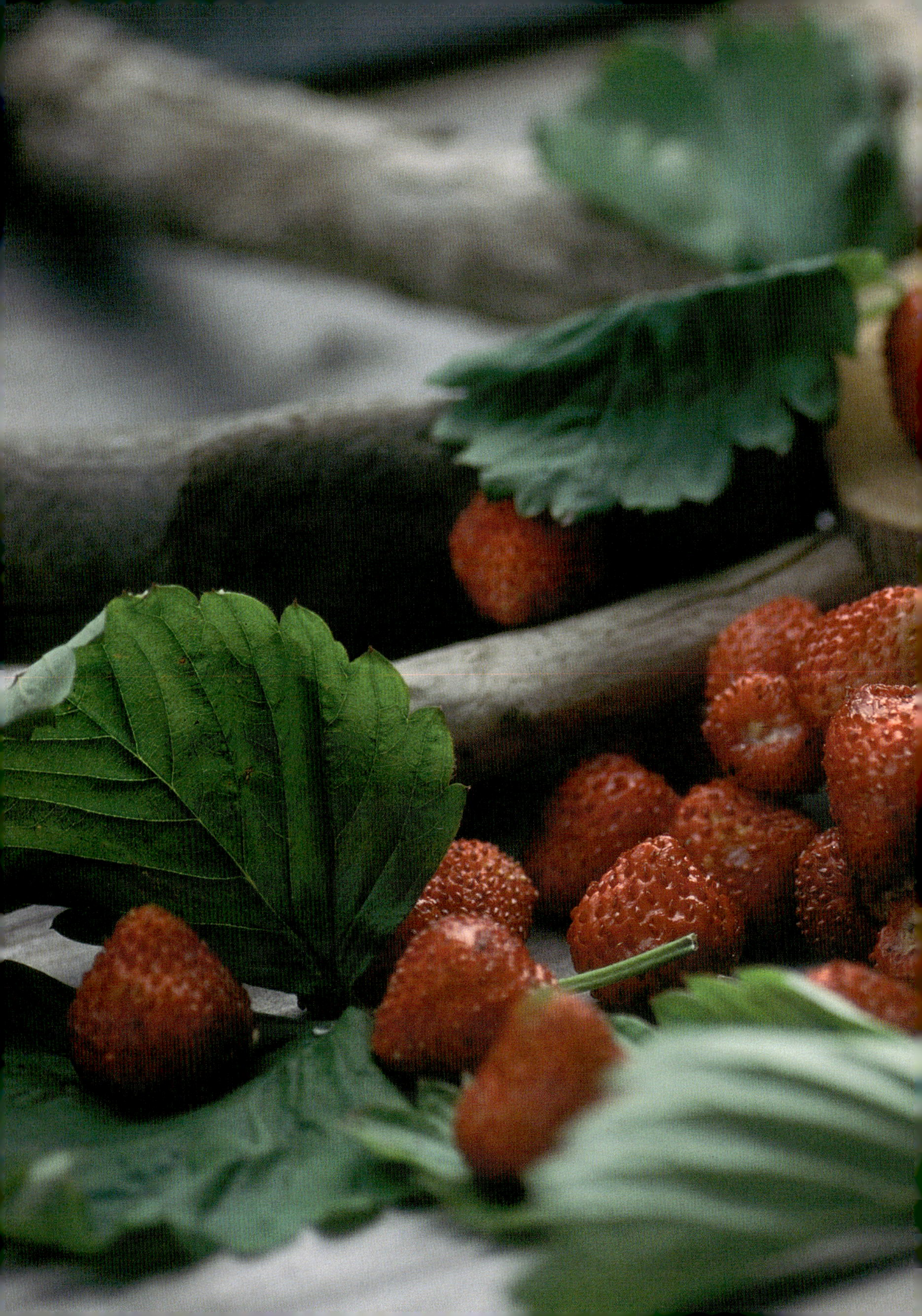

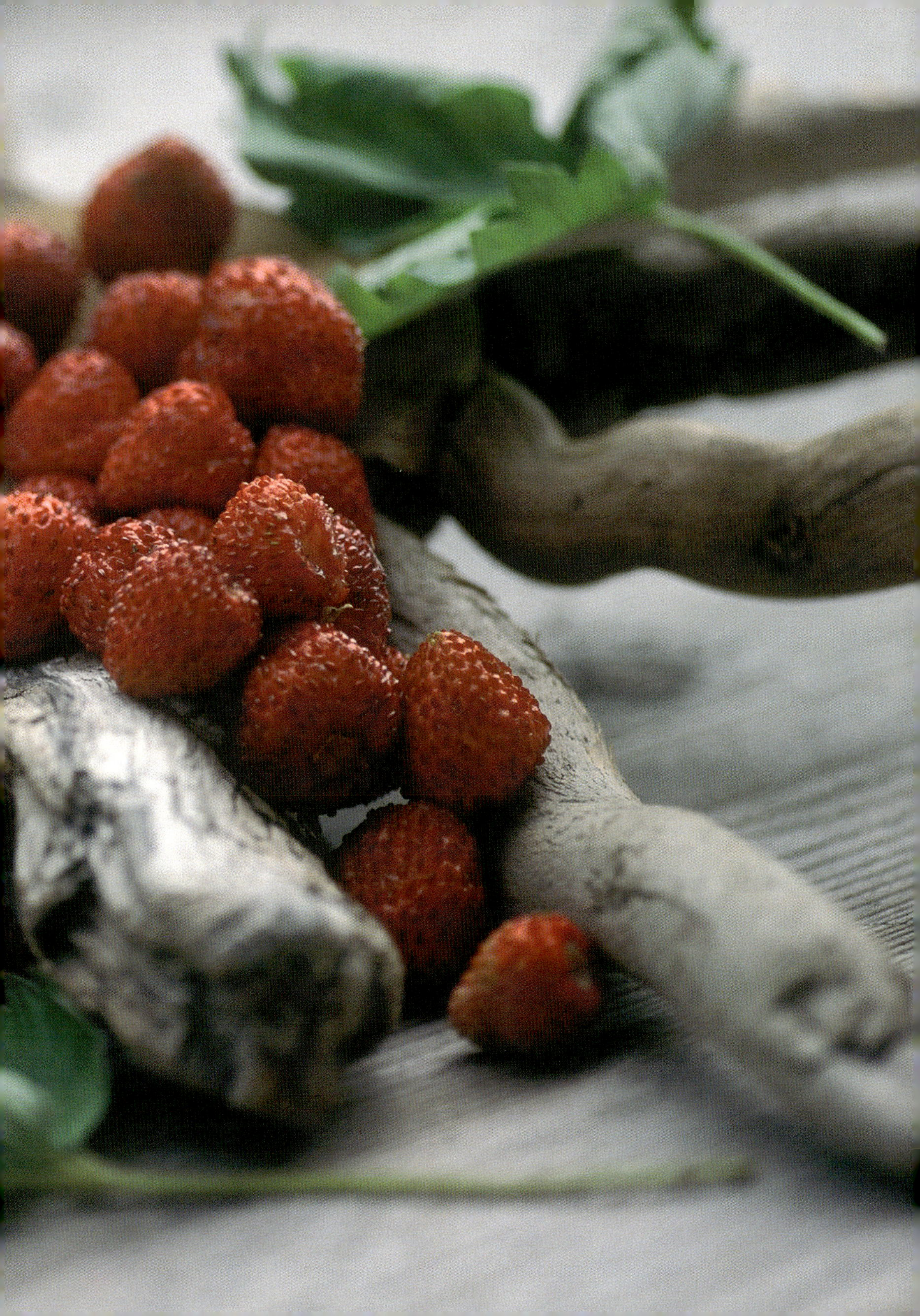

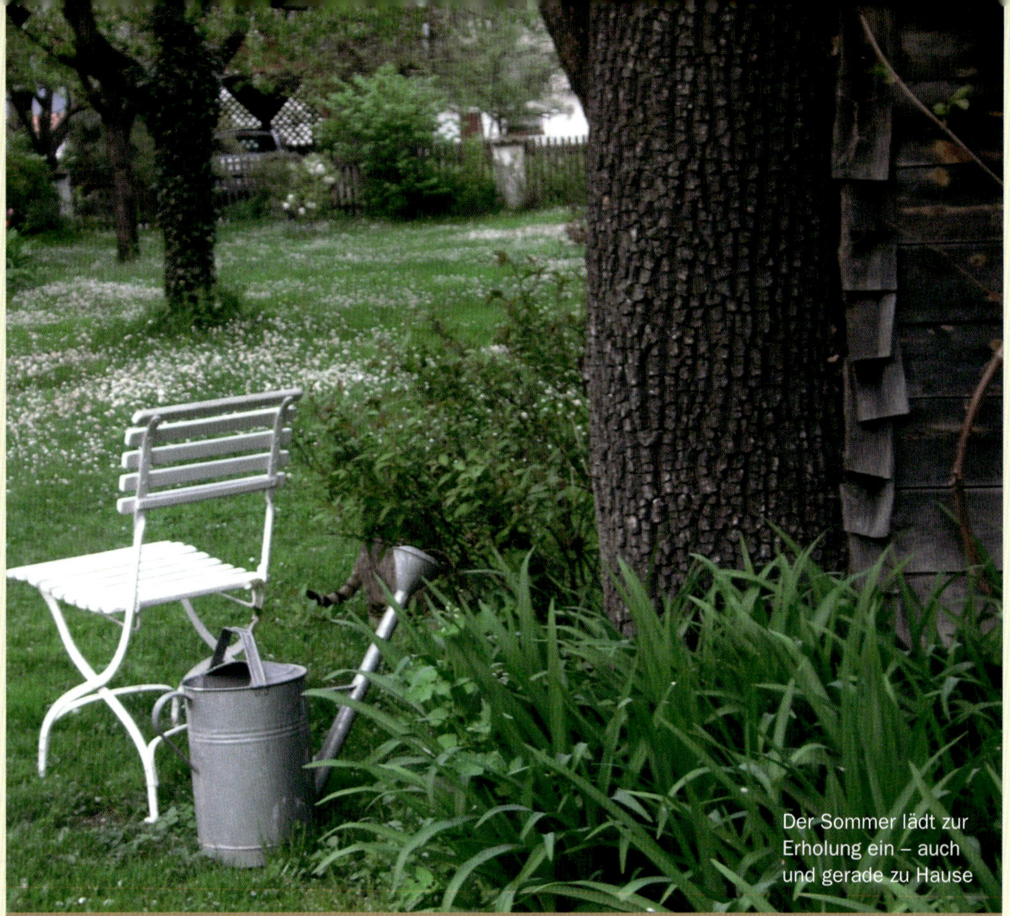

Der Sommer lädt zur Erholung ein – auch und gerade zu Hause

Juli: Der Monat der Hautpflege

Die Haut, Sinnes- und größtes Ausscheidungsorgan

Es ist eigentlich wenigen Menschen bekannt oder bewusst, dass die Haut ein Organ ist wie die Niere, die Leber usw. und auch derselben Aufmerksamkeit bedarf.
Mit Cremen und anderen üblichen Pflegemitteln, die uns beim Thema Haut sofort in den Sinn kommen, ist es nicht getan. Die Haut sollte immer von innen nach außen gereinigt werden, weil sie selbst eigentlich von innen nach außen arbeitet. Sie kommt mit den Giftstoffen erst dann nach außen, wenn alle Organe, die normalerweise die Reinigung innehaben – wie Niere, Lunge, Leber, Galle, Darm – nicht mehr sehr gut arbeiten. Auch die Hormone spielen eine große Rolle. Wenn unsere Haut nicht mehr atmen kann, besteht Lebensgefahr.

Hautpflege von außen

Das einfachste Rezept

Schon unsere Vorfahren wussten, dass kaltes Wasser, Wechselduschen, frische Luft und Sonne, Regenwind und genügend Schlaf sehr wichtig sind, um die Haut besser zu regenerieren. Jugendliches Aussehen kommt nicht von teuren Cremen, sondern aus der Natur. Schönheit von außen verleihen zum Beispiel Wallwurz und das Stiefmütterchen sowie Wollfettcreme und Hautöl mit Hauswurz. Aber das ist erst der Anfang.

Auch die Haut braucht Entgiftung

Das Entgiften mit einem Basenpulver zum Duschen und Baden eignet sich auch sehr gut zur Hautreinigung. Besonders eignet sich Borax als Vollbad: Es macht die Haut weich und sehr zart und entgiftet gleichzeitig hervorragend. Das Modewort Übersäuerung ist ja auch schon in aller Munde und sollte ernst genommen werden. Hiergegen hilft Natron.

Hautkur

Damit die Haut immer gut arbeiten kann, sollte man sich überlegen, ob man nicht eine 21-Tage-Kur mit der Heiß/Kalt-Wasseranwendung nach Kneipp durchführt. Nach der Anwendung gut abreiben und Mandelöl und Eukalyptusöl (zu gleichen Teilen vermischt) einmassieren. Die Porenatmung und die Durchblutung werden auf diese Weise gefördert. Mandel-Eukalyptusöl nährt die Haut und beugt auch organischen Störungen vor.

Zusammenhänge berücksichtigen

Bei der Hautpflege darf man nicht die Keimdrüsen vergessen: Bäder oder Tees mit Schafgarbe sowie Klopfübungen (siehe den Monat Februar) sind hier zu empfehlen.

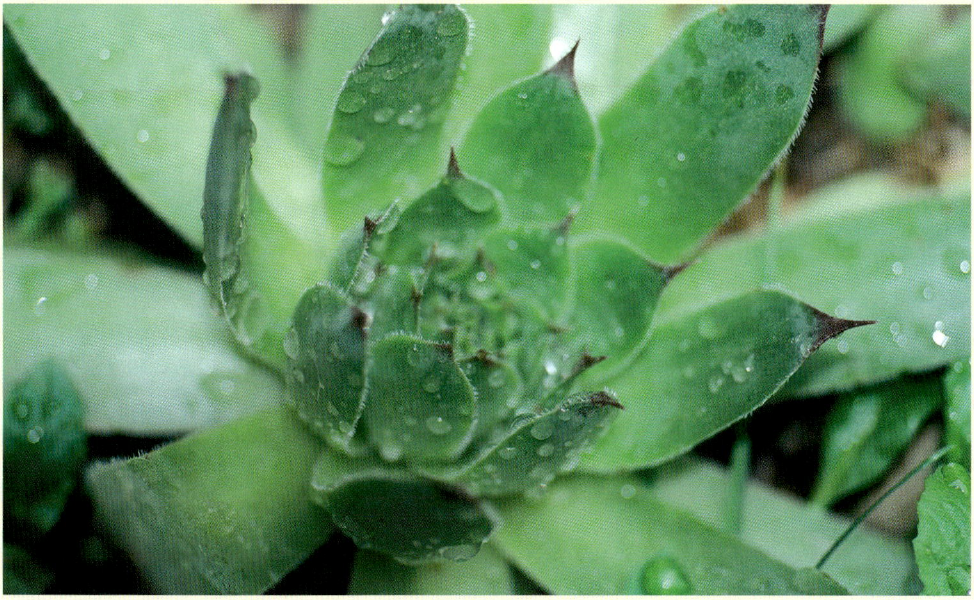

Hauswurz dient der Hautpflege in einer Creme oder als Tee zum Inhalieren

Tipp für den Sommer

Gerade in den warmen Monaten können wir der Haut eine sehr schöne Behandlung zukommen lassen. Nach dem Duschen oder Baden mit Reispuder den Körper einreiben (auch und besonders zwischen den Zehen und im Gesicht). Das löst unter der Haut die Säuren auf.

Am Abend Gesicht, Hals und Hände heiß-kalt abwaschen, mit Mandelöl einreiben und mit einer reinen Pflanzenfettcreme eincremen.

◆ Rezept: Hautcreme für alle

Zutaten: 200 g Olivenöl, 6 EL Kräuter nach Bedarf, 25 g Bienenwachs.
Zubereitung: Es gibt zwei Verarbeitungsmethoden für die Herstellung dieser Creme.

1. Olivenöl sieden und Kräuter dazugeben. 1 Stunde ziehen lassen, durchseihen und das Bienenwachs dazugeben. Anschließend im Kühlschrank aufbewahren.
2. Pflanzen in Olivenöl einlegen, warm machen und mit Bienenwachs und eventuell mit ätherischen Ölen mischen.

Olivenölseife: Ein wahres Geschenk

Vor vielen Jahren habe ich einmal von einer Freundin in Griechenland eine selbst hergestellte Olivenölseife erhalten. Es war ein Block von 20 cm Länge und 10 cm Breite. Er war so ergiebig, dass ich mich damit ein ganzes Jahr lang waschen konnte – da staunte ich nicht schlecht. Olivenölseife ist ein altbewährtes Mittel in der Körperpflege und reinigt auch die Wäsche sehr gut. Vor allem verstopft Olivenölseife die Poren nicht, während Tierfett dies schon tut und dabei die Haut alt und faltig machen kann.

Löwenzahnmilch

Löwenzahn macht die Haut rein und klar. Um dieses Hausmittel länger haltbar zu machen, am besten Löwenzahnmilch mit Alkohol (40%ig) vermischen.

◆ Rezept: Hauswurz-Creme

Hauswurz in Kombination mit Wollfett eignet sich besonders gut als Creme.
Zubereitung: 50 g Eucerinum anhydricum schmelzen und Hauswurz (in der Küchenmaschine gemixt) dazugeben.

Molke

Ein Geheimtipp auf den Almen: Die frische Molke zum Reinigen und zum Straffen der Haut am Abend einreiben und einziehen lassen. Natürlich wirkt die Molke auch getrunken positiv auf den Körper.

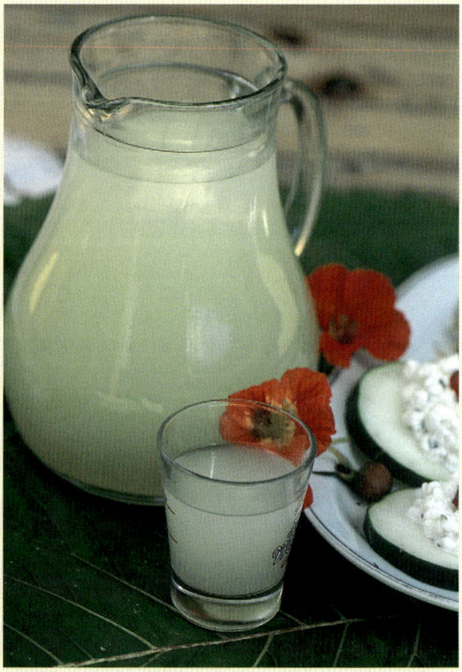

Sowohl innerlich als auch äußerlich angewendet fördert Molke das Erscheinungsbild unserer Haut

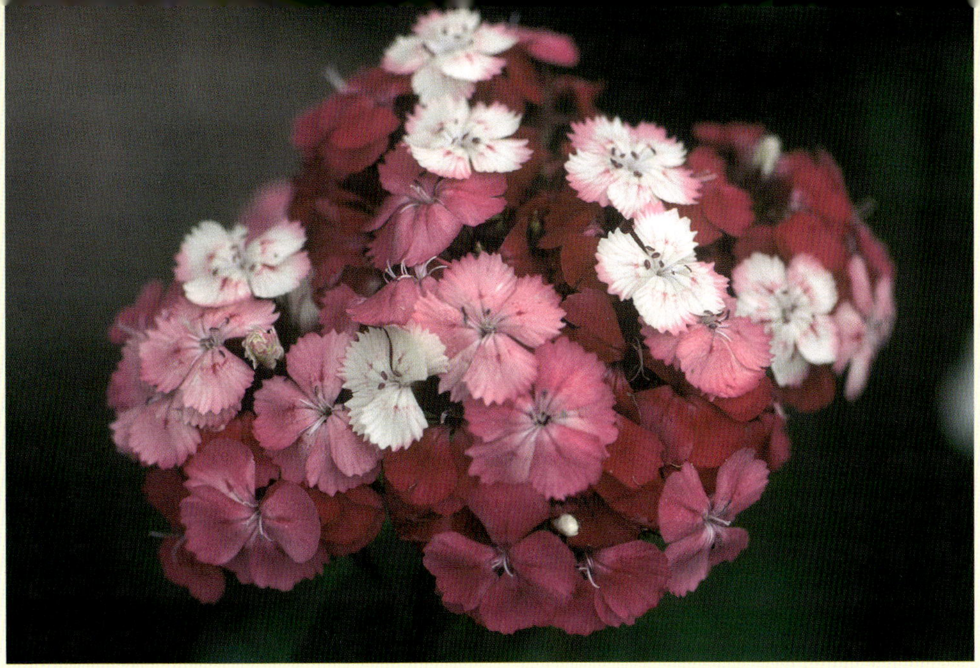

Die farbenprächtige Bartnelke ist eine dankbare Gartenpflanze, weil sie sehr pflegeleicht ist

Wenn man Füße darin badet, werden alle Schrunden verschwinden, da die Molke mit ihren Inhaltstoffen auf die Haut günstig wirkt.

Ganzkörperpflege

Ein einfaches Hausmittel zur Hautpflege ist Olivenöl mit Salz vermischt: Wenn man damit das Gesicht, den Körper oder nur die Hände einreibt, wird die Haut fein, glatt und gut gereinigt. Wenn man von Haut spricht, sollte man auch erwähnen, dass insbesondere die Hände und die Füße eine wichtige Rolle spielen: Alle Nervenausläufer sind in den Händen und Füßen. Daher bedarf es einer besonderen Pflege dieser Körperteile, da dadurch auch die Organe angeregt werden.

Öl für die Fußhaut

Optimal für diese wichtige Körperpartie ist Juniperusöl (das ist ein ätherisches Öl aus Wacholderbeeren). Am besten in der Apotheke besorgen.

Bäder mit Kräutern und anderen Zusätzen

Durch die Zugabe von Natron, Salz oder Kräuterbadeöl können Reize gesetzt werden, die dem Körper einfach gut tun.

Als ich selber einmal starke Kreuzschmerzen hatte, hat mir ein Vollbad mit 600 g Salz bei 37°C Wassertemperatur sehr schnell die Entzündungen beseitigt.

◆ Rezept: Badeöl

Zutaten und Zubereitung: 5-8 EL Kräuter auf 200 ml Olivenöl 3 Wochen ziehen lassen, täglich schütteln. Als Kräuter kommen hier Ringelblumen, Käsepappel, Lavendel und Stiefmütterchen in Frage.

Petersilie für die Augen

Um schöne Augen zu bekommen oder um sie zu reinigen kann man das altbekannte Gewürz Petersilie heranziehen: Petersilie kochen, 20 Minuten ziehen lassen, in eine Eiswürfelform geben und im Tiefkühlschrank einfrieren.

Bei geröteten und/oder geschwollenen Augen einen Würfel herausnehmen und damit über die Lider wischen.

Hautpflege von innen

Das Wichtigste: Viel trinken!

Die Haut ist wie erwähnt unser größtes Ausscheidungsorgan. Auch bei diesem Thema kann ich nur zum reichlichen Trinken anregen, denn: Wer viel trinkt, wird nicht austrocknen. Wenn man bei Neumond viel trinkt, kann man optimal die Hautausscheidung begünstigen. An diesem Tag empfiehlt es sich auch in besonderem Maße, viel Obst zu essen.

Reinigung mit Fenchel

Wer nicht schwitzen kann, versäumt eine sehr gute Möglichkeit zur Selbstreinigung. Die Poren könnten verstopft sein – darum vor jeder Mahlzeit 1 Tasse Fencheltee trinken.

Inhalieren

Auch das Atmen und die Lunge sind sehr wichtig für die Reinigung von innen. Man kann zum Beispiel inhalieren: in eine Thermoskanne heißen Hauswurz- oder Ringelblumentee eingießen und daraus den Dampf bequem einatmen.

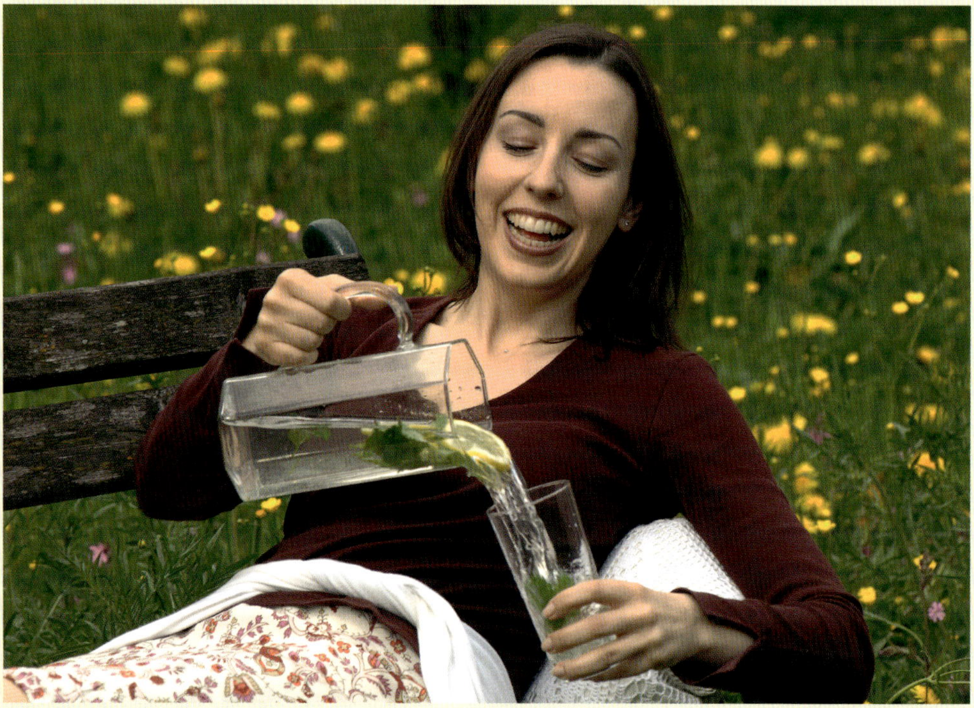

Viel trinken ist gesund!

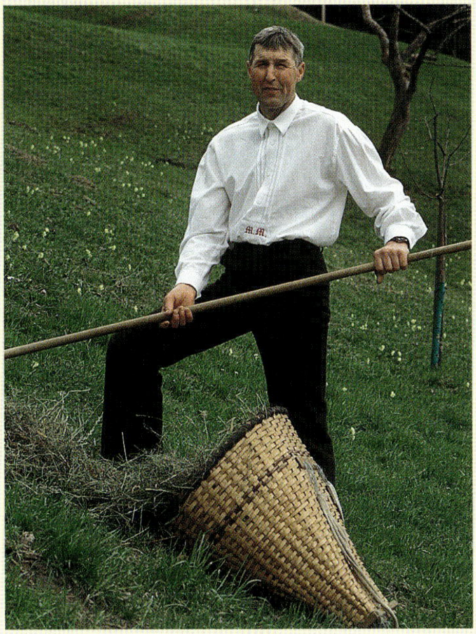

Der Biobauer bei der Heuernte

◆ Rezept: Wohlfühltee

Will man sich mit einem ganz besonderen Tee verwöhnen, der außerdem schmeckt wie ein chinesischer Tee, heilsame Wirkung hat und auch noch billig ist, halte ich die folgende Mischung für optimal; sie ist auch einfach zu sammeln. Man nehme zu gleichen Teilen:

- Brombeerblätter
- Huflattichblätter
- Waldmeisterblätter
- Erdbeerblätter

Auch Kinder können diesen Tee jederzeit als Frühstückstee genießen und trinken.

Hautpflege über die Nahrungsaufnahme

Auch rohe Haferflocken auf Salz oder Müsli regen die Entgiftung an. Haferflocken binden die Giftstoffe im Körper, und so können diese besser ausgeschieden werden.

Buttermilch oder Sahne kann man Kräuter mit milchigem Saft zusetzen (wie z.B. Löwenzahn). Die Haut wird rein gehalten oder verbessert und die Verdauung angeregt.

◆ Rezept: Tee für die Reinigung der Haut über das Blut

Zutaten:
100 g Stiefmütterchenkraut
50 g Brennnesselkraut
30 g Holunderblätter
30 g Klettenwurzel
Zubereitung: 1 Teelöffel dieser Mischung pro Tasse mit heißem Wasser übergießen, kurz ziehen lassen (etwa 3 Minuten) und ca. 14 Tage lang 2 Tassen am Tag trinken.

Häufige Beschwerden und was wir dagegen tun können

Hautausdünstungen

Wer darunter leidet, schiebt das Problem gerne auf die Leber. Es ist auch ratsam, bei diesem Thema den Darm mit einzubinden. Entweder Natron trinken oder Darmeinläufe mit Salzwasser, Natronwasser oder nur Wasser machen.

Trinke viel heiße Milch in kleinen Schlucken. Brot sollte zweimal, also nach dem Backen nochmals wie Zwieback gebacken werden. Wenn der Darm wieder besser arbeitet, kann man das Gleiche wiederholen.

Schorf

Bei diesem Problem abends heiß waschen und die betroffene Stelle über Nacht mit einem Tuch mit geschlagenem Dotter verbinden. Morgens wieder heiß waschen und mit Eukalyptusöl einreiben. Nach 2 Tagen wiederholen. An den folgenden Tagen morgens mit 1/2 Teelöffel Schwefelpulver trocken einreiben.

In der Kräuterkunde kennt man einige Kuren, die zur Bekämpfung von Schorf gut geeignet sind. Folgende Kräuter können helfen:

1. *Ackerstiefmütterchen:* 3 Tassen Tee am Tag trinken, und zwar 6-8 Wochen lang. Auch Umschläge können gemacht werden.
2. *Brennnessel:* 2 x am Tag eine Tasse, ca. 3-5 Minuten ziehen lassen. 6 Wochen lang trinken.
3. *Löwenzahnwurzeln:* 2 x am Tag eine Tasse, ca. 3 Minuten ziehen lassen. 6 Wochen lang trinken.

Hautunreinheiten

Auch hier kann man die betroffenen Partien mit Schwefelpulver mit abgekochtem Öl einreiben.

Fußschweiß

Wer unter Fußschweiß leidet, kann es mit Schwefelpulver versuchen oder Salbeitee trinken. Außerdem empfiehlt sich als Pflege Basenpulver.

Wunden

Alle Wunden auf der Haut werden mit Arnika abgetupft – alternativ kann man auch homöopathische Arnika-Globuli einnehmen.

Bei Wunden an den Füßen Käsepappeltee und/oder Sanikelkrauttee ins Badewasser geben.

◆ Rezept: Hilfe bei Akne

Hier hilft Gundelreben-Tinktur zum Abtupfen.
Zubereitung: In einem Glas 1 Teil Gundelrebenblätter (frisch) mit 2 Teilen Alkohol 3 Wochen einlegen. Auch die Apfelessig-Variante, die ich im März vorgestellt habe, eignet sich sehr gut,

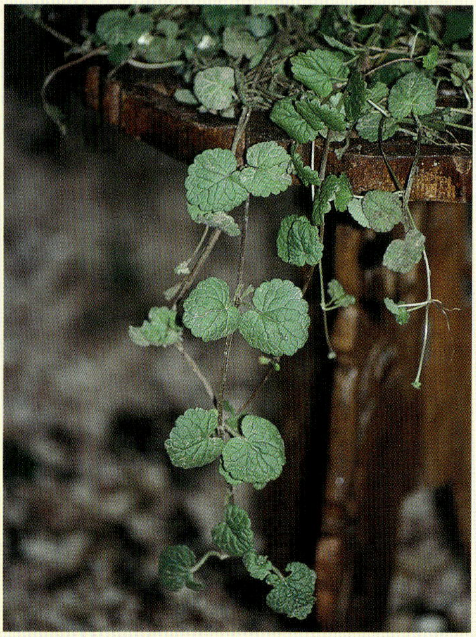

Freundin unserer Jugend:
Gundelreben-Tinktur hilft gegen Akne

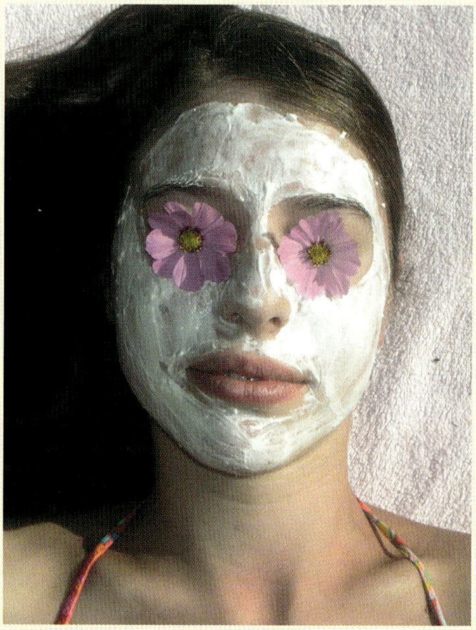

Gelegentliche Gesichtsmasken
nähren und entspannen die Haut

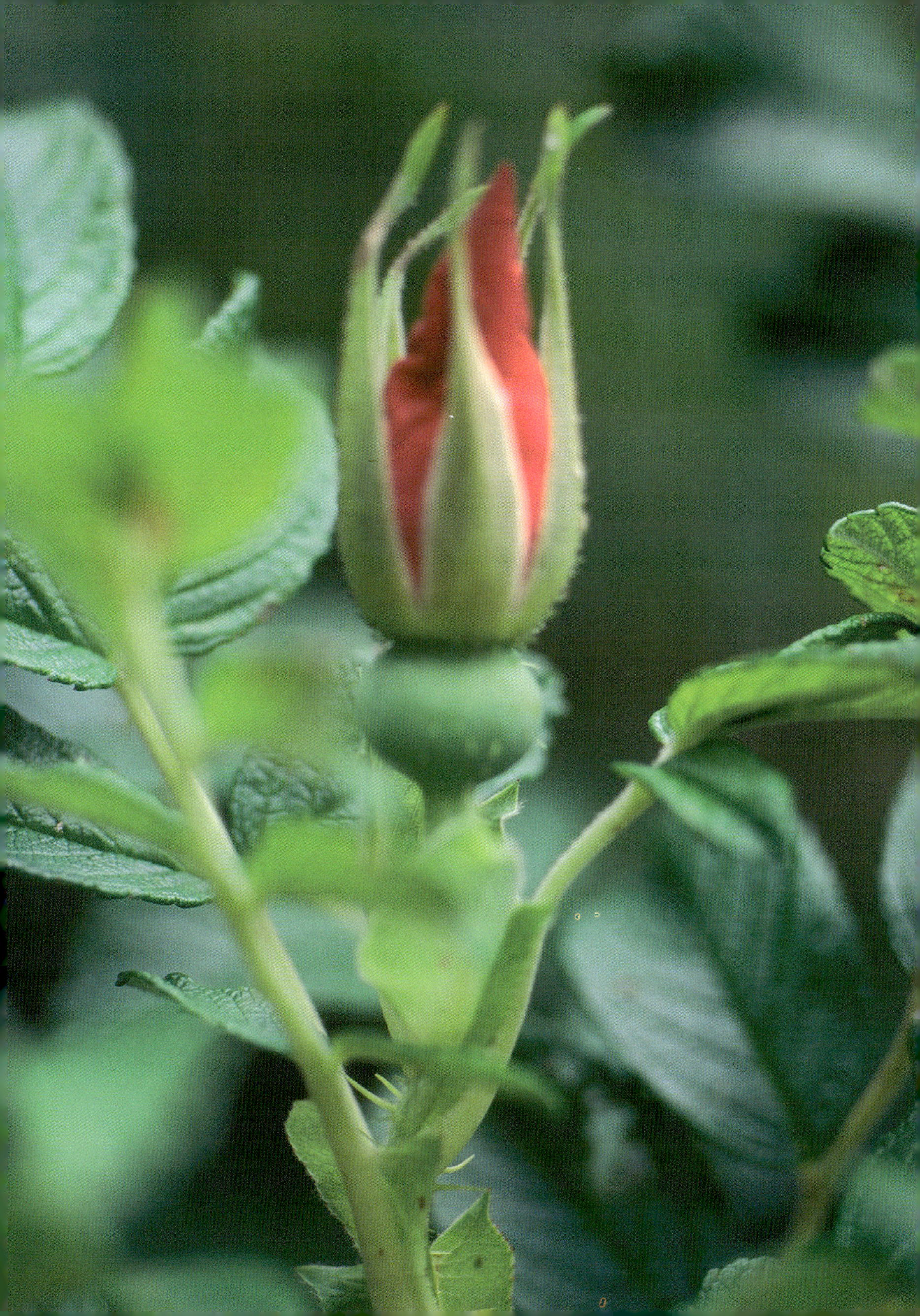

sie ist in der Anwendung sogar etwas angenehmer.

Akne ist ein Thema, das fast jeden Jugendlichen, aber auch viele Erwachsene belastet. Heute ist bewiesen, dass Oregano-Öl antibakteriell und besonders gut bei Akne wirkt. Aber Vorsicht, man darf es nie pur verwenden, denn gerade im Gesicht kann auch nur ein kleiner purer Tropfen zu heftigen Reizungen führen! Also immer stark verdünnt in Salben oder in Öl (es würde auch Olivenöl gut gehen) verwenden.

Hier noch eine homöopathische Maßnahme gegen Akne: Hepar sulf. D10 Globuli (3 x 3) einnehmen.

Flechten und Fußpilz

Ein Fußbad aus Stiefmütterchen und Storchenschnabel eignet sich. Oder die befallenen Stellen mit Molke betupfen. Danach mit einer Creme einfetten.

Bei Fußpilz verwenden wir außerdem die Kapuzinerkresse: das Blatt zerquetschen und über Nacht zwischen die Zehen stecken.

Kindertipp: Flechten und Ausschlag

Bei Flechten und Ausschlag können verschiedene Kräuter verwendet werden. Ich empfehle für Kinder folgende:

- Kümmel
- Tannensprossen
- Quendel
- Käsepappel
- Wacholder
- Stiefmütterchen
- Storchenschnabel
- Salbei
- Mistel

Nagelfäule

Bei Nagelfäule Meerrettich-Tinktur (= Kren-Tinktur) verwenden.

◆ Rezept: Harzsalbe für Schrunden

Zubereitung: Baumharze Lärche, Fichte usw. mit 90% Alk auflösen und 15 % zur Salbengrundlage einrühren

Cellulite

Unter Cellulite verstehen wir im Grunde zwar nichts anderes als Wasseransammlungen im Fettgewebe, aber gerade diese sind hartnäckig und schwierig zu entfernen. Die Mischung von Kalzium und Natrium in den Lebensmitteln muss stimmen. Diese Stoffe sind beispielsweise in Spinat enthalten.

◆ Rezept: Creme gegen Cellulite

1. *Variante:* 1 Hand voll Efeublätter und -triebspitzen zerkleinern. 20 g auf 100 ml 40%igem Alkohol 2 Wochen ziehen lassen. Diesen Ansatz in eine Salbengrundlage einrühren.
2. *Variante:* Efeublätter und -triebe mit Milch aufkochen (sehr wenig zubereiten) und damit eincremen.

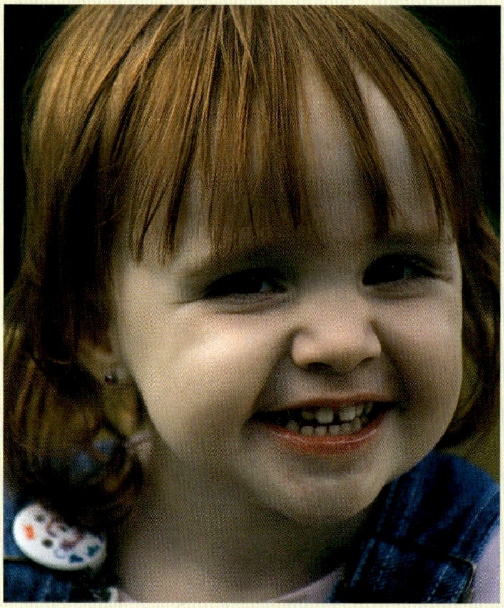

Auch Kinderhaut muss manchmal verwöhnt werden

Eiteransammlungen von den Talgdrüsen der Haut

Gute Erfolge sind mit Breiumschlägen zu erzielen. Die Umschläge werden über Dampf erwärmt und aufgelegt. Es kommt am besten gequetschte Leinsamenkleie und darauf eine Schicht Salbei in die Umschläge.

Muskelschmerzen

Wenn man von Schmerzen geplagt wird, ist die Bügeleisenmethode eine sehr einfache und effektive Hilfe: Man cremt die schmerzende Stelle ein (aber nur dort, wo wirklich Schmerzen auftreten) und legt ein mit Öl getränktes Tüchlein darauf. Darüber kommt noch ein Tuch. Mit dem warmen Bügeleisen (auf niedrigster Stufe eingestellt) bügeln. Da das Öl durch die Wärme verdünnt wird, geht es besser in die Haut und kann schneller helfen.

Mein Freizeittipp: Nordic Walking

Nordic Walking ist ein ganz moderner Begriff, aber die sportliche Betätigung, die er beschreibt, gab es im Grunde schon immer. Anstelle der heute bekannten Stöcke wurden früher zwei Nussstöcke zur Unterstützung des Körpers mitbewegt. Die Vorteile sind die erhöhte Lungenausdehnung durch das Halten der beiden Stöcke und die Abfederung der Gelenke. Eigentlich hat man das also früher auch schon gewusst. Auch heute sollte man es einmal versuchen – ob mit Nuss- oder Metallstöcken ist egal, Hauptsache, wir bleiben in Bewegung.

Rund um den Garten

Natürlicher Pflanzenschutz

Gerade mit Pflanzenjauchen und -tees lässt sich im Garten einiges bewirken. Jauche wird grundsätzlich folgendermaßen hergestellt: Tee entweder gleich überbrühen und 20 Minuten ziehen lassen oder zunächst 24 Stunden lang kalt ansetzen, dann aufkochen, 15 Minuten oder länger ziehen lassen und verdünnt verwenden. Die Pflanzen damit ansprühen.

Man kann auch Wasser in ein großes Fass geben, die Kräuter in einen Seidenstrumpf stopfen und ins Fass hängen und mit Steinmehl bestäuben, damit es nicht stinkt.

Jauchen aus verschiedenen Pflanzen

- Kapuzinerkresse
  Einsatzgebiet: bei Obstbäumen, speziell im Frühling, bei Blutläusen.

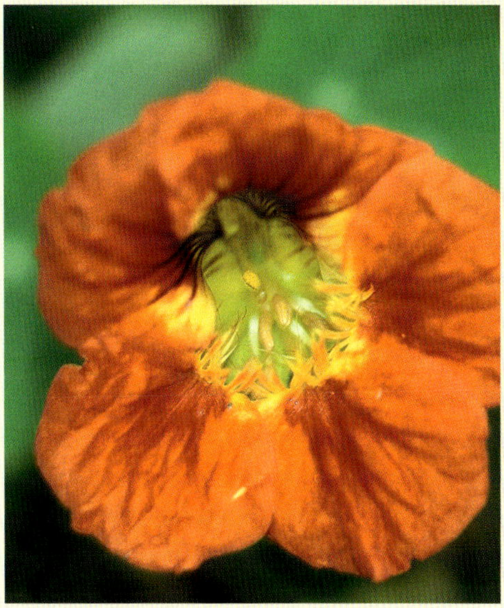

Kapuzinerkresse kann auch im Salat oder auf einem Butterbrot verzehrt werden

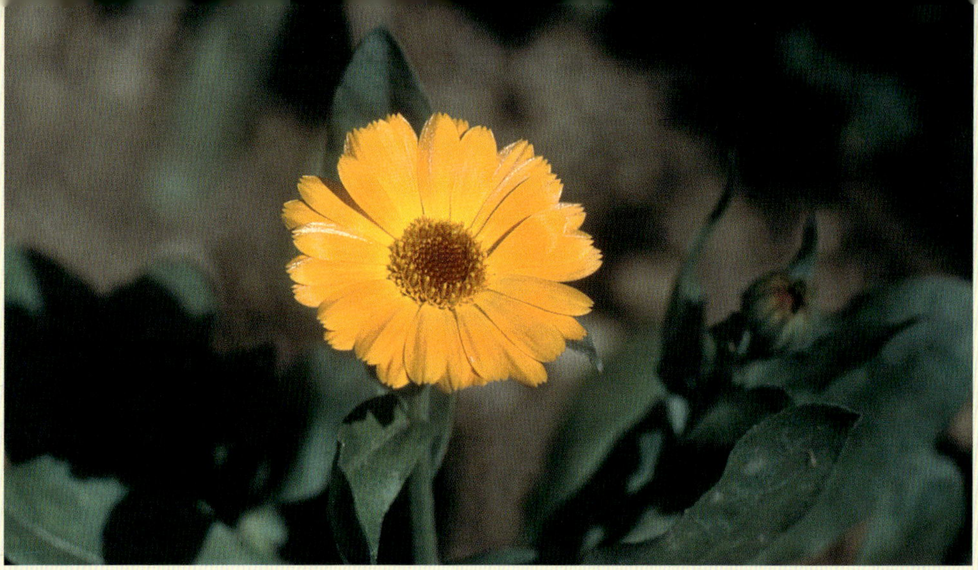

Ringelblumen eignen sich nicht nur für Salben und Cremes, sondern auch für Öle und Tees. Mit ihnen lässt sich außerdem Jauche herstellen

Zubereitung: 24 Stunden stehen lassen, danach einmal aufkochen, 15 Minuten ziehen lassen, abseihen. Unverdünnt verwenden.

- Ringelblume
  Einsatzgebiet: dient zum Düngen und Vorbeugen bei Gemüse, Obst, Blumen, Kräutern.
  Zubereitung: Ringelblumen in Damenstrumpf stopfen (so voll wie möglich), in ein Fass mit 100 Liter hängen, 3 Wochen vergehen lassen, Steinmehl dazugeben (zum Binden des Geruchs), ab 3 Wochen verwendbar. 1:10 verdünnen.

- Schafgarbe
  Einsatzgebiet: Vorbeugung gegen Pilze, wehrt Insekten ab.
  Zubereitung: 20 g Schafgarben mit 1 Liter kochendem Wasser überbrühen, 20 Minuten ziehen lassen. Unverdünnt verwenden. Man kann auch einen Kaltansatz machen und diesen über Nacht stehen lassen – dann vor der Anwendung 1:10 verdünnen.

- Wermut
  Einsatzgebiet: bei Läusen, Raupen, Ameisen, Säulenrost an der Johannisbeere.
  Zubereitung: siehe Ringelblumenjauche. Unverdünnt verwenden.

- Farnkraut
  Einsatzgebiet: im Frühling für Blattläuse, nach dem Winter bei Schild- und Blutläusen, Pilz- und Rostbefall (bei diesem Problem unverdünnt verwenden).
  Zubereitung: siehe Ringelblumenjauche. 1:10 verdünnt verwenden.

- Holunderblätter
  Einsatzgebiet: bei Wühlmäusen im Frühling und im Herbst.
  Zubereitung: siehe Ringelblumenjauche. Unverdünnt verwenden.

- Kamille
  Einsatzgebiet: fäulnishemmend, für den Kompost.
  Zubereitung: 20 g Kamille mit 1 Liter heißem Wasser übergießen, 20 Minuten ziehen lassen. 1:5 verdünnen und auf den Kompost schütten.

- Knoblauch
  Einsatzgebiet: zum Vorbeugen bzw. Kräftigen der Pflanzen, gut für das Mischen mit anderen Pflanzen geeignet.
  Zubereitung: siehe Ringelblumenjauche. 1:10 verdünnen.

- Zwiebel
  Einsatzgebiet: bei Pilzerkrankungen, für Erdbeeren, Kartoffeln, Johannisbeeren, Obstbäume.
  Zubereitung: 75 g Zwiebeln in 10 Liter Wasser 20 Minuten ziehen lassen. Unverdünnt verwenden.

- Kohlblätter
  Einsatzgebiet: bei Erdäpfelflöhen, für Kohl.
  Zubereitung: siehe Ringelblumenjauche. 1:5 verdünnen.

- Rhabarberblätter
  Einsatzgebiet: einfacher Tee bei schwarzen Läusen und Lauchmotten, den Kaltansatz gegen Läuse und Raupen.
  Zubereitung: mit 50 g Blättern auf 3 Liter Wasser einen Tee zubereiten. Unverdünnt verwenden. Oder 1 kg frische Blätter mit 10 Liter Wasser über Nacht kalt ansetzen, danach kurz aufkochen lassen und 1:5 verdünnen.

- Pflanzen für eine Jauchenmischung
  Geeignete Kräuter: Beinwell, Zinnkraut, Brennnessel, Baldrianblüte
  Einsatzgebiet: vorbeugend gegen Pilzerkrankungen, Mehltau, Rost, zur Düngung und allgemein zur Gesundheitsvorbeugung. Brennnesseljauche nicht für Zwiebeln und Bohnen verwenden!

Ausgefallene Spritzmittel für den Biogartenbau

Die Zutaten für die folgenden Rezepte sind in Apotheken und Fachdrogerien erhältlich.

- Schmierseife
  Einsatzgebiet: Spiritus wirkt sehr stark auf die Wachsschicht der Insekten, beispielsweise bei Schild-, Woll-, Blutläusen.
  Zubereitung: 300 g Schmierseife in 10 Liter heißes Wasser geben, 0,3 Liter Spiritus zusetzen.

- Schwefelleberlösung
  Einsatzgebiet: bei Pilzinfektionen an Obstgehölzen (3 x im Jahr spritzen, nämlich im April, Mai und Juni), bei echtem Mehltau, Schorf und Schrotschusskrankheit.
  Zubereitung: 40 g Schwefelleber in 10 Liter Wasser auflösen. Unverdünnt spritzen.

- Kaliumpermanganat
  Einsatzgebiet: hemmt Schorf und Rostpilze, wirkt auch desinfizierend (z.B. bei Feuerbrand).
  Zubereitung: 2 g Kaliumpermanganat in 10 Liter Wasser auflösen. Unverdünnt spritzen.

- Alaunlösung
  Einsatzgebiet: wirkt gegen Läuse, Raupen und Schnecken. Vor der Ernte im Gemüsegarten einsetzen. Das Gemüse muss gut abgewaschen werden, weil es sonst sauer wird (das Spritzmittel ist aber nicht giftig).
  Zubereitung: 30 g Alaun in 1 Liter kochendem Wasser auflösen, mit 9 Liter aufgießen (ergibt insgesamt 10 Liter).

- Magermilch oder Molke
  Einsatzgebiet: über Tomaten (bzw. allgemein Früchte) sprühen, regelmäßig vor Wachstumsbeginn (1 x die Woche), gegen Blatt- und Pilzerkrankungen.
  Zubereitung: 1 Liter Magermilch oder Molke mit 1 Liter Wasser vermischen.

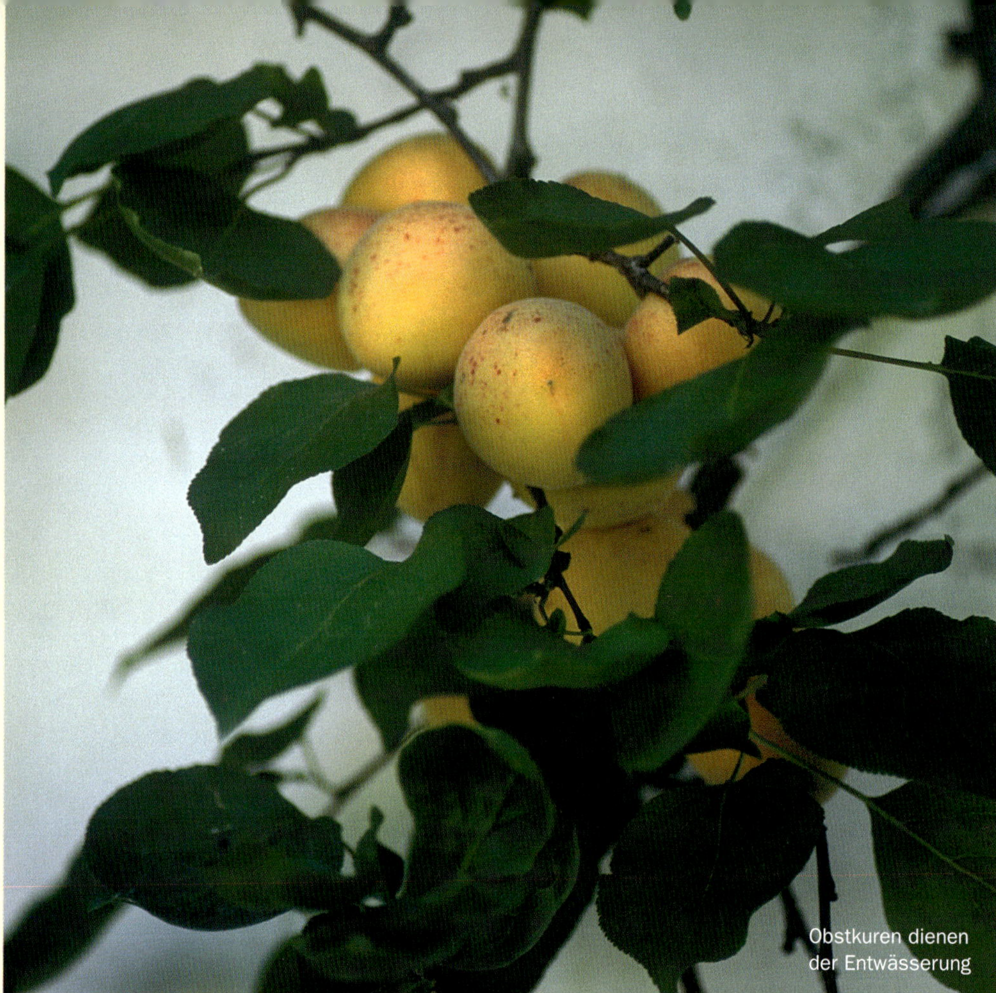
Obstkuren dienen der Entwässerung

August: Der Monat des Ausleitens

Stärkung der Blase und des „Wunderorgans" Niere

Die Niere ist ein Organ, das die festen, giftigen Abfallprodukte des Körpers zusammen mit der Leber aus dem Körper zu schaffen vermag. Wenn unsere Niere nur zwei Tage nicht mehr arbeiten würde, wäre unser Körper sofort vergiftet. Der Ausspruch „Es hat sich mir etwas auf die Nieren geschlagen" kann und soll wohl zum Nachdenken veranlassen. Das ist zwar bildlich gesprochen, aber was die Niere so alles reinigen und ausscheiden muss, darf nicht außer Acht gelassen werden. Blase und Niere sind zwei Organe, die wir oft vergessen, aber wieder ernster nehmen sollten.

Wissenswertes über die Nieren

Eine beispiellose Filtermaschine

Dass die Nieren von alters her als „elegantes Eingeweide" bezeichnet wurden, hat seinen Grund darin, dass es als Wunderorgan angesehen wurde. Die Niere ist die eine mächtige Filteranlage im Körper: Jeden Tag werden 175 Liter (!) gefiltert, aber man bedenke, dass in der Stunde nur 1/4 Liter verarbeitet werden kann. Also regelmäßig und ständig trinken, aber nicht zu viel auf einmal, denn das kann die Niere schlecht bewältigen. Durch die heutige Zeit wird gerade die Niere sehr stark beansprucht. Man sagt dem weißen Zucker gerade in Bezug auf die Niere, der er sehr zusetzen soll, nichts Gutes nach. Gegenvorschläge stelle ich weiter unten vor.

Gesundheit durch ausreichende Flüssigkeitszufuhr

Das Thema Flüssigkeit ist hier ein großes Thema. Die so genannte Neutralflüssigkeit ist Wasser, ähnliche Eigenschaften haben aber auch dünne Tees, und auch Mineralwasser gehört zu den günstigen Flüssigkeiten. Deshalb bemühe ich mich bei meinen Vorträgen, alle zum Teetrinken zu motivieren. Die Ziehzeiten des Tees sollten dabei nicht zu lange sein.

Kaffee und schwarzer Tee sind jedoch Genussmittel und dürfen nicht zur Flüssigkeitsaufnahme gezählt werden. Da man dies schon früher wusste, reicht man seit langer Zeit in den Kaffeehäusern Wasser dazu. Auch beim chinesischen und indischen Tee muss man noch zusätzlich Wasser trinken, da diese Tees sehr viele Säuren in sich haben. Zur Flüssigkeitsaufnahme gehören auch nicht Milch, Obst und Gemüsesäfte, denn das alles sind schon Lebensmittel.

Gerade bei Bergwanderungen von 5 bis 8 Stunden verliert man 1 bis 3 Liter Wasser, und das muss unbedingt ausgeglichen werden.

Die Niere und ihre Partner

Fast niemand weiß, dass die Niere auch das Organ der Libido ist: Alle Kräuter, die in Zusammenhang mit der Niere gebracht werden, wirken auch positiv auf das Liebesleben.

Die Niere soll zusammen mit der Leber alles Fremde aus dem Körper bringen. Überlieferungen zufolge verarbeitet die Leber die Nahrung und die Lunge den Atem, weswegen eine Schwäche dieser beiden Organe die Bereitschaft zu Entzündungen und zu Allergien zur Folge hat.

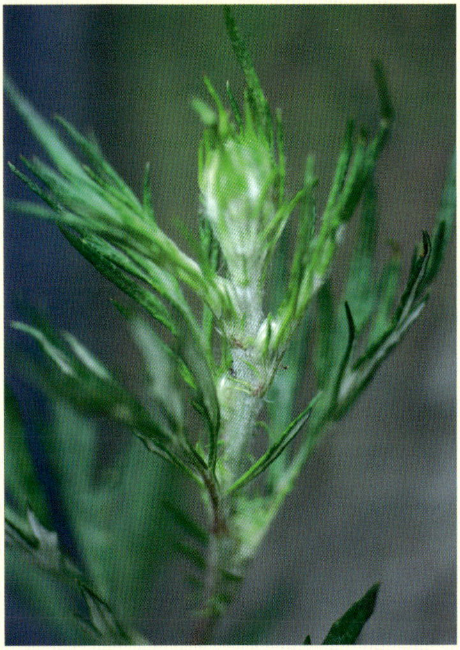

Beifuß bietet Unterstützung gegen allerlei Wehwehchen und sollte in keinem Garten fehlen

Gesunde Nieren sind wichtiger als Modetrends

Schon meine Oma und meine Mutter haben uns Kinder immer gewarnt vor den nackten Nieren, die sehr rasch auskühlen. Solche vermeintlichen Kleinigkeiten führen schnell zu einer Schwäche der Nieren, also etwas Vorsicht bei der Wahl der Mode. Zum Schluss bereut man es im Alter doch, obwohl man das in der Jugend nicht immer glauben kann und nicht gerne darüber nachdenkt.

Alles, was Niere und Blase brauchen

Kräuter für die Niere

Es gibt also mehrere Pflanzen, die für dieses Organ sehr geeignet sind:

- Rosmarin
- Himbeere
- Bärentraube (Blätter)
- Bruchkraut
- Attich (Wurzel)
- Hagebutte (Frucht)
- Goldrute
- Labkraut
- Odermennig
- Maggikraut (Wurzeln)
- Eiche (Rinde)
- Petersilie (Samen und Wurzeln)

Alle diese Kräuter können einzeln oder in Mischungen für Tees u.a. verwendet werden.

„Nierenblätter"

Es ist auch interessant, dass es Blätter gibt, die die passende Signatur aufweisen, die also nierenförmig sind: Dazu gehören der Knöllchen-Steinbrech am Berg, der homöopathisch bei Blasengries und Nierensteinen verwendet wird, und die Kapuzinerkresse, die von Dr. Max Amann als Breitbandantibiotikum bezeichnet wird.

Mein persönlicher Tipp: Die Kapuzinerkresse

Besonders ans Herz legen möchte ich allen, der Kapuzinerkresse eine Chance zu geben. Sie bekämpft Bakterien, die in Blase und Nieren immer wieder Probleme machen. Sie sollte aber sehr regelmäßig genommen werden – dann kann die Pflanze einiges bewirken. Garantie gibt es aber nirgends. Ich empfehle immer, es einfach auszuprobieren und somit selber in die Hand zu nehmen.

◆ Rezept: Ein idealer Nieren- und Blasentee

Zutaten:
10 g Birkenblätter
25 g Hauhechelwurzel
25 g Liebstöckelwurzel
20 g Goldrute
20 g Wacholderbeeren
Zubereitung: Mit der Teemischung über Nacht einen Kaltansatz machen, am Morgen aufkochen und 1-2 Tassen am Tag trinken. Diesen Tee sollten keine Personen trinken, die schwanger sind oder entzündliche Nierenleiden haben!

Eine andere Möglichkeit

Eine Tasse Petersilien- und Selleriesamentee mit 1 Esslöffel Zitronensaft ist ebenfalls ein gutes Nieren- und Blasenmittel.

◆ Rezept: Nierentropfen

Zutaten:
40 ml Goldruten-Tinktur
20 ml Brennnessel-Tinktur
30 ml Zinnkraut-Tinktur
10 ml Kamillen-Tinktur

Zubereitung: Die genannten Tinkturen vermischen (selbst herstellen oder in der Apotheke in Auftrag geben). Es werden täglich 3 x 20 Tropfen eingenommen (pur oder mit Wasser verdünnt vor dem Essen).

◆ Rezept: Blasentropfen

Zutaten:
20 ml Storchenschnabel-Tinktur
20 ml Zinnkraut-Tinktur
20 ml Kapuzinerkresse-Tinktur
20 ml Echinacea-Tinktur
20 ml Blasenkraut-Tinktur
Zubereitung: Zutaten vermischen oder die Tropfen in der Apotheke bestellen. Pro Tag 3 x 20 Tropfen vor dem Essen verabreichen.

Kindertipp: Homöopathie für die Niere

Kindern gibt man gerne Globuli von Solidago D6 (Goldrute), da es in dieser Form einfach besser zu handhaben ist.

◆ Rezept: Nierenöl

Zubereitung: 200 ml Olivenöl mit Wacholderbeeren, Zinnkraut, Brennnessel sowie Storchenschnabel ansetzen. Letzteres Kraut enthält sehr viel Kupfer und regt die Durchblutung der Niere an.
Dieses Öl wird äußerlich angewendet.

Auch bei Blasenproblemen kann die Echinacea (in Form einer Tinktur) helfen

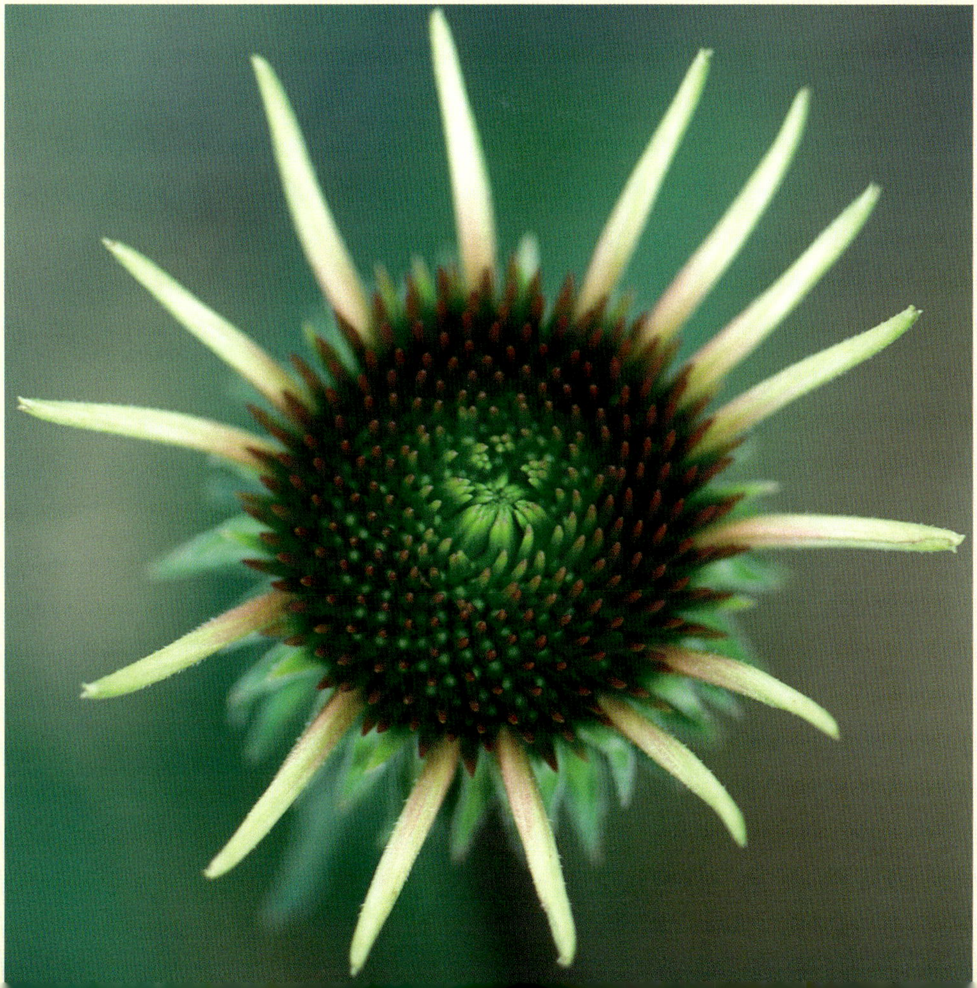

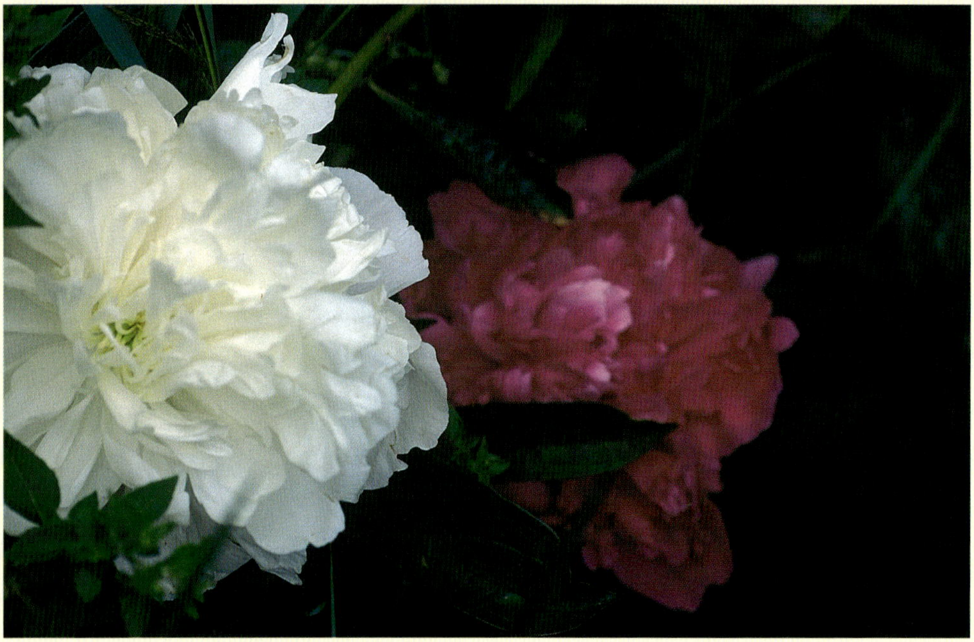

Die Wurzel der prächtigen Pfingstrose hat eine schmerzlindernde Wirkung

Nieren- und Blasenanregung

Auf der Fußsohle kann man gut die Nieren und die Blase aktivieren. Die Firma *Wala* hat dazu eine schöne Salbe entwickelt, und zwar die rote Kupfersalbe, die auf den Fußsohlen und auf der Nierengegend aufgetragen wird.

Natürlich kann man sich selber auch ein Öl zubereiten: Man benötigt dafür Olivenöl oder Mandelöl. Darin Birkenblätter und Zinnkraut ansetzen. Oberhalb der Schamhaare und zwischen den Rippenbögen hinten, an der Beckenschaufel und am Rücken und Nacken mit dem Öl einreiben.

Bäder

Hilfreich sind Sitzbäder mit 37°C (ca. 15-20 Minuten). Entweder mit Zinnkraut oder Brennnessel (auch die Goldrute eignet sich) einen Tee zubereiten und diesen 15 Minuten lang ziehen lassen, bevor er dem Badewasser zugesetzt wird. Oder einfach etwas Salz oder Natron ins Bad geben. Man kann auch ätherische Öle (z.B. Wacholder, Fichtennadel, Lavendelöl oder Heublumenauszug) wie den Tee verwenden.

Wacholderkur

Die Wacholderkur von Pfarrer Kneipp gebe ich immer gerne weiter, weil sie besonders einfach ist. Allerdings muss hier als Voraussetzung genannt werden, dass die Nieren nicht geschädigt sind. Man beginnt mit 2 Wacholderbeeren (gut kauen) und steigert die Dosis jeden Tag um eine weitere, bis 12 Stück am Tag erreicht sind. Dann geht man mit den Beeren wieder um jeweils 1 Stück zurück. Extra gut schmecken die Beeren frisch aus der Natur, wie man sie im Gebirge sammeln kann.

Auch einen Tee mit Wacholderbeeren kann man sich zubereiten: 1 Teelöffel Wacholderbeeren mit kochendem

Wasser überbrühen und 20 Minuten ziehen lassen. Morgens und abends den Tee trinken. Vorsicht, wenn die Niere bereits angegriffen ist, sollte man diesen Tee nicht trinken!

Frischsaftkuren

Es gibt viele Menschen, die sich auf Frischsaftkuren eingeschossen haben. Dabei wird jeweils 3 Wochen lang nur 1 Sorte Saft (von Sellerie, Birke, Wacholder, Löwenzahn, Zinnkraut oder Brennnessel) mit der Beerenpresse oder dem Fleischwolf ausgepresst. Alle diese Frischsäfte verdünnt trinken (verdünnt wird mit Mineralwasser oder Wasser, auch Buttermilch und Molke gehen gut). Am ersten Tag 1 Esslöffel einnehmen und jeden Tag um einen halben Löffel erhöhen. Die Säfte sollten wirklich nicht schnell gewechselt werden, weil das die Niere überfordern würde und keinen positiven Effekt hätte.

Weinsteinkur

Die Weinsteinkur dient dazu, die Nieren zu reinigen. Dem Weinstein sagt man nach, dass man ihn bei allen Beschwerden mit unbekannter Ursache und insbesondere bei Problemen der Niere einnehmen kann.

Für diese Kur 1 Teelöffel Weinstein in ein Glas geben, mit kochendem Wasser aufgießen und gut umrühren. Wenn sich die Flüssigkeit absetzt und klar geworden ist, diese so heiß, wie man es verträgt, trinken. Auf nüchternen Magen hat das Getränk den besten Effekt. Den Rest, der sich abgesetzt hat, gießt man wieder mit kochendem Wasser auf und trinkt das Ganze nach 2-3 Stunden kalt, am besten eine halbe Stunde nach dem Essen.

Diese Kur 10 Tage lang durchführen. Nach einer Pause von 14 Tagen kann sie wiederholt werden.

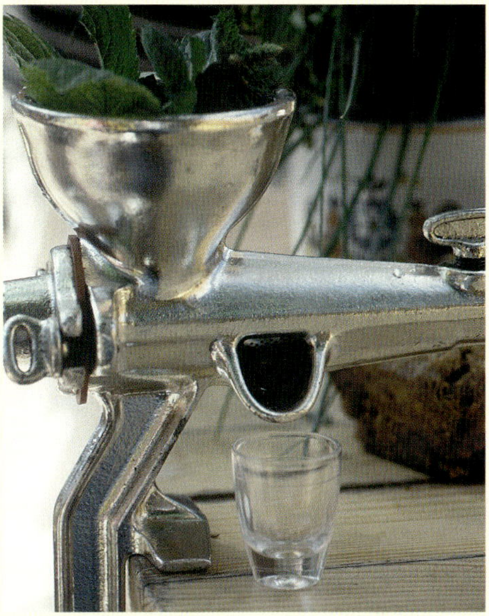

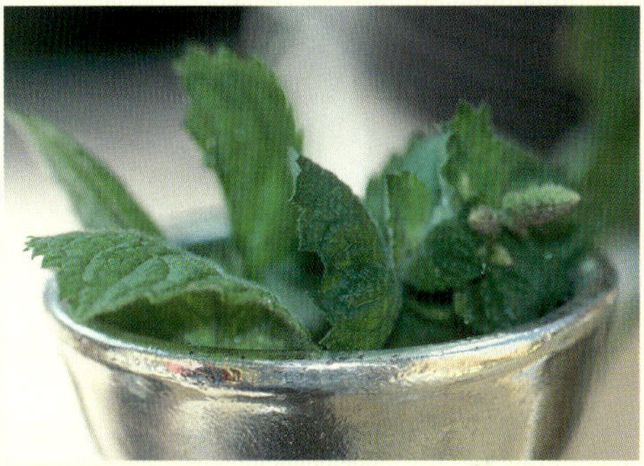

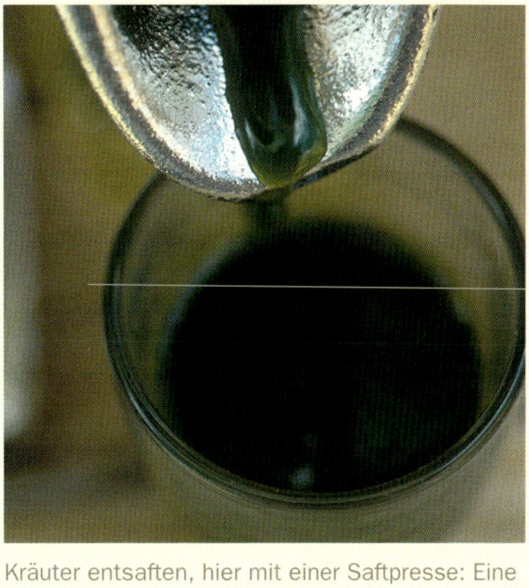

Kräuter entsaften, hier mit einer Saftpresse: Eine Frischsaftkur kann für die Nieren eine Wohltat sein, aber in dieser Frage ist weniger wirklich mehr

Schnelle Hilfe bei alltäglichen Beschwerden

Bei schwacher Blase

Diese sollte sechs Mal entleert werden. Dazu einfach reichlich trinken. Wenn das Entleeren nicht geht, macht man heiße Auflagen mit einem Badetuch. Außerdem drei Mal die Woche mit Natron den Körper einreiben und zwei bis drei Mal die Woche mit Natron oder Borax baden.

Eine wirksame und einfache Methode ist auch die Veränderung der Schlafstellung: Der Unterleib sollte höher liegen als die Schulter und der Kopf, außerdem empfiehlt sich ein hartes Bett.

Bettnässen

Beim Bettnässen gibt es ein einfaches Mittel: ein warmes Fußbad, aber das Wasser darf nur bis zum Knöchel stehen. Danach mit Johannisöl Bauch und gegenüber den Rücken einreiben.

Geschwollene Beine

Bei geschwollenen Beinen kann man 100 g bis 150 g getrocknete Aprikosen essen.

Prostata: Vorbeugung und Unterstützung

Für die Prostata des Mannes haben sich als Vorbeugung die Kürbiskerne sehr bewährt. Wenn jedoch bereits Beschwerden vorliegen, sind die Kleinblütigen Weidenröschen in Teeform eine wertvolle Sache. Also bei den oben genannten Tees einfach noch das getrocknete Weidenröschen dazugeben oder es auch alleine verwenden. Weitere Möglichkeiten zur Pflege der Prostata sind Zitterpappel- und Taubnesseltee.

Bei krankhaften Veränderungen der Prostata wird durch die Vergrößerung oft die Harnröhre verschlossen. Es muss dann innerhalb von 48 Stunden das Übel behoben werden. Hierbei hat man früher immer schon gerne heiße Kräuterdampftücher verabreicht.

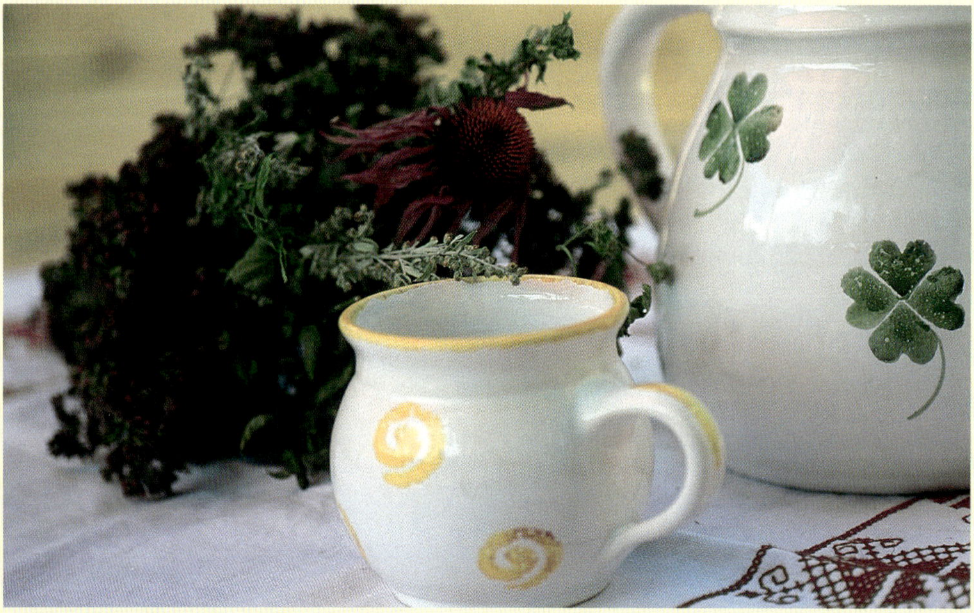

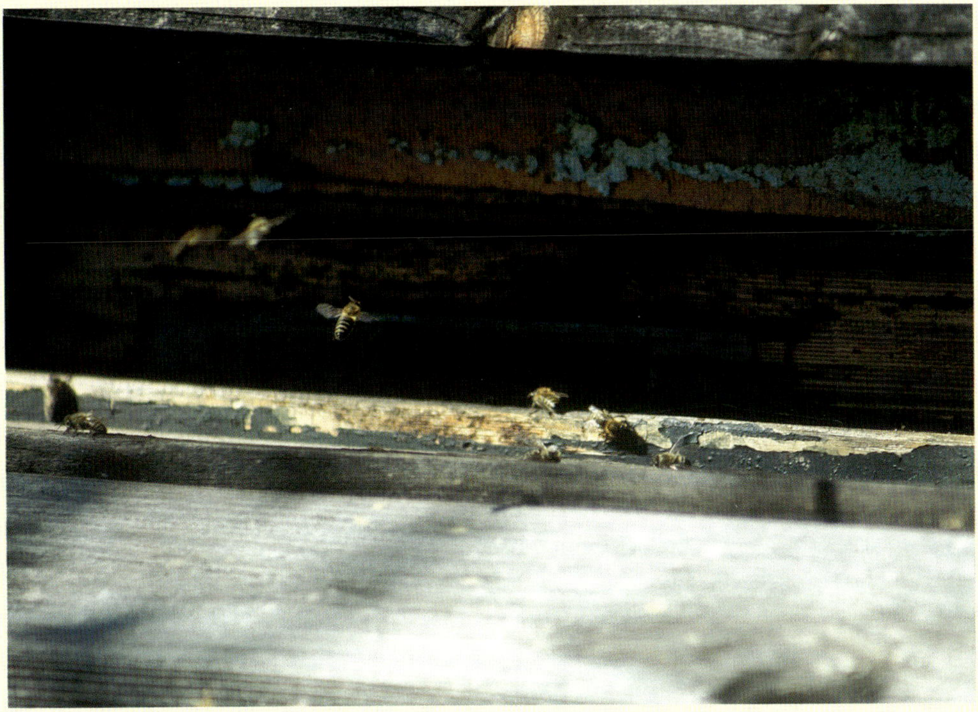

Bienengift (Apis) trägt dazu bei, dass sich Harnsäure nicht mehr so leicht im Körper festsetzen kann

Hausmittel bei Nierensteinen

Natürlich können auch Nierensteine zu einem Verschluss beitragen. Man hat früher bei diesem Problem mit heißen Dauerbädern mit Kräuterzusätzen Linderung verschafft.

Vorbeugen über die Ernährung

Die Frische nutzen

August ist ein Monat, in dem man darauf achten sollte, kein Fett am Körper anzusetzen. Jetzt gibt's Obst und Gemüse von der Sonne gereift und roh ist alles besser als im Topf gekocht. August ist ein Rohkostmonat und sollte auch als Gesundheitsmonat für die Figur betrachtet werden.

An dieser Stelle nur ein Beispiel, wie man diesen Vorsatz in die Praxis umsetzen kann: Zum Frühstück werten Pfirsiche, die den Darm anregen, und Haferflocken den Morgen ganz besonders auf.

Hafer hilft bei so vielen Problemen ...

Hafer wird als Hafertrank sehr gerne eingesetzt, besonders bei Blutstauungen und Blutandrang, bei Brustleiden sowie bei Fieber und juckenden Ausschlägen. Äußerlich sollen Haferstrohbäder bei Gicht und Rheumatismus, Harn-, Nieren- oder Steinleiden und Hautkrankheiten gute Dienste leisten. Das frische blühende Kraut wird als Tinktur gegen Schlaflosigkeit, epileptische Anfälle und Drogensucht (Morphinismus) angewendet.

Zuckerersatz

Als Zuckerersatz kann heute die Stevia (auch als Süßblatt oder Honigkraut bezeichnet) verwendet werden. Das ist eine Zuckerpflanze, die es schon als Pulver und in Tropfenform auf dem Markt gibt. Von der Zuckerkraft her ist sie stärker als der uns bekannte Zucker und gerade bei Menschen, die diesbezüglich etwas aufpassen sollen, eine schöne Ergänzung. Die Blätter der Pflanze können auch frisch oder getrocknet zum Süßen eingesetzt werden, aber die Wirkung ist etwas geringer als in den schon fertigen Produkten.

Gerade der Niere zuliebe sollte man einfach die Naturzuckerarten mehr nützen – dazu gehören getrocknete Weinbeeren, Feigen, Ananas oder Bananen.

Salze

Immer wieder wird auch von den Ärzten gemahnt, dass zu viel Zufuhr von Salzen nicht gesund ist. Es hat sich gezeigt, dass sich das Salz in reiner Form, wie es in den Reformläden erhältlich ist, sehr bewährt hat – man verwende also kein Industriesalz, das sowieso in ausreichender Menge in Fertigmahlzeiten enthalten ist.

Rund um den Garten

Die Kräuterspirale: modern und praktisch

Kräuter in Form einer Spirale anzulegen, ist sehr ansehnlich und gerade vor dem Haus ein besonderer Anziehungspunkt. Doch abgesehen vom Ästhetischen ist die Kräuterspirale auch eine höchst praktische Idee, weil man alle wichtigen Kräuter sehr nahe bei sich hat. Am besten gelingt dies nach Grundsätzen der Permakultur, wenn man die Spirale sehr nahe bei der Küche anlegt, da man dort oft schnell noch Gewürze braucht.

Gerade Kräuter lieben Wärme und eine mit Steinen und Sand gestaltete Kräuterspirale lässt die Kräuter hervorragend sprießen.

Als Durchmesser empfehle ich etwa 2 Meter (je nach Möglichkeiten). Elemente wie Steine, Kies, Sand und Mutterboden (oberste, nährstoffreiche Erdschicht) in einer immer höher werdenden Spirale anordnen. Die unterste Stelle ist immer feucht, und es wird eine kleine Plane eingelegt, um das Wasser etwas zu stauen. Die ersten Pflanzen sind Brunnenkresse und Minze, danach – schon weiter oben – Dill, Petersilie, Kamille, Ringelblumen, Schnittlauch, Schnittsellerie, Koriander, Thymian, Estragon, Salbei und Rosmarin (Letzteren im Topf behalten).

Der Kleine Kräutergarten für den Eigenbedarf

Egal, ob du einen großen Garten, nur wenig Platz oder gar nur einen Balkon dein Eigen nennst – ich kann immer wieder nur empfehlen, dass jeder selbst dafür sorgen sollte, seinen Eigenbedarf an Kräutern befriedigen zu können, weil das Sammeln in der freien Natur recht mühselig ist und nicht alle Pflanzen gepflückt werden dürfen. Überall findet sich ein Plätzchen, wo du einige klug ausgewählte Kräuter unterbringen könntest.

Die von mir immer wieder angepriesenen Universalpflanzen, die den größten Bereich unserer Gesundheitsvorsorge abdecken, sind Brennnessel, Schafgarbe und Ringelblume. Sie lassen sich auch leicht im Blumentopf kultivieren, wobei die Brennnessel meistens zu stark wuchert und vor allem auch in ausreichenden Mengen in der Natur vorkommt. Ebenfalls empfehlenswert sind Gundelrebe, Beifuß und Käsepappel.

Wenn man sich nun für bestimmte Pflanzen entschieden hat, besorgt man sie am besten einfach in der freien Natur, gräbt sie mit der Wurzel aus und schneidet sie auf 15 cm zurück, um sie anschließend einzusetzen (Ausnahme: bei der Ringelblume Samen säen).

Als Gefäße eignen sich ausgehöhlte Holzstämme, Blumentröge aller Art, in Birkenholz eingefasste Kleingärten bzw. Blumentröge (auch aus Ton) – ganz nach dem persönlichen Geschmack. Als Pflanzenerde am besten Erde von Maulwurfshügeln (auf Tirolerisch „Scherhaufen") auswählen, denn Maulwürfe fördern die mineralstoffreichste Erde von unten nach oben. Man kann dieses Ausgangsmaterial mit Kompost oder Mist mischen.

Mit diesen wenigen Pflanzen können wir unser Leben und leichte gesundheitliche Probleme fast vollständig in den Griff bekommen– sofern wir ein bisschen Zeit ins Ansetzen, Ernten und Verarbeiten der Kräuter investieren. Ich möchte einfach zeigen, dass wir auch mit den einfachsten Pflanzen auf kleinstem Raum größte Wirkung erreichen können, wenn wir nur konsequent genug sind.

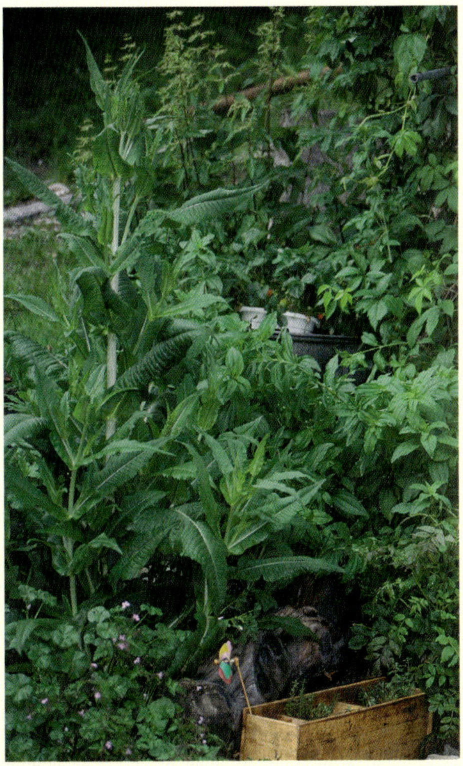

Gewürzkräuter in der Nähe der Küche sind eine praktische Idee. Storchenschnabel und Karde sind weniger bekannte, aber von mir sehr geschätzte Heilkräuter

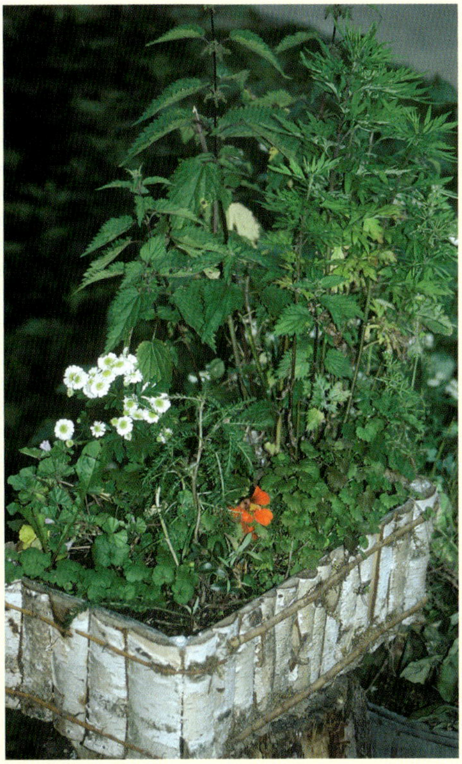

Ein persönliches Anliegen: Den eigenen kleinen Kräutergarten kann ich jedem Haushalt – egal welcher Größe – nur wärmstens empfehlen

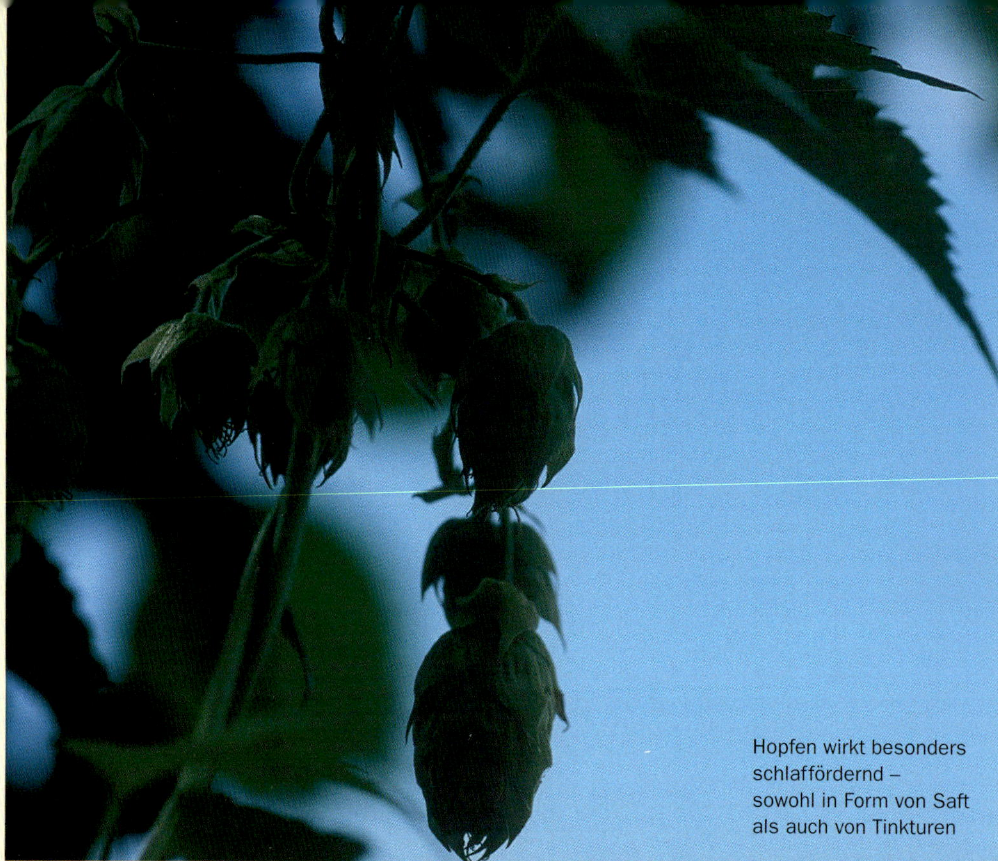

Hopfen wirkt besonders schlaffördernd – sowohl in Form von Saft als auch von Tinkturen

◆ September: Der Monat der Seele

Nerven beruhigen, Schlafstörungen unterbinden und aufgeben, was unruhig macht

Das heutige Leben besteht für viele Menschen aus einer regelmäßigen Überforderung und zunehmenden Angst, das Leben nicht zu meistern. Loslassen ist ein Gesetz der Natur – das sollte uns täglich bewusst werden. Wir können nichts mitnehmen, wenn wir sterben – wir lassen alles auf der Erde zurück. Nur unsere Taten begleiten die Seele.

Das Nervensystem sollte gerade im Alter zwischen 30 und 60 Jahren besonders bewusst gepflegt werden. Der Spruch „Es kann dir an den Nerven zerren/nagen" drückt ja schon wortwörtlich aus, was eine Überforderung der Nerven anrichten kann und wie wichtig dieses Thema für unser Wohlbefinden ist.

Ausgeglichenheit als Idealzustand

Das Problem und ein Lösungsansatz

Dass unser Nervensystem besser und interessanter als jeder Computer ist, möchte ich hier nur kurz erwähnen. Leib und Seele verbinden die Nerven miteinander. Der Begriff „Der hat Nerven wie Stahl“ oder „wie Drahtseile“ ist überall bekannt. Sehr bewundernswert sind Menschen, die sich nicht aus der Ruhe bringen lassen – sie haben die nötige Gelassenheit, die viel Gesundheit mit sich bringt.

Schon Mangel an frischer Luft und Erholung in der Natur, die Ernährung und Genussmittelkonsum spielen bei der Nervenpflege eine große Rolle. Schlafmangel, Kummer, Sorgen, Stress, Überbelastung, Störungen der Schilddrüsenfunktion und Blutarmut führen – gerade bei Frauen – zu Nervenschwäche.

Die Seele baumeln lassen ist gerade in unserer Zeit ein wichtiges Geheimrezept, um sich wieder in Richtung Gleichgewicht zu bewegen.

Eines der ältesten und wirksamsten Nervenmittel und zugleich Stärkungsmittel ist sicher die Gewöhnung an das richtige Atmen. Beim Ein- und Ausatmen den Atem bis zu 20 Sekunden anhalten (dabei sehr tief ein- oder ausatmen) – so wird die Lunge richtig gefüllt.

Gute Nerven durch gute Kräuter

Beim Nervensystem gibt es 3 Arten von Anwendungen:

- *Beruhigende Kräuter*: Baldrian, Hopfen, Passionsblumen, Melisse, Hafer, Lavendel
- *Ausgleichende Kräuter*: Valeriana mexicana (Mexikanischer Baldrian), Kawa-Kawa, Meisterwurz, Ginseng
- *Anregende Kräuter*: Johanniskraut, Goldmelisse

Aus all diesen Pflanzen kann man sich je nach Bedarf und Beschwerden einen Tee zubereiten.

Nervennahrung

Wenn der Zucker müde macht …

Interessant ist, dass man Nahrungsmittel in verschiedene Kategorien einteilen kann, je nachdem, ob sie eher gute oder schlechte Auswirkungen auf das Nervensystem und unsere Lebensenergie

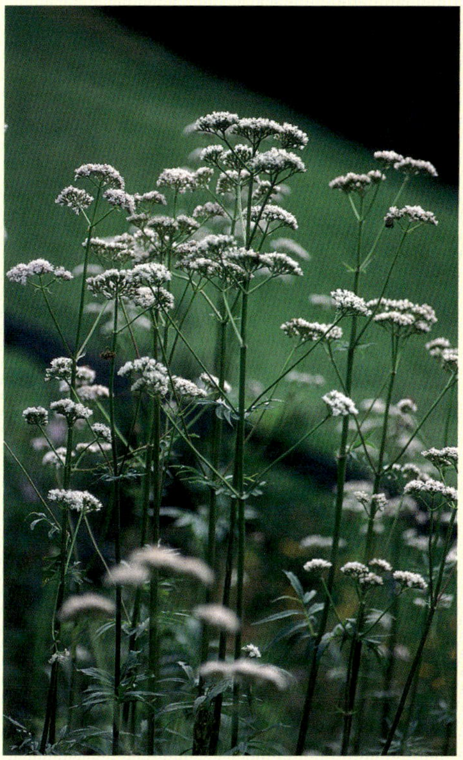

Baldrian beruhigt, doch er sollte nicht zu oft oder zu lange durchgehend angewendet werden

haben. Ein erster Schritt im Kampf gegen Müdigkeit und Erschöpfung sollte darin bestehen, bei der Zusammenstellung unseres Speiseplans ein wenig auf diese Einteilung zu achten.

- *Nicht ermüdende Nahrungsmittel:* Kräutertee, Frucht- und Gemüsesäfte, Milch, Sauermilchprodukte, Getreide, mageres Fleisch, Honig, Salate, gekochtes Gemüse, gute Öle, Trockenobst
- *Mäßig ermüdende Ernährung:* Teigwaren, Kompott, Wein, Bier, Nüsse, Hülsenfrüchte, Butter
- *Stark ermüdende Ernährung:* Zucker und alles, was daraus hergestellt wird, fettes Fleisch und Wurst, grundsätzlich alles Gebratene und Gebackene, Pudding, Spirituosen

Eigentlich spürt man es selbst, wenn man Feldarbeit oder andere anstrengende Aufgaben verrichtet: Wehe, man isst etwas Fettes! Besser ist es, Leichtes zu sich zu nehmen, da die Arbeit einfach besser geht. Man plagt sich sonst enorm ab, wenn man zu schwer isst.

Mit Lebensmitteln kann man die Nerven reizen und einiges falsch machen. Pudding, Eis, süße Limonaden tragen dazu bei. Besondere Reizungen lösen beispielsweise Tee, Kaffee, Kakao, Schokolade, Kuchen und Butterbrote aus. Es wird immer wieder empfohlen, am Morgen mit Haferbrei und Obst zu beginnen.

◆ Rezept: Mein persönliches Lieblingsfrühstück

Zutaten und Zubereitung: 2 Esslöffel gemahlenes Getreide (Dinkel oder Weizen) mit kaltem Wasser anrühren. Dazu gebe ich Honig und Zimt, geriebene Äpfel, Rosinen oder anderes Trockenobst, Nüsse und 1 Esslöffel Braunhirse, die alles in sich hat, was

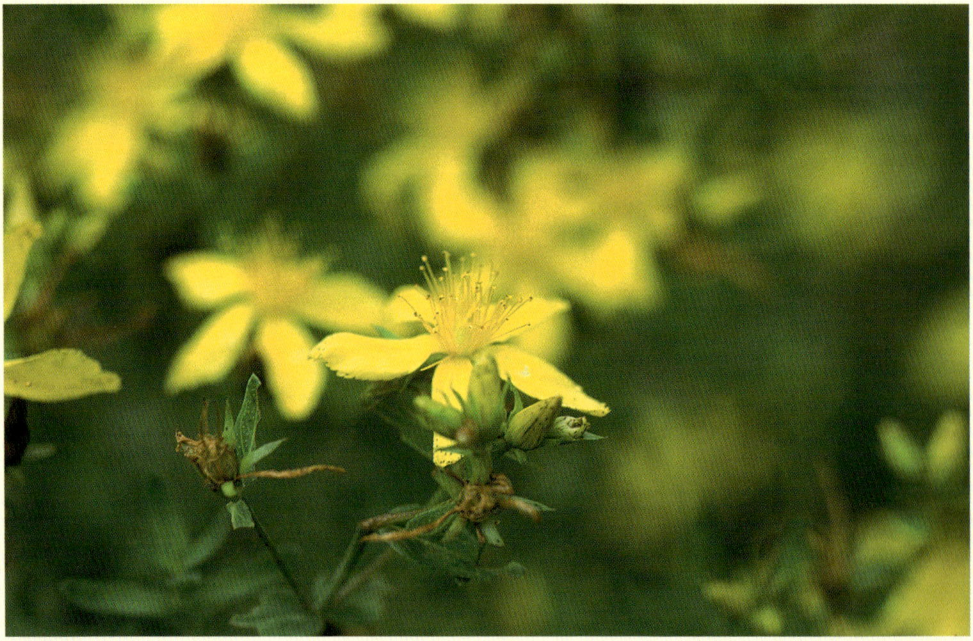

Johanniskraut hellt das Gemüt auf und kurbelt unsere Tatkraft an

der Körper täglich braucht. Dieses Müsli gibt sehr viel Energie und lässt die Nervenkraft wachsen.
Am Abend empfiehlt sich für die Nerven eine Haferflockensuppe oder Obst mit rohen Haferflocken.

Nahrungsergänzung

In meinem Leben habe ich viele Produkte kennen lernen dürfen und mir einen Überblick gerade über die Nahrungsergänzungsmittel verschafft. Besonders aufgefallen ist mir das Cellagon Aurum bzw. Vitale von Dr. Berner, da mich die Herstellung und das Bioprodukt, der Preis und die Einnahme (wie ein Saft) sehr beeindruckt haben. Auch bei mir kann es sein, dass ich überrumpelt werde von der hektischen Zeit, und da nutze ich den Saft. Man sagt sogar, die schönsten Babys gibt's mit Cellagon, denn da ist alles enthalten, was die Mutter und das Baby brauchen. Und die Anwendung wird nur mit einer Flasche Wasser praktiziert – herrlich einfach.

◆ Rezept: Nervenkekse

Die Heilige Hildegard empfahl, bei jeder Gelegenheit den Dinkel zu verwenden.
Zubereitung: Für gesunde, nervenstärkende Kekse einen einfachen Mürbteig (3 Teile Dinkelmehl, 2 Teile Butter, 1 Teil Zucker oder Honig, eventuell 1 Ei) mit etwas Zimt zubereiten.

◆ Rezept: Grünkernaufstrich zur Steigerung der Nervenkraft

Zutaten: 3 Tassen Grünkern (geschrotet), 3 1/2 Tassen Wasser, Kräutersalz, 2 Lorbeerblätter, Quendel oder Thymian, 1 Tasse Olivenöl, 2-3 Zehen Knoblauch, 1 kleine Zwiebel, 3 EL Majoran.
Zubereitung: Grünkernschrot mit Lorbeer und Quendel bzw. Thymian im Wasser 5 Minuten kochen. Abkühlen lassen, mit den restlichen Zutaten im Mixer verrühren und mit Kräutersalz, Pfeffer oder frischen Kräutern abschmecken. Hervorragend schmeckt es auch, wenn man frischen Paprika im Grünkern mitkochen lässt.

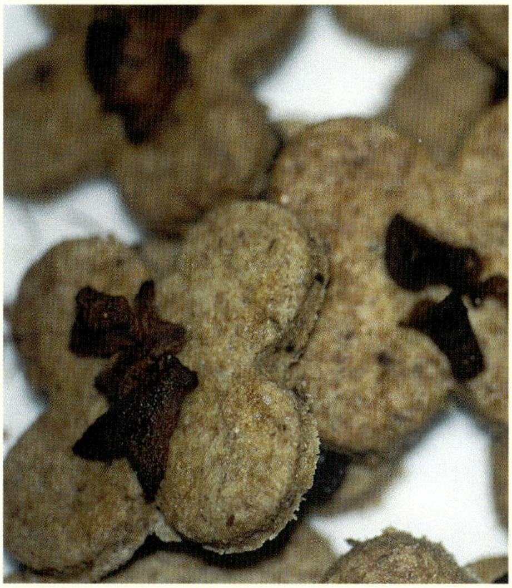

Einfache Kekse mit Dinkel führen zu mehr Ausgeglichenheit – und alle Menschen mögen sie

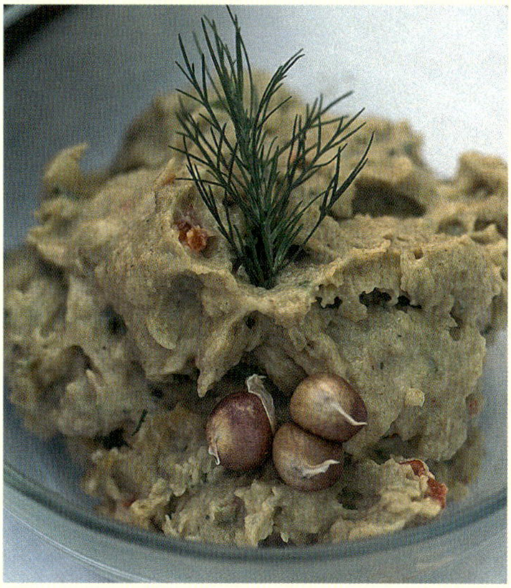

Grünkernaufstrich schmeckt besonders gut, wenn frischer Paprika hinzugefügt wird

◆ **Rezept: Bratlinge mit Braunhirse**

Zutaten und Zubereitung: Wasser mit Salz, Pfeffer und etwas Maggikraut würzen. Einige Karotten und Paprika dazugeben. Das Wasser aufkochen lassen und gemahlene Braunhirse einkochen. Abkühlen lassen. Danach in Ei oder auch in Brösel tauchen und herausbacken.
Ein sehr leichtes Essen.

Selbsthilfe bei einigen typischen Beschwerden

◆ **Rezept: Goldmelissensirup**

Dieser Sirup gilt als Nervenstärkungsmittel ersten Ranges und schmeckt auch noch toll.
Zubereitung: In einem Gefäß ca. 1/2 Liter Blüten der Goldmelisse sammeln und mit 5 Litern kochendem Wasser übergießen. Über Nacht stehen lassen. Am nächsten Tag 50 g Zitronensäure und 5 kg Zucker aufgelöst dazugeben. Nochmals aufkochen und gleich in Flaschen füllen.

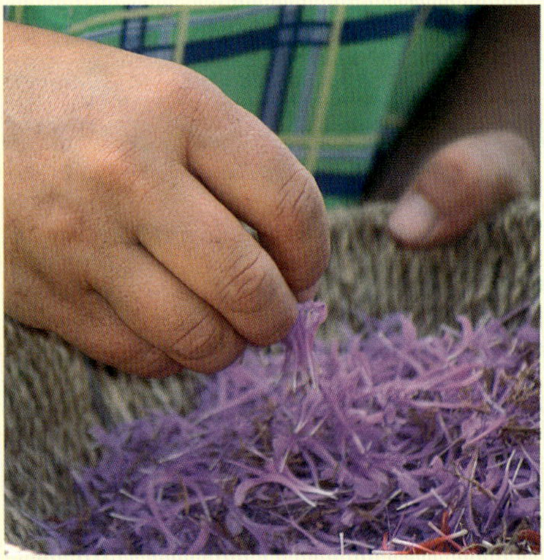

Ein Sirup mit Goldmelisse wirkt anregend und hat auch noch einen unwiderstehlichen Geschmack

Immer einen Versuch wert

Man hat früher bei Nervenerkrankungen gerne Eiswasser oder Eiswürfel gereicht und den betroffenen Menschen jede halbe Stunde trinken oder lutschen lassen.

◆ **Rezept: Nervenöl**

Zutaten:
5 g Rosmarinöl
5 g Lavendelöl
5 g Thymianöl
10 g Lorbeeröl
75 g Kamillenöl
Anwendung: Alle Öle vermischen. Bei Nervenproblemen Schläfen und Nacken damit einreiben.

Chronische Müdigkeit

Bei dieser Gelegenheit möchte ich die chronische Müdigkeit ansprechen, weil sie heute leider ein großes Problem ist. Natürlich kann ich hier nur einige Tipps geben, aber keine Diagnose erstellen oder eine vollständige Behandlung empfehlen. Gerade bei solchen Schwierigkeiten muss immer mit einer Ärztin oder einem Arzt Rücksprache gehalten werden.

Ständige Übermüdung kann schnell zu völliger Erschöpfung führen. Erste Anzeichen dafür sind Müdigkeit schon am Morgen, Schlaflosigkeit, häufige Erkältungen, Nervosität, im fortgeschrittenen Stadium Depressionen. All diese Beschwerden sind schon ernste Signale, dass rasch nach Veränderungen gesucht werden muss. Durch Entspannungen, Atemübungen und Bewegung kann schon einiges getan werden.

Bei der chronischen Müdigkeit gehört nach Abklärung der Ärztin oder des Arztes ein genereller Lebenswandel unbedingt zur Therapie. Aber auch mit Echinacea-Tropfen (siehe Rezept für den Monat Jänner) kann man schon einiges für das Immunsystem tun.

Der kalte Kaffee

Eines der besten Anregungsmittel: alle 15 Minuten 1 Teelöffel kalten Kaffee. Das regt einerseits an, entspannt aber andererseits auch und bringt Gelassenheit. So schläft man gut ein.

Eine kalte Kartoffel essen, dazu eine Tasse Kaffee und in Bewegung bleiben – so werden alle Krankheiten blockiert. Diese Mischung bildet nämlich einen Hefepilz, der alle anderen Säuren aus dem Körper löst, womit diesem sehr gut geholfen werden kann.

Pulver gegen Jähzorn

Getrocknete Rosenblüten und wenig getrockneten Salbei zu Pulver verreiben. Wenn der Jähzorn aufkommt und man droht, die Beherrschung zu verlieren, einfach an dem Pulver riechen: Der Salbei tröstet und die Rose erfreut den Menschen.

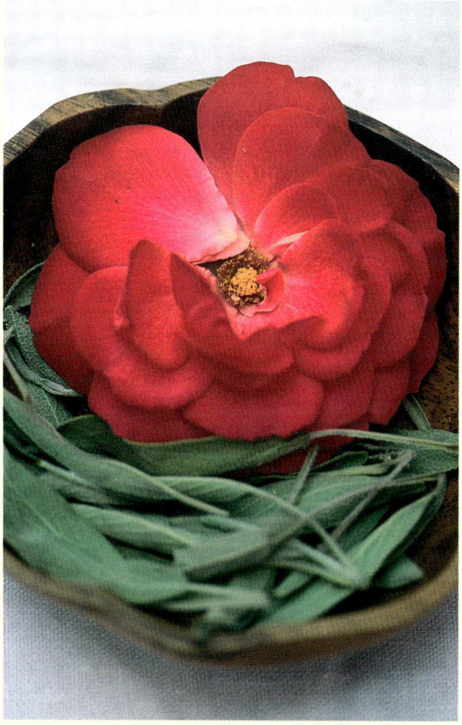

Mit Rose und Salbei lässt sich ein Pulver herstellen, das hervorragend jähzornige Menschen besänftigt

Klassiker gegen Schlafstörungen

Besonders schlaffördernd wirken Baldrian und Hopfen, die in ihrer Wirkung als gleichwertig einzureihen sind.

Aus beiden Kräutern lässt sich eine Tinktur herstellen. Diese bei Bedarf teelöffelweise einnehmen. Auch der Pflanzensaft hat dieselbe Wirkung, dieser wird am besten esslöffelweise eingenommen.

◆ Kindertipp: Schlaftee

Einen sehr harmlosen, aber guten Schlaftee für unsere Kinder ergibt folgende Mischung:
Zutaten:
100 g Schlüsselblumen
50 g Lavendelblüten
30 g Hopfenzapfen
10 g Johanniskraut
5 g Baldrianwurzel oder -blüte

Zubereitung: Den Tee 3 Minuten ziehen lassen und mit Honig süßen. Das Kind 1 Tasse vor dem Zubettgehen trinken lassen.

◆ Rezept: Schlaftropfen

Zutaten:
20 ml Johanniskraut-Tinktur
20 ml Melissen-Tinktur
20 ml Lavendel-Tinktur
20 ml Hopfen-Tinktur
20 ml Hafer-Tinktur
Anwendung: Von dieser Mischung 20 Tropfen entweder vor dem Schlafengehen oder – wenn die Schlafstörungen sehr stark sind – 2 x am Tag einnehmen.

Dem Geist und dem Einschlafen auf die Sprünge helfen

Bei Schlafproblemen hilft mir auch Mohnsamentee: Mahle 2 Esslöffel Mohnsamen, gieße 1 Tasse Milch oder abgekochtes Wasser darüber und lass das Ganze einige Stunden stehen.

Wenn du den Tee warm trinken möchtest, dann erhitze die Milch und gieße sie heiß über den Mohnsamen. 3 Minuten stehen lassen und abseihen.

Dieses sehr nervenberuhigende Getränk (und vorzügliche Schlafmittel) kurz vor dem Schlafengehen trinken. Die halbe Menge, gesüßt mit Honig, dürfen auch Kinder genießen. Man sollte den Tee aber nicht zu häufig zu sich nehmen.

Noch ein Tipp zum Einschlafen

1 Glas Salzgurkenlake und 1 Teelöffel Honig eine halbe Stunde vor dem Zubettgehen trinken.

Dreimal schnelle Hilfe bei Migräne

- Rote-Beete-Saft mit Watte in das Ohr stecken, das der schmerzenden Seite am nächsten liegt.
- Bei beginnender Migräne 1 rohes Ei mit heißer Milch verrühren und trinken.
- Cognac mit Salz: Von einem Glas Cognac 30 ml nehmen und mit 1/4 Teelöffel Salz trinken, mit dem Rest Schläfen und Nacken einreiben.

◆ Rezept: Bei Kopfschmerzen, Krämpfen, Depressionen

Zutaten: 100 g Kölnisch Wasser, 1 g Menthol, 0,5 g Kampfer.
Zubereitung: Menthol und Kampfer zum Kölnisch Wasser hinzufügen. Ausziehen lassen (bis sich der Kampfer aufgelöst hat) und abseihen.
Mit diesem Mittel Schläfen oder Nacken einreiben. Es ist aber auch als Riechmittel zu verwenden, wenn der Kreislauf schwach ist.

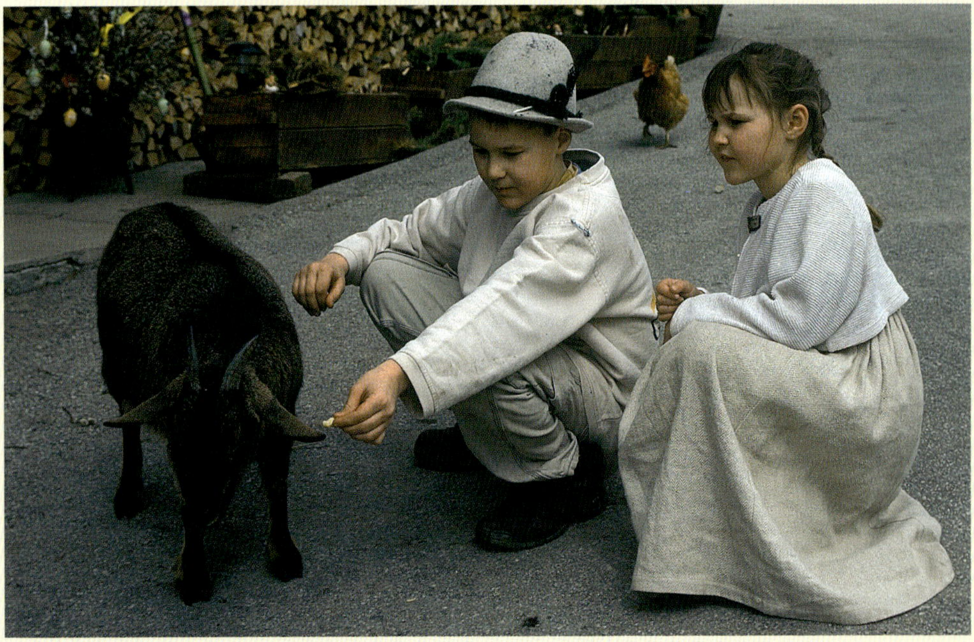

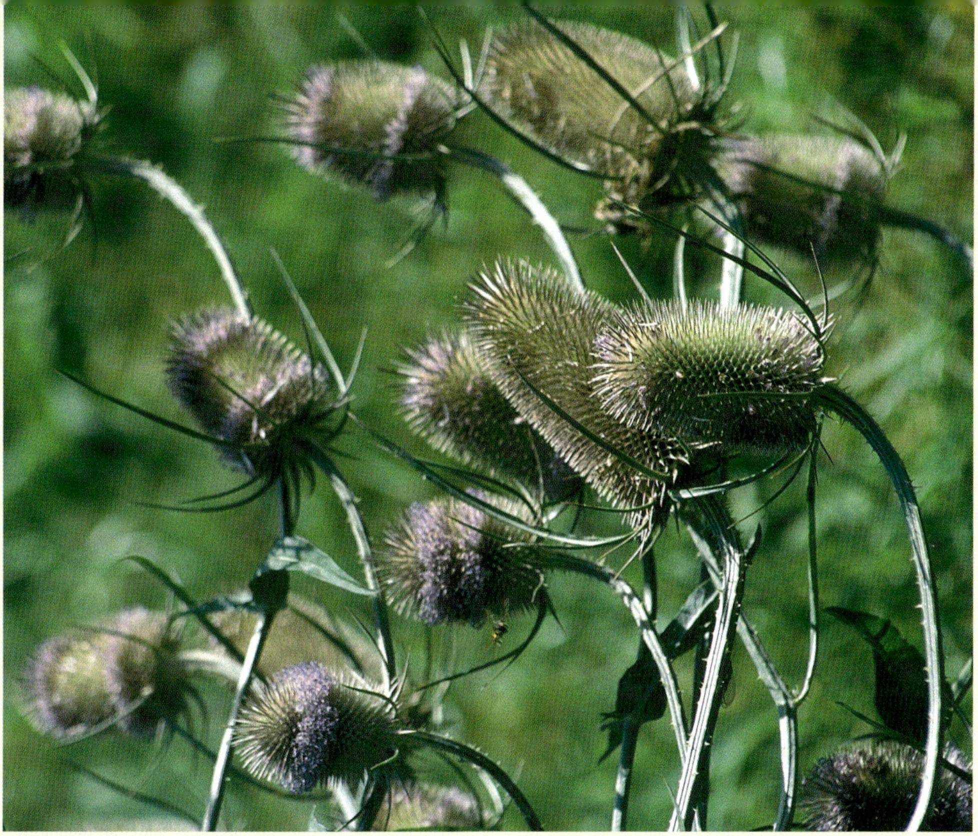

Die „Wilde Karde“ wurde früher „Weberkarde“ genannt, weil man damit Wolle aufraute

◆ Rezept: Krampftee

Zutaten:
1 Teil Baldrianwurzel
2 Teile Bibernelle
1 Teil Wermut
3 Teile Gänsefingerkraut
Anwendung: Je 1 Tasse am Tag trinken. Vielleicht noch eine zusätzliche am Abend, wenn es angebracht scheint.

◆ Rezept: Antistress-Tee

Zutaten:
30 g Baldrianwurzel
10 g Baldrianblüten
20 g Gänsefingerkraut
30 g Heidekrautblüte
20 g Odermennig
Anwendung: Den Tee 5 Minuten ziehen lassen. 2-3 Tassen am Tag trinken.

◆ Rezept: Nerven-Leber-Darm-Tee

Zutaten:
20 g Kamillenblüten
30 g Hopfenblüten
15 g Lavendelblüten
10 g Pfefferminze
25 g Schafgarbe
Anwendung: Den Tee 5 Minuten ziehen lassen und 2 Tassen am Tag trinken.

Bäder

Baldrianbäder sind auch sehr gut vor dem Schlafengehen. Schon ein Bad allein (ohne Zusätze) kann von sich aus einiges bewirken. Mit etwas Salz oder Natron kann sich der Körper aber noch besser entspannen, weil gleich einiges an Schlacken abtransportiert wird.

Rund um den Garten

In der Landschaft lesen

Um die Landschaft zu lesen oder das zumindest zu versuchen, muss man kein Profi sein. Jeder wird bei genauem Hinsehen einiges entdecken. Unter dem „Landschaftlesen" verstehe ich, dass man schaut, was um einen herum wächst. Wenn man weiß, dass die Birke einen feuchten Boden mag und dadurch in ihrer unmittelbaren Umgebung alle Menschen feuchte Erkrankungen wie Gicht und Rheuma haben, kann man daraus rechtzeitig Konsequenzen ziehen. Breitwegerich und Ampfer sind Pflanzen, die immer auf einen verdichteten Boden hinweisen. Diese Pflanzen wollen den Boden wieder schließen und/oder wieder auflockern.

Zum Thema „Unkraut"

Was heißt hier Unkräuter? Es gibt einfach kein Unkraut – alles in der Welt hat seine Ordnung. Nur weil wir Menschen glauben, wir müssen immer wichtiger sein als die Natur, heißt das nicht, dass wir alles besser wissen. Die Natur hat immer Recht und sie darf uns zeigen, was wir tun sollten. Auch einmal der Natur zuliebe etwas zulassen und akzeptieren würde viel Gutes bringen. Ich finde, dass all diese Pflanzen schöner sind als jene, die eingeschleppt werden und gar nicht in unser Land passen.

Wer es versteht, kann mit Unkraut außerdem sehr viel anstellen. Viele dieser Pflanzen sind essbar oder als Kräuterjauche verwendbar. Interessant ist, dass uns die so genannten Unkräuter einiges zeigen und helfen können.

Zeigerpflanzen und was man daraus lesen kann

Die folgenden oft als Unkraut verschmähten Pflanzen haben unterschiedliche Vorlieben. Ihr Vorkommen verrät einiges über den Standort, an dem sie auftreten, und das kann uns helfen, mehr von unserem Garten zu verstehen und bessere Pflanzerfolge zu erzielen.

Ein H in Klammer (H) bedeutet, dass es sich bei der Pflanze um ein Heilkraut handelt, das man für verschiedene Zwecke einsetzen kann.

Ackergänsedistel und Ackerglockenblume: schwere, dichte, frische bis vernässte Böden.

Ackerminze: massenhaft auf eher sauren, armen, auf jeden Fall auch schweren Böden.

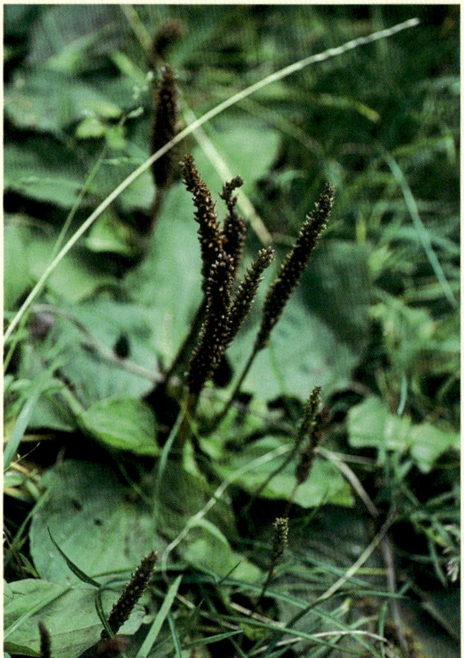

Breitwegerich wächst fast überall, auch unter kargen Bedingungen und auf verdichtetem Boden

Ackerschachtelhalm (H): in der Tiefe durchnässt, heilt den Boden.

Ackerwinde: Lehm- und Wärmezeiger, lichtbedürftig, leicht durch Beschattung unterdrückbar.

Ampfer: harte, nährstoffreiche, überdüngte Böden, Tritt- oder Bodenversetzungen.

Ehrenpreis: humusreich, gute, gare Böden.

Fuchsschwanzarten: nährstoffreiche Böden, Wärmekeimer.

Gänsefingerkraut (H): nährstoffreiche, verdichtete Böden.

Giersch (H): nährstoffreiche, nicht zu trockene Böden.

Große Brennnessel (H): nährstoffreiche Böden.

Gundelrebe (H): feuchte Böden, Nährstoffzeiger.

Hirtentäschel (H): anspruchslos.

Huflattich (H): schwere, verdichtete, feuchtnasse Böden.

Kriechender Hahnenfuß: oberflächlich feuchte oder verdichtete Böden.

Klettenlabkraut (H): nährstoffreiche, lehmige Böden, Stickstoffzeiger.

Löwenzahn (H): Tiefwurzler, tiefgrundige, schwere Böden.

Gemeine Quecke (H): nährstoff- und stickstoffreiche, dichte Böden.

Rainkohl: nährstoffreiche, gare Böden.

Raue Gänsedistel: nährstoffreiche, humose Böden.

Vogelknöterich (H): lichtliebende Oberflächenverdichtungszeiger.

Vogelmiere (H): zeigt nährstoffreiche, gut mit Wasser versorgte Böden an, mag keine Trockenheit.

Wegrauke: humusreiche Böden.

Zaunwinde: frische, feuchte, nährstoffreiche, schwere Böden.

Zottiges Franzosenkraut: feuchte Böden.

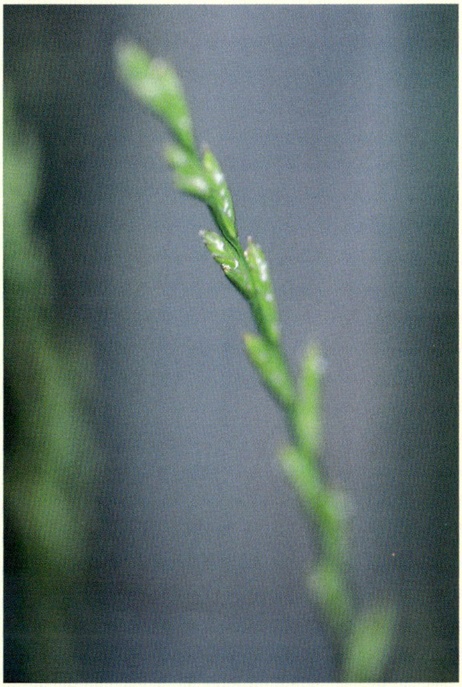

Queckengras ist eine Zeigerpflanze für nähr- und stickstoffreiche Böden

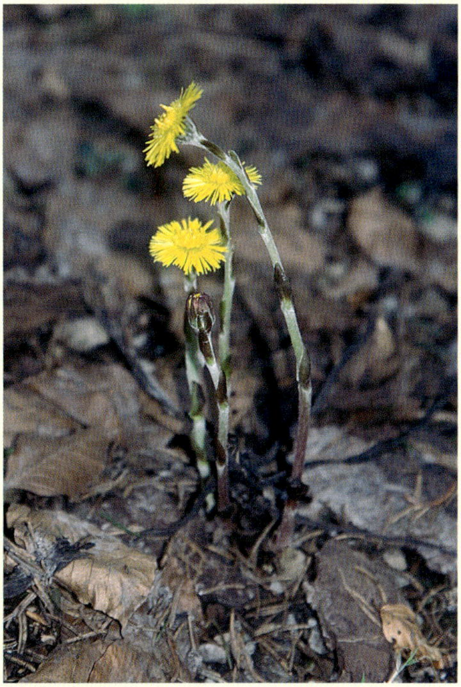

Huflattich ist nicht nur eine Heilpflanze – er wirkt schleimlösend –, sondern auch ein deutliches Anzeichen für einen schweren Boden

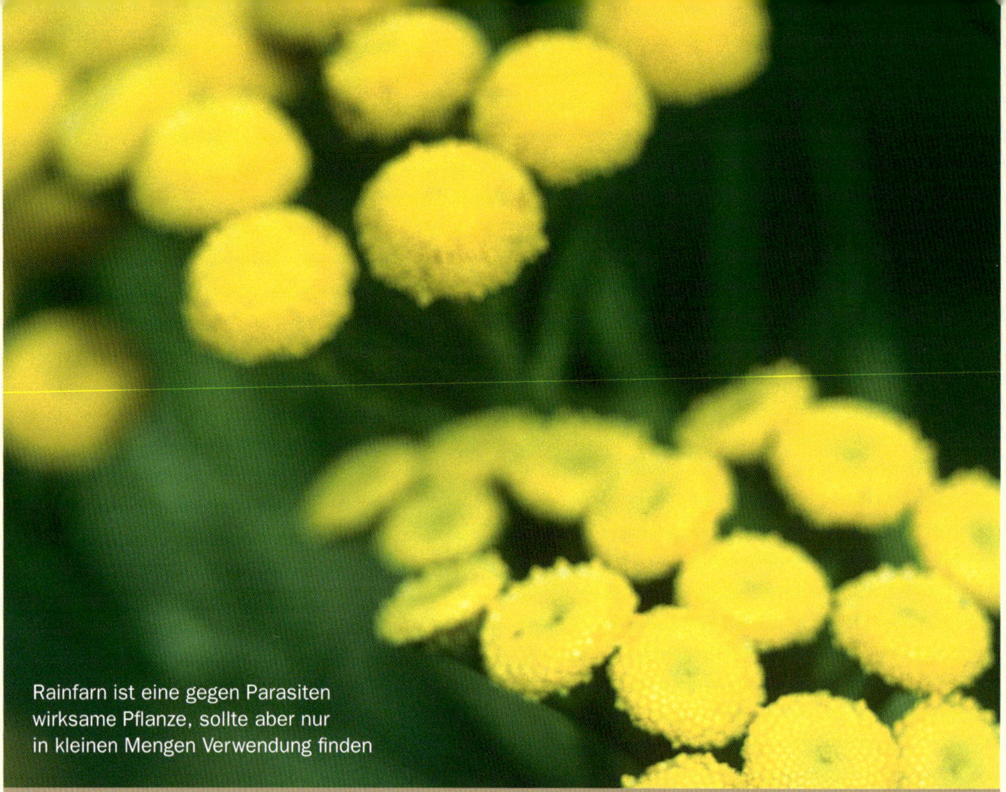
Rainfarn ist eine gegen Parasiten wirksame Pflanze, sollte aber nur in kleinen Mengen Verwendung finden

◆ Oktober: Der Monat der Verdauung

Sanierung von Magen und Darm, Vertreibung von Parasiten

Es gibt da einen Spruch: Der Tod sitzt im Darm. Darmstörungen gehören schon seit langer Zeit zu den seltsamsten und am weitesten verbreiteten Leiden. Seltsam deswegen, da die meisten Menschen Beschwerden (wie Blähungen usw.) eher als selbstverständlich hinnehmen. Oft ist die Verstopfung schon Teil des Alltags, und man findet alle möglichen Entschuldigungen und Erklärungen dafür, dass nur alle drei Tage Stuhlgang möglich ist, aber ehrlich gesagt: Wer fühlt sich mit so einer Situation schon wohl? Auch der Magen wird oft vernachlässigt.
Die wichtigsten Pflanzen für die Vorbeugung vor Winterbeginn sollten unabhängig von den hier vorgeschlagenen Maßnahmen für Magen und Darm berücksichtigt werden: Rote Beete, Holunderbeeren, Zitrone gebacken (für die Leber), Apfel, Knoblauch, Zwiebel, Heckenzwiebel oder Winterzwiebel, Sauerkraut.

Programm für den Darm

Und immer wieder der Rat: Mehr trinken

Ein großes Übel ist zu wenig zu trinken. Ich persönlich habe immer eine Trinkflasche bei mir und lasse Wasser an unterschiedlichen Orten bereit stehen, da das Wasser dann nicht so kalt ist. Von kaltem Wasser kann man nämlich nur sehr wenig trinken, weil der Körper viel Energie braucht, um es wieder aufzuwärmen.

Ballaststoffe

Wir essen im Allgemeinen zu wenige Ballaststoffe – und wenn, dann vertragen wir sie nicht gut, weil wir auf das Trinken vergessen. Ballaststoffe heißen auch Quellstoffe, und wenn etwas quillt, wird immer viel Flüssigkeit benötigt. Enthalten sind sie beispielsweise in Getreide, Obst und Gemüse.

Milchsauervergorenes

Milchsauervergorenes, warme Vorzugsmilch der Kuh oder vom Schaf, ist jetzt auch besonders wichtig. Ziegenmilch hat einen eigenwilligen Geschmack und ist nicht jedermanns Sache (einfach mal probieren). Die gestockte Milch, die einfach nur stehen gelassen wurde, war bei unseren Vorfahren und gerade beim Bauernstand heiß begehrt. Recht hatten sie, denn gerade diese Milchkulturen helfen unserem Darm, wieder gesund zu werden. Hier rege ich nur zu einigen schönen Kombinationen an, um die Darmbakterien auf natürlichem Wege zu füttern und anzureichern. Man vermischt Milchsauervergorenes mit

- Sanddornmuß oder Hagebuttenmuß,
- frischen Früchten oder
- in Wasser eingelegtem Trockenobst.

Bei uns in Brandenberg wird mit dem Zieger gearbeitet – das ist Magertopfen, der in die Magermilch hineingegeben

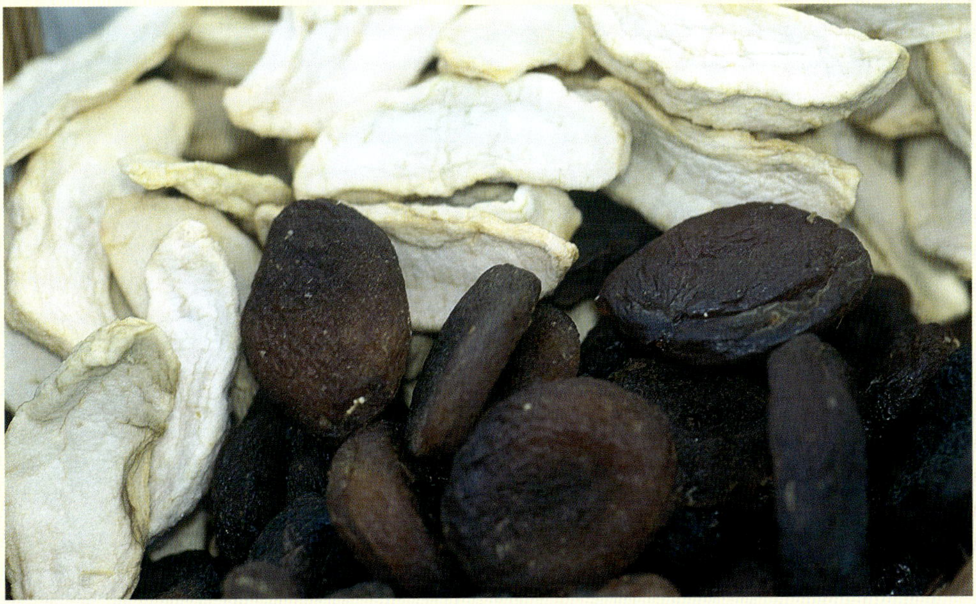

Getrocknetes Obst in Wasser einlegen und mit milchsauervergorener Milch mischen – das hält die Verdauung auf Trab

und mit ihr aufgewärmt wird. So erhält man ein besseres Geschmacksvolumen und hat außerdem eine gute Möglichkeit zur Doppelverwertung: Die Magermilch, die von der Butterherstellung übrig bleibt, wird mit dem Magertopfen wieder angereichert. Eine kluge Ergänzung zur Milchsäurekost, die nicht vergessen werden sollte.

Acidophilusmilch

Auch die Acidophilusmilch ist ein wertvoller Beitrag, unsere Gesundheit zu erhalten. Ich staunte nicht schlecht, als ich in München bei einem Kräuterseminar saß und ein Karton Acidophilusmilch vor dem Referenten stand, aber nicht irgendeine, sondern die von unserer Molkerei in Tirol. Als er noch sagte, dies sei ein Geheimtipp für die Gesunderhaltung des Darmes und zugleich des Immunsystems, war ich überwältigt. Als Empfehlung gab er mit, sich beim nächsten Tirolbesuch einen Kofferraum voll mit dieser Milch mitzunehmen.

Die Darmbakterien – so einzigartig wie ein Fingerabdruck

Ich habe gehört, dass die Zusammensetzung der Darmbakterien wie ein Fingerabdruck und für jeden Menschen individuell ist. Die Darmbakterien neu aufzubauen oder andere Stämme einzubringen ist eine sehr gewagte Methode. Unserer Vorfahren versuchten, die Darmbakterien zu füttern und nicht neue aufzubauen, weil so gut wie immer genügend vorhanden sind. Mit Sauerkraut und Sauermilch kann man sehr viel tun. Eine frische Bauernmilch stehen lassen, damit sie stockt, und danach trinken wäre die beste Voraussetzung für die Erhaltung unserer Darmflora. Schon alte Kulturen pflegten den Kombucha oder den Kefir.

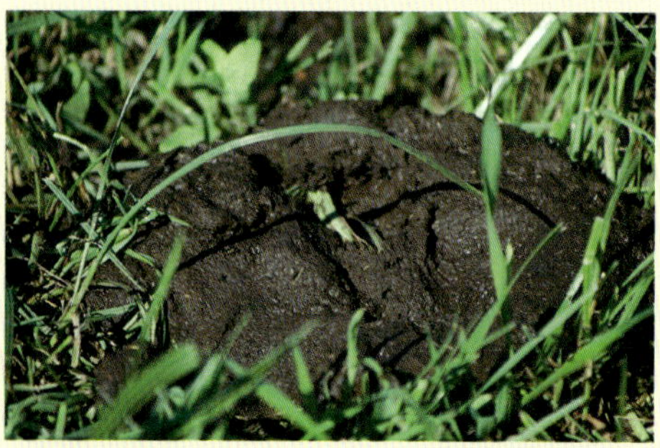

Sowohl beim Menschen als auch beim Tier lässt sich an der Stuhlform und -konsistenz einiges ablesen

Darmgesundheit und Stuhlform

Die Stuhlform ist zwar etwas, worüber man nicht gerne spricht, aber eigentlich ist die Verdauung ja ein ganz natürlicher und lebensnotwendiger Vorgang. Natürlich hat der Darm, ein sehr wichtiges Organ, schon unsere Vorfahren beschäftigt. Alle Kulturen und Gesundheitslehren setzen sich mit dem Stuhl auseinander, auch und insbesondere unsere Vorfahren. Der Bauer beobachtet seine Kühe immer und beurteilt ihre Gesundheit nach dem Stuhl. Dass eine Hochleistungskuh keinen schönen Fladen mehr hat, ist normal, weil auch sie zu Gärungen neigt und diese Gärung eine Art Durchfall verursachen kann.

Auch für Menschen gibt es einige schon seit Jahrhunderten überlieferte Merkmale, die man beachten sollte.

Vorsicht, wenn der Stuhl …

… zu hell ist: Ein heller Stuhl hat immer etwas mit Leber und Galle zu tun.
… mehrere Tage ausbleibt.
… Schafkotform hat.
… Bleistiftform aufweist.
… breiig ist.
… dünnflüssig ist.
… wässrig flüssig ist.

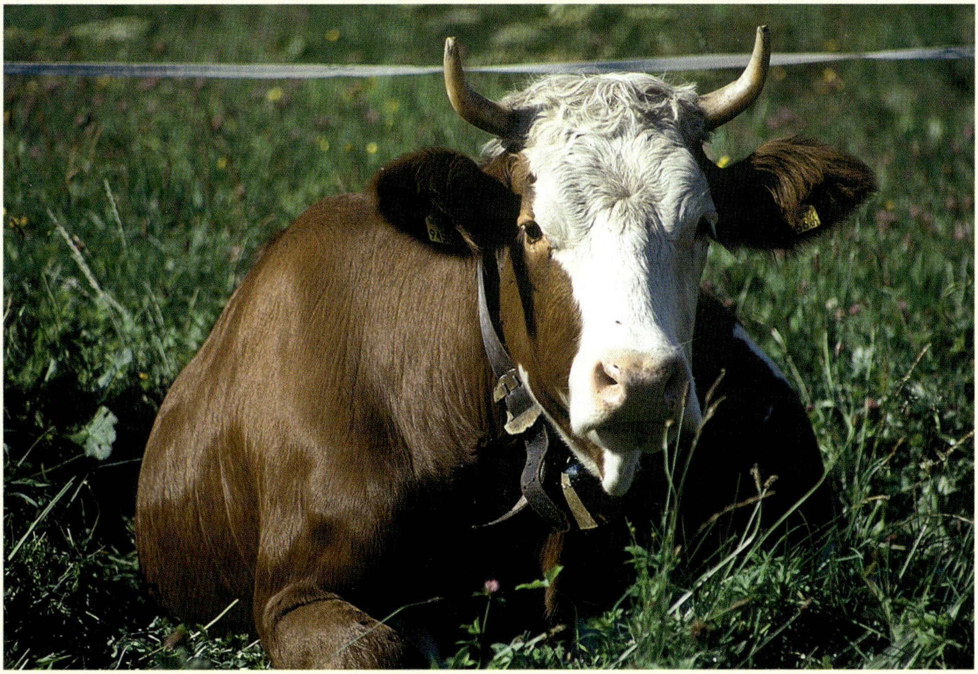

Je mehr sich Kühe von Bergkräutern ernähren, desto gesünder sind die Milchprodukte für den Menschen

... von starken Gasen begleitet wird.
... sehr schmierig ist.
... stark stinkt.
... eine graue Färbung zeigt: Das ist ein Anzeichen für Fettintoleranz.
... gelb ist: Dieses Merkmal deutet auf eine Gallenstörung hin.
... schwarz oder schwärzlich gefärbt ist: Hier handelt es sich um „okkulte" (versteckte) Blutungen, die sehr gefährlich sein können.

Der Stuhl sollte eine wohlgeformte Wurst mit einer glänzenden Schleimschicht auf der Oberfläche sein. So kann man für sich selbst sicherstellen, dass der Körper richtig arbeitet.

Abhilfe bei Verstopfung

Bei Verstopfung gibt es einige Rezepte:

- 3 Teile Feigen und 2 Teile Datteln über Nacht einweichen und mit 1 Teil Sennesschotenpulver einnehmen.
- Quellstoffe sind keine Abführmittel, aber tolle Schleimmittel. Dazu zählt man Leinsamen, Flohsamen, Weizenkleie und Agar-Agar.
- Ganz einfach: Viel trinken kann bei Verstopfung helfen.
- Knoblauch und Zwiebeln erwärmen und trocknen den kalten und feuchten Magen, öffnen die Verstopfung, treiben die Winde, helfen wider Bisse von Schlangen und Hunden, widerstehen allem Gift und sollen auch sonst so ziemlich bei allen Beschwerden helfen. Die Abkochung ist als Klistier ein gutes Mittel gegen Spulwürmer. Die Zwiebel wirkt harn- und schweißtreibend. Mit Milch gekocht gebraucht man Knoblauch gegen Katarrhe der Luftwege und gegen Wassersucht, geröstet gegen Sumpf- bzw. Wechselfieber (Malaria). Rohe Stücke legte man auf die Hühneraugen.

Seifenkur: Darmreinigung mit der Olivenölseife

Gerade für den Darm sollte diese Kur mindestens einmal im Jahr gemacht werden, da die Darmreinigung mit der Olivenölseife oft besser sein kann als die Darmspülung und das Klistieren. Vor allem lässt sich diese Variante auch bequem im Alltag einbauen, und zwar ohne besondere Vorkehrungen oder Veränderungen oder gar finanzielle Belastungen. Die Olivenölseife darf jedoch nur ein Bioprodukt sein und auf keinen Fall Parfüm beinhalten.

Ein erbsengroßes Stück wird in den Mund gegeben und mit warmem Wasser hinuntergespült. Hier wären ein paar Gläser Wasser von Vorteil, da der Körper so gleich gut durchgespült wird. Außerdem wäre es noch günstig, nach 2 Stunden 1 Esslöffel Agar-Agar trocken einzunehmen (natürlich kann etwas Flüssigkeit nachgetrunken werden). Das Seifenwasser schwemmt alles Überflüssige über die Magenkammer nach unten hinaus, was unserem Körper sehr hilft, seinem optimalen Gesundheitszustand wieder nahe zu kommen. Agar-Agar hat es dann nicht mehr schwer, mit der Förderung der Gesundheit weiterzumachen. Agar-Agar ist bekannt aus der Marmeladeerzeugung in der Bioküche. Trocken eingenommen ist es übrigens auch gut für die Schilddrüse.

◆ Rezept: Tee gegen Durchfall

Zutaten:
25 g Blutwurz
25 g Eichenrinde
25 g Heidelbeerfrüchte
20 g Kalmus
20 g Kamille
25 g Johanniskraut
Anwendung: Einmal täglich eine Tasse trinken.

Bei akutem Durchfall

Blutwurz- bzw. Tormentillpulver eingenommen kann auch schnell den Durchfall stoppen.

Koliken oder Blähungen

Leidet man unter diesem Problem, sollte man sich schon die Frage stellen, warum im Bauch alles vergärt und Gase macht. Eine Natronkur kann da gut helfen (siehe Bemerkungen im Kapitel über den Monat März). Aber auch ein Tee ist zweckmäßig (siehe Rezept).

◆ Rezept: Tee bei Koliken und Blähungen

Zutaten:
25 g Fenchel
25 g Kamille
35 g Anserine
25 g Angelika
25 g Schafgarbe
Anwendung: Bei Bedarf einen Tee zubereiten und 1-2 Tassen trinken.

◆ Kindertipp: Pulver bei Winden

Zutaten: 15 g Anis, 15 g Fenchel, 10 g Gänsefingerkraut, 65 g Fruchtzucker.
Zubereitung: Aus Anis, Fenchel und Gänsefingerkraut ein Pulver mahlen oder in der Apotheke bestellen. Fruchtzucker hinzufügen. 1/2 Teelöffel davon einnehmen lassen.

Sanfte Unterstützung beim Abnehmen

Da das Gewicht immer etwas mit dem Kopf zu tun hat, zahlt es sich auch aus, hier anzusetzen. Den Schutz, den man oft im Leben braucht, kann man sich mit Kraft und Ruhe wieder wegarbeiten. Hier drei Vorschläge für Tees, die beim Abnehmen helfen.

◆ Rezepte: Abnehmtees

1. Tee: Wegwartewurzel. 3 x am Tag, immer vor dem Essen trinken.
2. Tee: 25 g Angelikawurzel, 25 g Wegwartenwurzel, 15 g Salbei, 10 g Beifuß, 10 g Wermut, 25 g Wacholderbeeren. 3 x am Tag 1 Tasse trinken.
3. Tee: 25 g Anis, 15 g Erdrauch, 15 g Löwenzahnwurzel, 15 g Odermennig, 25 g Schafgarbe, 25 g Seifenwurzel, 25 g Süßholzwurzel. 3 x am Tag 1 Tasse trinken.

Programm für den Magen

Weinstein bei Magenleiden

Weinstein kann bei Magenleiden auch vorbeugend genommen werden. Das Grundrezept: 3 x am Tag 1 Teelöffel Pulver mit kochendem Wasser in ein Glas geben, umrühren und absetzen lassen. Wenn die Flüssigkeit klar geworden ist, diese noch warm trinken. Danach den Rest wieder übergießen und von diesem neuen Ansatz jede Stunde einen Schluck trinken. Nach 6 Stunden ein neues Glas machen.

Wer den Magen wieder in Ordnung gebracht hat, kann einfach wieder klar denken.

Ein einfacher Tipp: Mandelöl

Wer unter Magenstörungen und Darmträgheit leidet, kann morgens nüchtern 1 Teelöffel Mandelöl einnehmen.

Bitterstoffe

Um Magen und Darm gesund zu erhalten, gehören wie beim Bereich Leber-Galle immer auch einige Bitterstoffe dazu. Der Volksmund sagt zu Recht: „Bitter macht das Herz froh."

Kalmus zum Kauen

Kalmuswurzel sollte man immer in der Tasche haben und wie einen Kaugummi kauen: Das stärkt den Magen und bringt die Bitterstoffe mit, die wir so nötig jeden Tag brauchen.

◆ Rezept: Magenstärkendes und abführendes Pulver

Zutaten:
10 g Orangenschalenpulver
10 g Weinstein
10 g Rhabarber
Anwendung: Zutaten zusammenmischen, 1/2 Teelöffel davon einnehmen.

◆ Rezept: Magen-Darm-Tee

Dieser Tee ist gleichzeitig für die Sanierung der Magen- und Darmschleimhaut gedacht.
Zutaten:
2 Teile Engelwurz
2 Teile Käsepappel
1 Teil Alantwurzel
1 Teil Benediktenkraut
1 Teil Löwenzahnwurzel
1 Teil Blutwegerich
Anwendung: 5 Minuten ziehen lassen, 1-2 Tassen am Tag trinken.

◆ Kindertipp: Magenstärkender Tee

Zutaten:
Ehrenpreiskraut
Fenchel
Gänseblümchen
Kümmel
Löwenzahn
Ringelblumen
Stiefmütterchen
Anwendung: Alle Kräuter (je 1 Teil) mischen. Den Tee 3 Minuten ziehen lassen. Am besten 2 x am Tag dem Kind geben, 1 x reicht aber auch, wenn das Kind den Tee nicht mag.

Johannisöl

Johannisöl auf dem Brot wirkt bei gereizter Magenschleimhaut und bei Magenbeschwerden bis Gastritis.

◆ Rezept: Tinktur gegen Sodbrennen

Zutaten:
20 g Pfefferminze
15 g Alant
15 g Kalmus
30 g Tausenguldenkraut
15 g Schafgarbe
Zubereitung: Alle diese Pflanzen in 50%igen Alkohol geben und 3 Wochen stehen lassen.
3 x täglich 20 Tropfen einnehmen.

Basen

Basenüberschüsse sind wichtig für Magen, Darm und den ganzen Körper. Für die Versorgung mit Basen eignet sich der Basentrank (siehe Rezept).

◆ Rezept: Basentrank

Zutaten und Zubereitung: 1 kg Gemüse (je nach Geschmack Sellerie, Petersilie, Lauch, Rote Rüben, Karotten, 2-3 Kartoffeln mit Schale, Blumenkohl und Kohlrabiblätter) mit 3 Litern Wasser und 1 Prise Salz kochen. Über den Tag verteilt trinken.

Neben den genannten Gemüsesorten sind auch frische Kräuter sehr basenüberschüssig.

Programm gegen Parasiten

Ein verdrängtes Problem: Würmer

Es gibt verschiedene Methoden, um sich mit den Eingeweidewürmern zu befassen. Eine sehr alte Methode ist folgende: 100 g Kürbiskerne kauen (auf nüchter-

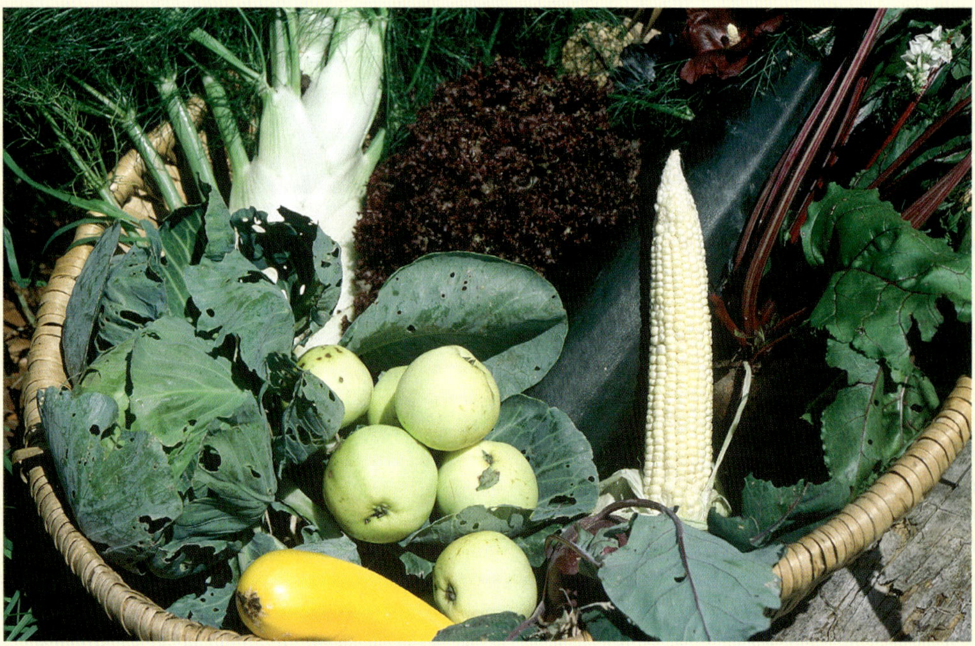

Um auch im Winter mit Gemüse versorgt zu sein, bieten sich viele Möglichkeiten für die Konservierung der reichen Ernte an

nen Magen). Nach einer Stunde 1 Glas Milch mit 1-3 Knoblauchzehen leicht aufkochen lassen und trinken (es kann auch Honig beigefügt werden). Nach wieder einer Stunde Glaubersalz trinken und – wenn möglich – noch einen Einlauf machen. Es kann aber auch zweimal ein Glaubersalz getrunken werden. Das Knabbern von Kürbiskernen ist sehr fein, die Milch zu trinken kann schon etwas unangenehmer sein, auch leichtes Magendrücken ist dabei möglich.

Die folgenden Schritte sollte man jährlich durchführen, um einfach sicher zu gehen, dass alles im Körper in Ordnung ist.

Beseitigung von Würmern und Pilzen

Die Knoblauchmilch eignet sich hervorragend als Parasitenprogramm. Diese Kur kann man an einem Tag erledigen. Alle anderen, die ich kennen gelernt habe, dauern länger. Am besten ist es jedoch, wenn man diese Knoblauchmilch mehrere Tage lang trinkt.

◆ Rezept: Knoblauchmilch

Zubereitung: In 1/2 Liter Milch 500 g Knoblauchzehen aufkochen.

Bei Bandwürmern

3 oder mehr Tage lang rohe geraspelte Karotten und etwas Kümmelpulver essen. Erwachsene können Wermutpulver dazugeben, denn so wirkt die Maßnahme noch schneller.

◆ Rezept: Tee gegen Wurmbefall

Zutaten:
30 g Kamille
10 g Rainfarnblüte
30 g Wermut
25 g Enzianwurzel
Anwendung: 3 x am Tag diesen Tee trinken.

◆ Rezept: Knoblauch-Kartoffelpizza

Zutaten und Zubereitung: 1 kg Kartoffeln kochen und pressen. Kräutersalz und 1 Packung Trockengerm, Mehl und eventuell 1 Ei dazugeben. Einen Teig zubereiten, auf ein Blech geben und mit etwas Olivenöl und Tomatenmark bestreichen. Nun nach Belieben belegen (beispielsweise mit Gemüse und besonders Knoblauch), mit geriebenem Käse und etwas Kräutersalz bestreuen. Bei 220°C backen.
Diese Pizza ist sehr saftig und schmeckt toll.

◆ Rezept: Süßes gegen Madenwürmer – Anisplätzchen

Zutaten: Eier, 1 Esslöffel heißes Wasser, 1 Packung Bourbon-Vanille, 100 g Mehl, 1 gestrichener TL Natron, 75 g Zucker, 1-2 Hand voll Anis.
Zubereitung: Dotter und Wasser schaumig mixen, Zucker und Vanille dazugeben. Das Eiklar zu Schnee schlagen und mit dem Mehl abwechselnd unter den Teig heben. Anis je nach Gusto hinzufügen. Auf ein Backpapier aufstreichen und bei 180°C backen. Nach dem Fertigbacken gleich in Plätzchen schneiden.
Anwendung: 2 Anisplätzchen nach jeder Mahlzeit fördern sehr angenehm die Verdauung und helfen auch gegen Madenwürmer.

◆ Rezept: Schnelles Bandwurmmittel

Zubereitung: 40 g Kürbiskerne mit Zucker und 5 g Rosenöl im Mörser oder in der Küchenmaschine reiben.
Anwendung: Ungefähr 10 Minuten, nachdem man das Ganze gegessen hat, 1 Löffel Rizinusöl nachtrinken.

Die Parasitenkur mit Eukalyptus

Für eine Kur mit Eukalyptus morgens und abends auf einen Zuckerwürfel 3 Tropfen Eukalyptusöl geben und einnehmen, dann täglich 1 Tropfen mehr, bis 7 Tropfen erreicht sind. Dann wieder jeden Tag um 1 Tropfen weniger, sodass man am 9. Tag wieder bei 3 Tropfen angelangt ist. Die Zuckerwürfel werden verwendet, um die Würmer anzulocken.

Rund um den Garten

Oktober ist Erntezeit, unter anderem für das Sauerkraut. Einige Varianten, wie es zubereitet werden kann, möchte ich hier vorstellen.

◆ Rezept: Normales Sauerkraut, wie es in Tirol üblich ist

Zutaten und Zubereitung: Spätkraut oder Spitzkraut ist besonders fein – die Krautköpfe werden gehobelt und in Tontöpfe eingelegt. Jede Schicht wird mit einer Prise Salz und Wachholderbeeren gewürzt. Man kann auch in jede Schicht Karotten und Rote Beete hineinweben.

Bei den modernen Gärtöpfen muss man nur die gewaschenen Beschwerungssteine hinauflegen und die Gärrinne mit abgekochtem Wasser versiegeln.

◆ Rezept: Sauerkraut am Stück

Zutaten: 5 Stück Weißkohl, 3 Liter Wasser, 60 g Salz, 1 Scheibe Graubrot.
Zubereitung: Feste Köpfe herrichten und diese 15 Minuten in kochendem Wasser sieden. Herausnehmen und mit dem Strunk nach oben abtropfen lassen. Strünke keilförmig herausschneiden. Inzwischen Wasser mit

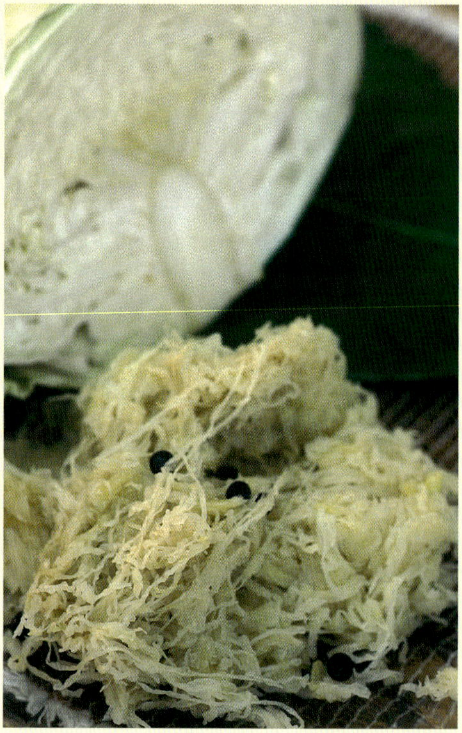

Sauerkraut in der klassischen Variante – aber zur Abwechslung lässt sich mit Krautköpfen noch mehr anfangen

Salz aufkochen lassen. Alle Köpfe mit der Strunkseite nach oben in einen Steintopf stellen und mit der Salzlake übergießen. Mit den Blättern abschließen und dem Brot belegen (die Hefe bringt die Gärung in Gang). 3-6 Wochen stehen lassen.

Wer nicht 6 Wochen Zeit zum Warten hat, kann schon mit den Blättern beginnen. Für Ungeduldige empfiehlt sich auch die folgende Variante: Den ganzen Krautkopf mit 30 g Salz, 10 Wacholderbeeren und 1 Teelöffel in Wasser 15 Minuten kochen lassen (1 1/2 Liter Wasser bei 2 kg Kraut). Danach einzelne Blätter ablösen, in Gläser einschichten und mit der Salzlake begießen. Mit dieser Methode sind die Köpfe bereits nach 14 Tagen fertig.

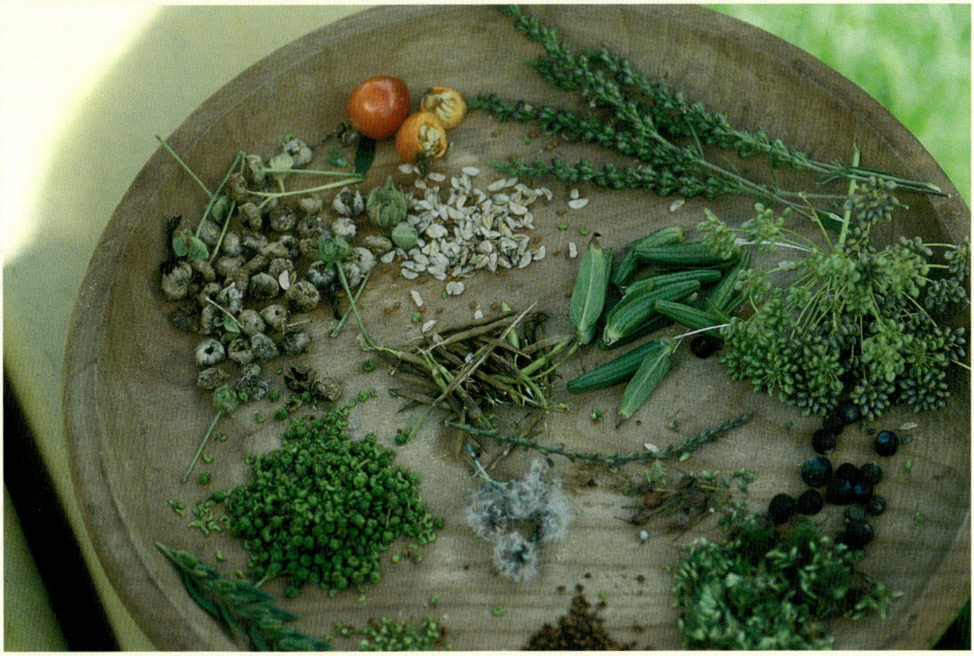

Samenpotpourri: Jetzt, im Herbst, können wir schon für die nächste Aussaat vorsorgen

◆ **Rezept:**
Das fast vergessene Rübenkraut

Zutaten und Zubereitung: 5 kg Rüben putzen, vom Strunk befeien und grob raspeln. In einen Gärtopf einlegen und mit 200 g Salz salzen. Gut stampfen und mit einem Tuch belegen, bis Flüssigkeit sichtbar ist. Anschließend mit einem Brett und einem Stein beschweren. 14 Tage in einem kühlen Raum stehen lassen – fertig!

Mulchen

Mulchen mit Grasschnitt oder mit Zeitungspapier, und gleichzeitig die Zeitungen wertvoll nützen oder Kartonagen verwenden.

Samen

Wir sollten nun im Herbst auch den Samen wieder mehr Beachtung schenken. Je nach Bedarf Samen ernten und lagern, damit sie im nächsten Jahr wieder eingesetzt werden können.

Wenn wir die letzten Kräuter und Samen sammeln, lassen wir auch etwas für die Vögel und den Garten als Samendepot stehen.

Kompost

Der „Darm der Natur" ist unser Kompost, und auch dieser sollte sehr sorgsam gepflegt werden. Um die Verrottung schneller in Gang zu bringen, empfiehlt es sich, Steinmehl einzustauben. Wer mag, kann EM-Mikroorganismen über den Kompost geben (das sind so genannte „effektive Mikroorganismen", die in der Bio-Landwirtschaft gerne eingesetzt werden). So wird der Kompost schneller in Fahrt kommen. Später kann man den fertigen Kompost zum „Impfen" nehmen oder um einfach Kosten zu sparen.

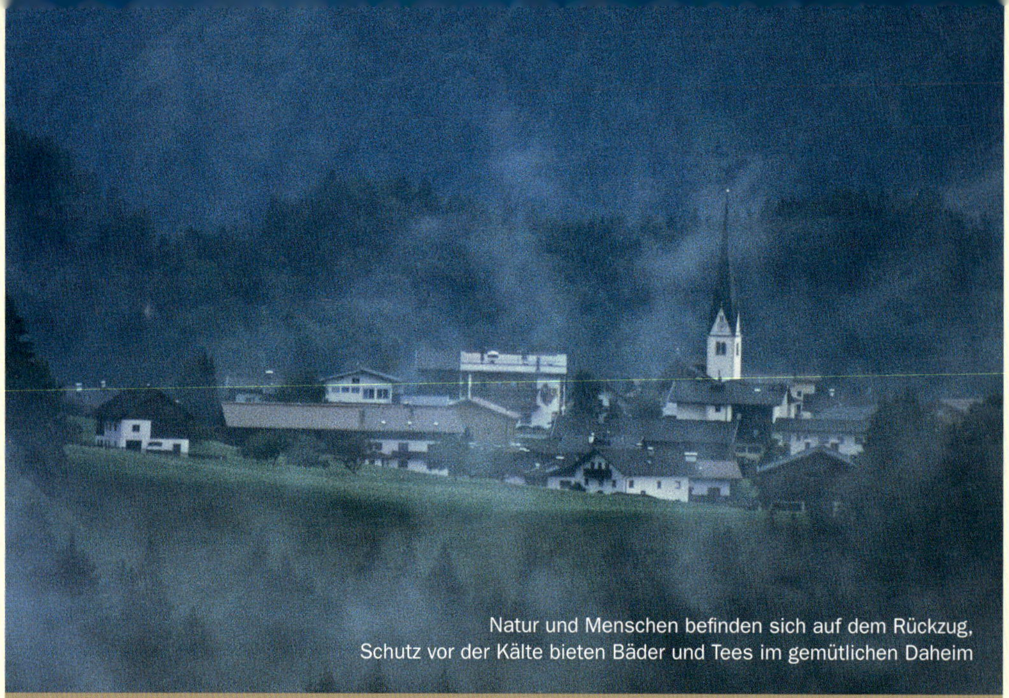

Natur und Menschen befinden sich auf dem Rückzug, Schutz vor der Kälte bieten Bäder und Tees im gemütlichen Daheim

◆ November: Der Monat des Stoffwechsels

Nicht verzweifeln bei Rheuma und Gicht, kleine Schritte für die Gefäße

Unsere Vorfahren beurteilten das Alter eines Menschen anhand seiner Gefäße. Auch heute ist der Abbauprozess des Körpers schon früh zu beobachten. Gerade deshalb sollte man etwas für die Vorbeugung tun. Rheuma und Gicht sind in unserer Gesellschaft sehr verbreitet.

Immer wieder stößt man auf Aufzeichnungen, in denen geschrieben steht, dass die drei am schwierigsten zu behandelnden Krankheiten Krebs, Rheuma und Allergien seien. Oft hört man, dass man an Rheuma und Allergien ohnehin nur leide, ohne dass sie gefährlich sind, aber wenn man von diesen Beschwerden betroffen ist, ist es ja nicht mehr lustig. Dr. Max Amann betont immer wieder, dass die Kräuterkunde vielleicht helfen kann, eine kleine Lebensverbesserung herbeizuführen – oder vielleicht auch mehr. Aber dafür bedarf es Menschen, die auch bereit sind, für sich etwas mehr zu tun, und die Vorbeugung und Eingliederung der Kräuterkunde in das Leben vornehmen, um es sich leichter zu machen.

Gesund bleiben

Auch jene Leserinnen und Leser, die (noch) nicht unter rheumatischen Beschwerden oder Gicht leiden, können in Hinblick auf die Vorbeugung einiges tun. Ich empfehle insbesondere Abendsport mit Wechselbädern. Was das bedeuten soll? Wir verwöhnen uns einfach mit dem klassischen Bad mit warmem Wasser, steigen aber immer wieder in einen Kübel mit kaltem Wasser oder nehmen einen kurze, kalte Dusche. Sport muss nicht immer hart und an die Grenzen gehen, ein sanfter Ansatz bewirkt schon etwas. Auch Wechselbäder kann man als Abhärtung oder Sport für den Kreislauf bzw. die Venen bezeichnen.

Kindertipps

Für gesunde Kinder sorgen wir im November vor, indem wir verschiedene Heublumen sammeln (z.B. Schafgarbe, Gräser, Löwenzahn) – alles, was beim Mähen von Hand übrig bleibt. Man kann auch verschiedene Kräuter zusammensuchen (Schafgarbe, Brennnessel etc.) oder beim Bauern abholen. Die Kräuter sollten jedenfalls nicht mit der Maschine gemäht worden sein. Einen Heubeutel aus Stoff mit den Heublumen füllen und bei Zahn- oder Kopfschmerzen auf die schmerzenden Stellen auflegen oder ins Bad hängen. Kinder lieben die Badeanwendung, auf diese Weise kann man in das Wohlgefühl die Gesundheit oder Gesunderhaltung leicht integrieren.

Auch Kinder können schon unter Rheuma leiden. Für sie kann man mit den in diesem Kapitel genannten Einreibungen und Bädern auch einiges tun.

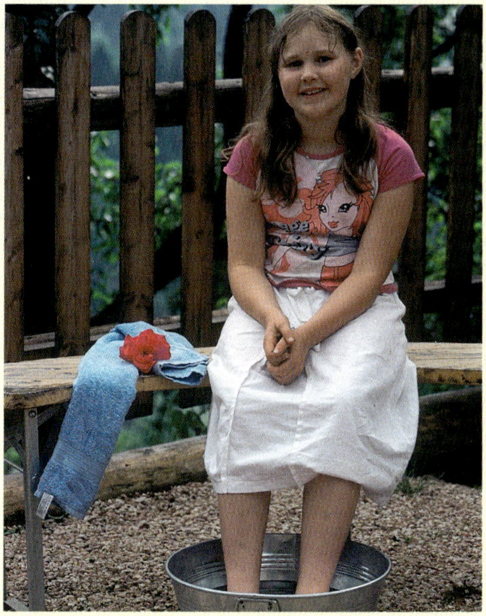

Auch Kinder können schon unter Rheuma leiden, Voll- und Fußbäder helfen allen Betroffenen

Grundlegendes über Rheuma und Gicht

Das Wort Rheuma stammt aus dem Griechischen und bedeutet „Fluss", also das, was fließt, oder alles, was wandert – somit ist „Rheuma" nur ein Sammelbegriff für eine Reihe von Krankheitsbildern, denen zumindest Schmerzen am Bewegungsapparat gemeinsam sind. Man unterscheidet:

- Muskelrheumatismus: Hier ist, wie der Name schon sagt, die Muskulatur von den rheumatischen Beschwerden betroffen.
- Arthrose: Unter Arthrose versteht man schmerzhafte Veränderungen (Knorpelabrieb) der Gelenke
- Arthritis: Diese Krankheit ist gekennzeichnet durch schmerzhafte Entzündungen der Gelenke.
- Gicht: Im Gegensatz zu den bisher genannten Krankheiten handelt es sich bei Gicht um ein Stoffwechselproblem. Die Symptome sind aber

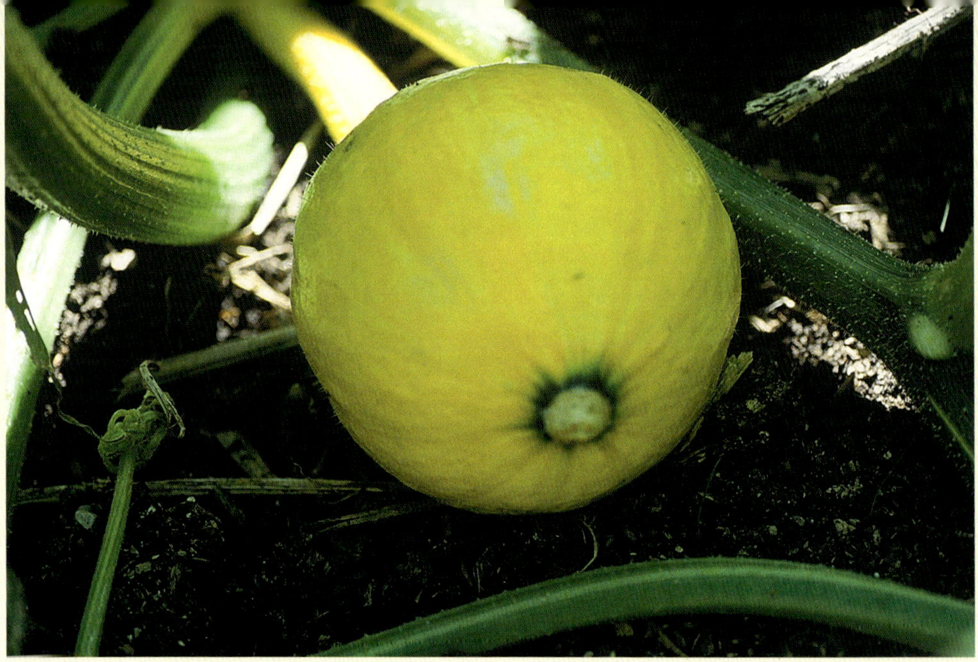

Kürbis ist ein gesundes Wintergemüse. Kürbiskerne unterstützen Prostata und Blase

ähnlich wie bei den bisher genannten, die Betroffenen leiden unter schlimmen Schmerzen in den Gelenken. Meistens hängt dieses Leiden unmittelbar mit der Harnsäure zusammen.

Alle diese Beschwerden müssen natürlich mit einer Ärztin oder einem Arzt abgeklärt werden. Aber du findest hier für die genannten Probleme einige Tipps zur Selbsthilfe, um eine medizinische Therapie zu unterstützen.

Sanfte Besserung von außen

Einfache Maßnahmen bei Rheuma

- Heiße Auflagen sind ein einfaches, aber effektives Hilfsmittel. Sehr heißes Wasser vorbereiten und ein großes Handtuch verwenden.
- Bei Rheuma kann man auch ganz schnell ein Badetuch zusammenwringen und an der Haut entlang ziehen (dabei ruhig die Haut hin und her ziehen). Danach mit einer guten Creme eincremen.
- Die überschüssigen Salze und Säuren, die sich abgelagert haben, müssen bei Rheuma ausgeschieden werden. Auch das Trinken von Natron (in Wasser aufgelöst) und Brennnesseltee sowie Bäder (auch Fußbäder) können dabei sehr gut helfen.

Armbäder bei rheumatischen Beschwerden (und auch bei hohem Blutdruck)

Das Waschbecken mit Wasser füllen und 1 Esslöffel Senfmehl dazugeben. Die Arme bis zur Mitte der Oberarme eintauchen, die Wassertemperatur innerhalb von 10 Minuten von 39 °C auf 42 °C ansteigen lassen und 20 Minuten drinnen bleiben.

Diese Armbäder eignen sich nicht, wenn man schwere Herzleiden oder eine Allergie gegen Senf hat.

Das Rheuma- und Gichtbad

Ein Voll- oder Fußbad herrichten und einige Tropfen Eukalyptusöl hineingeben. Nach dem Bad die betroffenen Stellen mit Eukalyptusöl einreiben.

Oder nur mit einem heißen Badetuch (mit oder ohne Eukalyptusöl) Wickel an den betroffenen Stellen anlegen.

◆ Rezept: Umschlag mit Hagebuttenwurzel

Zubereitung und Anwendung: 2 Liter Wasser mit 30 g Hagebuttenwurzel 3 Stunden lang kochen und 1:1 mit Wasser verdünnen. Tücher damit tränken und auf die schmerzende Stelle geben.

◆ Rezept: Sonnenblumen-Tinktur

Zubereitung und Anwendung: 1 Teil Sonnenblumenblätter mit 2 Teilen Alkohol ansetzen. 3 Wochen stehen lassen und äußerlich mit Kompressen auflegen oder gleich 3 x 10 Tropfen einnehmen.

◆ Rezept: Auflage mit Meerrettichwurzel

Zubereitung und Anwendung: 1 Esslöffel frische Meerrettichwurzel mit 1 Liter Wasser aufkochen, 1 Stunde lang zugedeckt kochen lassen und auflegen.

Auflagen mit Heublumen

Gelenke reagieren dankbar auf wohltuende Heublumenauflagen. Einen Heublumensack über Dampf, auf dem Herd oder auf der Heizung bzw. im Backrohr erwärmen und auflegen.

Kohlblätter

Die folgende Prozedur sollte man 2-3 Wochen lang, wenn möglich 2 x am Tag durchführen: Kohlblätter auf die betroffene Stelle legen und 2 Stunden oben lassen.

◆ Rezept: Kräuterbad oder -tinktur

Zutaten:
20 g Löwenzahn
20 g Weiden
20 g Brennnessel
10 g Pappelblätter
10 g Goldrute

Anwendung: Diese Kräutermischung kann als Bad verwendet werden – dann lässt man sie 15 Minuten in 5 Litern Wasser ziehen, bevor man die Flüssigkeit dem Badewasser zusetzt. Für ein Teilbad (zum Eintauchen, z.B. der Arme) nur 1 Liter Wasser auf 5 Liter Badewasser verwenden.
Wer diesen Tee nicht jeden Tag frisch zubereiten möchte, kann ihn auch konservieren: einfach 3 bis 4 Hände voll gutes Salz zu einer größeren Menge Tee hinzufügen und bei Bedarf dem Badewasser zusetzen (auch das Salz hat dann eine positive Wirkung).

Man kann die oben angeführte Mischung auch in Alkohol ansetzen und 3 x am Tag 15 Tropfen einnehmen.

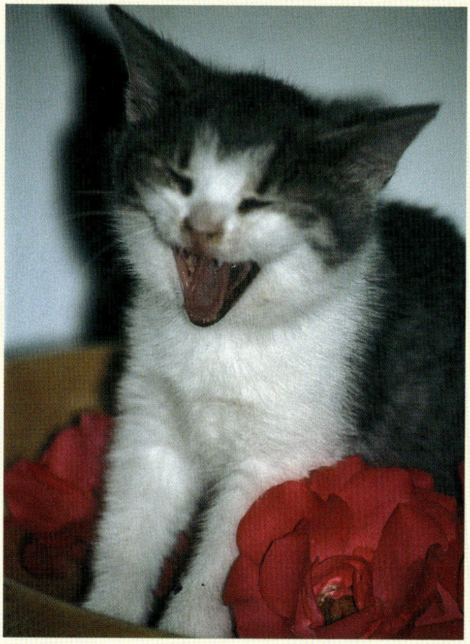

◆ Rezept: Einreibung bei Arthritis

Zutaten:
40 g Birkenknospenpulver
40 g Klettenwurzel
10 g rote Pfefferschote
1/2 Liter Alkohol
etwas Honig
Zubereitung: Die Kräuter und den Alkohol in ein Glas geben. 7 Tage ziehen lassen und abschließend etwas Honig dazugeben. Bei Bedarf zum Einreiben verwenden.

◆ Rezept: Kastanien-Einreibung

Zubereitung und Anwendung: 60 g Kastanien zerkleinern. In 1/2 Liter Alkohol ansetzen (mindestens 3 Wochen, bis zu 1 Jahr) und schmerzende Stellen damit einreiben.

◆ Rezept: Knoblauchsalbe

Zubereitung und Anwendung: 1 Esslöffel Knoblauchbrei (aus zerdrückten Knoblauchzehen) mit 1 Esslöffel Pflanzenöl vermischen. Die betroffenen Stellen eincremen und die Masse auf ein Tuch streichen. Dieses auf die befettete Stelle auflegen.

Seit Jahrhunderten gegen Rheuma im Einsatz: Ameisen

Gegen Ischias- und rheumatische Schmerzen wussten sich unsere Vorfahren gerade im bäuerlichen Bereich sehr gut zu helfen. Die befallenen Körperstellen wurden in einen Ameisenhaufen gelegt. Wer das versuchen möchte, sollte diesen Vorgang alle 14 Tage wiederholen. Nachdem man die Ameisen entfernt hat, noch eine Weile die Ameisensäure einwirken lassen. So bekommt man eine Injektion, die uns die Natur verabreicht hat – das ist mal eine ganz andere Geschichte.

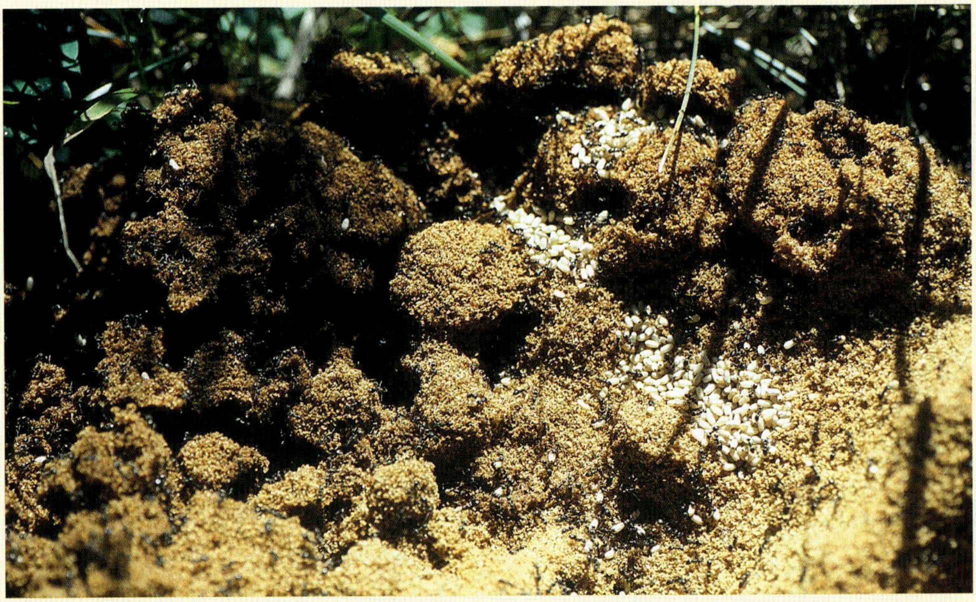

Auf den ersten Blick den meisten wahrscheinlich nicht ganz geheuer, aber seit Jahrhunderten bekannt: Ameisen helfen gegen Rheuma

◆ Rezept: Ameisenspiritus

Zubereitung: Ein Taschentuch auf einen Ameisenhaufen legen (vorher darauf spucken). Die Ameisen geben in ihrer Abwehrreaktion die Ameisensäure frei und spritzen diese gegen das Taschentuch. Dieses in 70%igen Alkohol einlegen und 2-3 Tage warten, bis alles herausgelöst ist. Diesen Ansatz brauchen wir dann für den Ameisenspiritus.
Wir nehmen:
20 g Ameisenansatz
10 g Eukalyptusöl
10 g Rosmarin
15 g Kampfer (aus der Apotheke)
5 g Senfmehl
10 g zerquetschte Wacholderbeeren
Mit 400 g Weingeist (90%ig) auffüllen.
Ca. 3 Wochen lang ziehen lassen.
Den fertigen Ameisenspiritus als Einreibung verwenden.

Körperzonensprays bei Gicht und Rheuma

Zu Gicht und Rheuma würden auch die Körperzonensprays passen. Ein Bekannter hat sich dazu Gedanken gemacht und fand: Weniger ist eigentlich mehr. Aus diesem Satz heraus sind Kräutersprays entwickelt worden. Zuerst werden die Stellen mit einer neutralen Salbe vorbehandelt, dann werden die Sprays darauf gesprüht und verrieben. Man weiß ja, dass alles, was auf die Haut gelangt, im Blut nachgewiesen werden kann. Da die Anwendung der Sprays sehr bequem ist, finde ich diese Möglichkeit sehr angenehm.

Leider sind die Körperzonensprays erst im Kleinen entwickelt. Sie können aber über mich bezogen werden. Es gibt sie für den Kopf-, Brust-, Bauch- und Unterleibsbereich sowie für die Gliedmaßen.

Sanfte Besserung von innen

Ernährungstipps

Leidet man unter einer rheumatischen Erkrankung oder insbesondere unter Gicht, sollte man in Bezug auf die Harnsäure einiges bedenken. Auch hier lassen sich Nahrungsmittel in Kategorien einteilen, je nachdem, wie sehr sie den Harnsäurespiegel – positiv oder negativ – beeinflussen.

- *Den Harnsäurespiegel erhöhend:* Wurst, Eier, Käse, Salz, Kaffee, Schokolade, Schweinefleisch, Geräuchertes u.Ä., Hühner- und Putenfleisch.
- *Den Harnsäurespiegel nicht belastend:* Gemüse, Salat, Rohkost, Reis, Kartoffeln, Vollwertprodukte oder fein vermahlenes Vollmehl, mageres Kalbfleisch, Fisch.

Klarerweise sollte man eher zu den Nahrungsmitteln aus der zweiten Gruppe greifen. Zusätzlich empfiehlt es sich, 2 bis 2 1/2 Liter am Tag zu trinken, um die Harnstoffe auszuscheiden (und nicht nur aus diesem Grund!).

Kasteiung führt meistens nicht zum Erfolg. Jeder soll noch essen dürfen, was ihm schmeckt, aber eben in Maßen. Wenn belastende Nahrungsmittel gewählt werden, muss man eben gegensteuern und sich insgesamt ausgewogen ernähren. Also nicht vollkommen verzichten, sondern geschickt kombinieren. Es ist auch eine gute Maßnahme, die Ausleitung etwas ernster zu nehmen.

Wenn es noch geht, jetzt die letzten Pflanzen vor dem Winter frisch genießen. Schließlich kann der Winter sehr lang sein, und alle frischen Pflanzen sind sehr wertvoll, um uns mit Nährstoffen zu versorgen. Das tägliche Knabbern an frischen Blättern – am

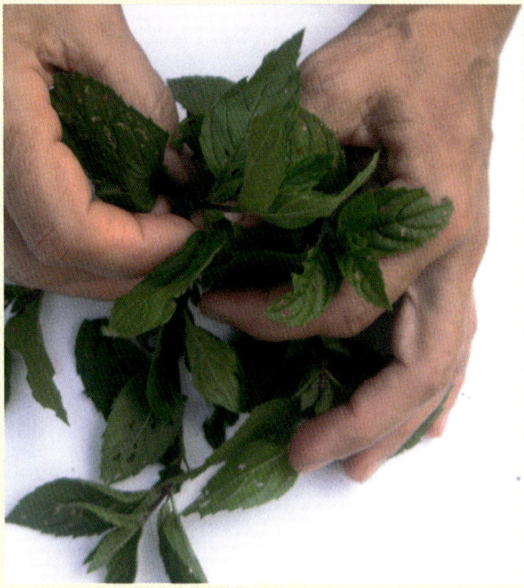

besten im Garten, einfach so im Vorbeigehen – sollten wir uns einfach angewöhnen. Es eignen sich zum Beispiel Queckenblätter, Spitzwegerich, Gundelrebe, Mutternkraut, Quendelblätter, Bibernelle, Kümmelblätter, Löwenzahn, Eschenjungtriebe, Minzenarten wie die Grüne Minze (als Kaugummiersatz für den guten Atem), also alles, was vor dem Haus wächst. Das bereitet mehr Lebenslust.

Hier möchte ich einige einfache Mittel empfehlen, die den Stoffwechsel normalisieren sowie entzündungshemmend und schmerzlindernd wirken können.

◆ Rezept: Ein allgemeiner Gicht- und Rheuma-Tee

Zutaten:
25 g Hauhechel
30 g Queckenwurzel
30 g Birkenblätter
25 g Ackerschachtelhalm
20 g Schafgarbe
15 g Löffelkraut
25 g Hirtentäschel

Anwendung: Die Teemischung 5 Minuten ziehen lassen und bei Beschwerden 3 Tassen am Tag trinken.

Frischsäfte

Ein gutes Mittel ist der Frischsaft – er wird mit einer Beerenpresse oder einem Elektro-Entsafter gepresst. Dazu benötigt man Kräuter, die sich dafür gut eignen, etwa die Brennnessel für unser spezielles Thema. Je nach Beschwerden 2-5 Esslöffel Frischsaft am Tag einnehmen, aber immer mit Buttermilch mischen, da die Wirkstoffe so besser aufgenommen werden können. Es reicht natürlich auch der Saft alleine, aber gerade bei Kindern kann man mit Buttermilch ein gutes Aroma erzeugen, das jedem schmeckt.

Das Anti-Rheuma-Kraut schlechthin: Giersch

Ich habe einen Biobauern kennen gelernt, der uns damals den Giersch gezeigt hat. Er hat das Kraut gepflückt, einfach so gegessen und dabei gesagt, wer Giersch ums Haus herum hat und ihn isst, bekommt weder Rheuma noch Gicht.

Erst nach vielen Jahren habe ich verstanden, was er damit gemeint hat. Der Giersch ist ein Harnsäurelöser und deshalb so wirksam. Diesen verarbeitet in Salz und Suppen also einfach ins tägliche Essen geben.

Eukalyptusöl innerlich

Über die Möglichkeiten, mit Eukalyptusöl von außen auf Rheuma einzuwirken, habe ich weiter oben berichtet. Zur innerlichen Anwendung kann man auch 3 Tropfen Eukalyptusöl auf Zucker geben und es so zu sich nehmen.

◆ Rezept: Tee gegen Hexenschuss und Tennisarm

Zutaten:
20 g Schafgarbe
20 g Brennnessel
10 g Wegwartenwurzel
10 g Wacholder
15 g Birkenblätter
15 g Löwenzahnwurzel
5 g Kalmuswurzel
Zubereitung: Am Abend diese Mischung mit kaltem Wasser ansetzen und über Nacht stehen lassen. Am Morgen einmal aufkochen und 3 Tassen am Tag trinken (in die Thermoskanne geben).

Ackerschachtelhalm bei Arthrose

Viel Ackerschachtelhalmtee trinken (bis zu 1-2 Tassen am Tag)! Der Tee sollte 20 Minuten gekocht werden. Natürlich kann Achterschachtelhalm sowohl alleine als auch in einer Mischung getrunken werden.

Universalmittel Bohnenschalentee

Bohnenschalentee löst die Harnsäure aus den Gelenken und wirkt allgemein diuretisch (harntreibend, entwässernd). Somit ist er ein gutes Mittel bei Gicht-, Blasen- und Nierenleiden und wirkt sogar unterstützend bei Diabetes (im Volksmund auch „Zuckerharnruhr“ genannt). Zur äußerlichen Anwendung wird der Tee in den Mischungen für schmerzlindernde Umschläge beigemengt.

Eine seltsame Rheuma- und Arthritis-Kur

Folgende Schritte sind über den Tag verteilt in dieser Reihenfolge durchzuführen – und zwar zunächst 1 Woche lang, dann erfolgt eine Pause, und danach macht man dasselbe noch einmal 1 Woche lang (insgesamt 2 Wochen über das Jahr verteilt).

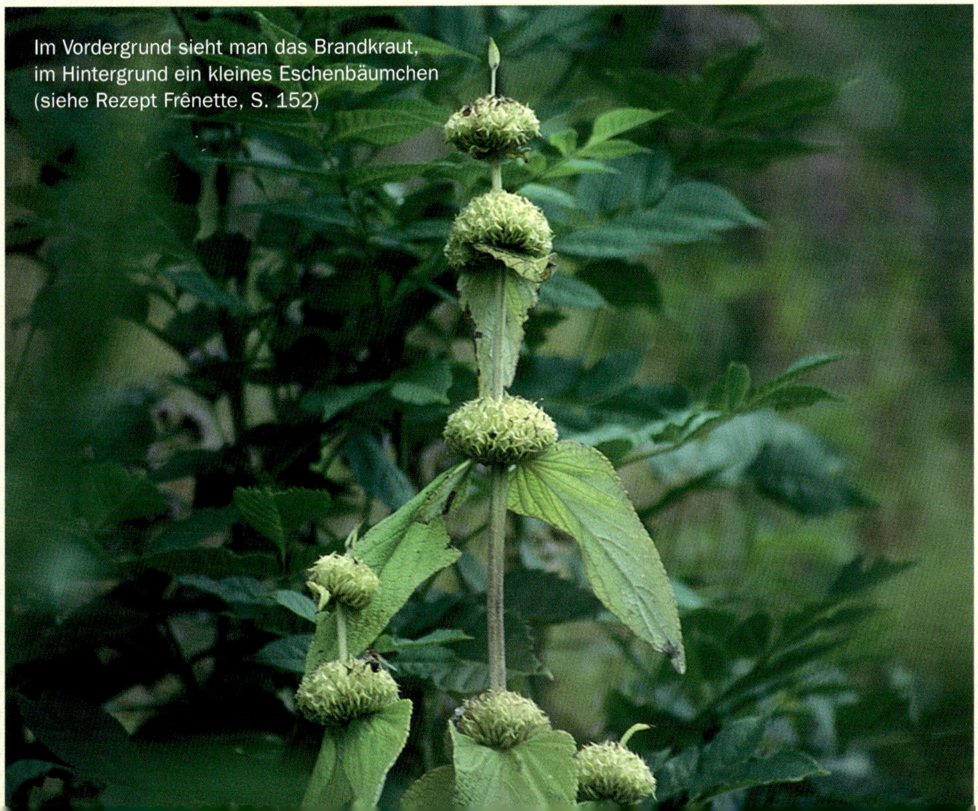
Im Vordergrund sieht man das Brandkraut, im Hintergrund ein kleines Eschenbäumchen (siehe Rezept Frênette, S. 152)

- Morgens nüchtern ein halbes Glas rohen Kartoffelsaft trinken, etwas warmes Wasser dazutrinken (entweder nachtrinken oder gleich mit dem Saft mischen). Dasselbe Hausmittel ist auch bei Magengeschwüren angezeigt. Und so erhält man den Kartoffelsaft: Die Kartoffel reiben und durch ein Leinentuch pressen, sodass der Saft herauskommt.
- 1 Stunde vor dem Mittagessen 2-3 Wacholderbeeren einnehmen (nicht, wenn die Nieren bereits angegriffen sind und nicht mehr so gut arbeiten).
- Nach dem Mittagessen 2-4 Senfkörner schlucken.
- Tagsüber gekochtes Kartoffelwasser (Wasser, das vom Kochen übrig geblieben ist) trinken.

Arthritis: Hilfe durch die Birke

- 3 x am Tag 6 Wochen lang 1 Esslöffel Birkensaft einnehmen (es gibt ihn in der Drogerie fertig zu kaufen).
- Die Birkenrinde hilft übrigens gegen Gicht und Lungenkrankheiten – als Tee (Kaltansatz über Nacht, am Morgen aufkochen, täglich mindestens 1 Tasse) oder Räucherung verwenden.
- Ebenso empfehlenswert ist ein Absud von den Birkenknospen: 20 g Birkenknospen mit kochendem Wasser aufkochen und die Flüssigkeit trinken.

Ein besonderer Tipp für die Gefäße: Die Frênette

Um die Arterien von Ablagerungen zu befreien, empfehle ich ein uraltes, mittlerweile leider beinahe vergessenes Rezept: die Frênette. *Frêne* ist französisch und bezeichnet in dieser Sprache die Esche. Die Frênette, die aus den Eschenblättern gewonnen wird, war ein früher in ganz Europa bekanntes Mittel; heute wird es jedoch nur mehr in Frankreich verwendet, obwohl es sehr erfolgreich gegen Verkalkung angewendet werden kann.

◆ Rezept: Frênette

Zubereitung: Bereits im Frühjahr die Eschenblätter sammeln (60 g), außerdem auch Rinde und Samen. Alles in 1 Liter Weißwein einlegen und das Ganze 10 Tage stehen lassen. Man kann auch noch Rosmarin hinzufügen.
Dr. Max Amann beschreibt einen weiteren Ansatz: Junge Eschenblätter in 50%igen Alkohol geben und einige Monate ausziehen lassen.
Anwendung: Täglich 1 Esslöffel einnehmen – auf diese Weise soll die Arterienverkalkung verzögert und die Lebensdauer verlängert werden.

Rund um den Garten

Nun ist endgültig Ruhe im Garten. Es werden nur noch die Zierpflanzen im Haus und jene Pflanzen (z.B. Geranien) betreut, die man auch noch weiter überwintern will.

Vom Garten direkt aufs Brot

Nun möchte ich einige Rezepte vorstellen, die man natürlich das ganze Jahr über zubereiten kann. Im November macht man die Aufstriche aus allem, was man halt noch an Frischem hat. Das folgende Brot schmeckt herrlich mit frischem Salat und Wein und kann sogar als Partyessen gereicht werden.

◆ Rezept: Brennnessel- oder Kräuterbrot

Zutaten:
600 g Dinkel- oder Weizenvollmehl
350 g kaltes Wasser

40 g Hefe
1/2 EL Honig
2 TL Salz
1 TL Butter
1 EL Brotgewürz
1 Zwiebel
50 g Brennnesselspitzen
Olivenöl
Kräutersalz oder Salz und Pfeffer

Zubereitung: Die geschnittene Zwiebel, Brennnesselspitzen oder Kräuter mit etwas Olivenöl in einer Pfanne anrösten und mit Kräutersalz oder Salz und Pfeffer würzen.

In einer Rührschüssel Hefe und Honig im kalten Wasser auflösen, Mehl und Gewürze dazugeben. 10 Minuten kneten und 15 Minuten rasten lassen. Dann die zerlassene Butter unter den Teig kneten und die gerösteten Kräuter hinzufügen. Bei 250°C 30 Minuten lang backen.

Es können auch Sauerampfer oder anderer Wiesen- und Gartenkräuter sowohl roh als auch getrocknet unter diesen Teig gemischt werden.

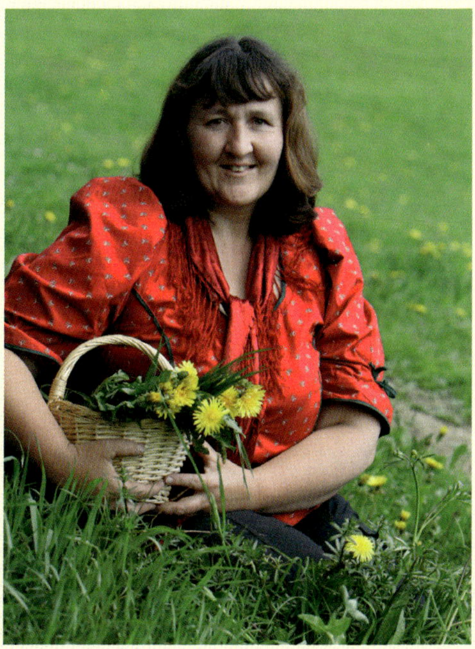

◆ Rezept: Zwiebelschmalz

Zutaten und Zubereitung: Beliebige Menge Zwiebeln gleich mit Salz und Butterschmalz einmal aufkochen. Wenn die Masse etwas abgekühlt ist, in Gläser füllen.

◆ Rezept: Pikanter Tomaten-Paprika-Aufstrich

Zutaten und Zubereitung: Frische Tomaten in der Küchenmaschine pürieren. Salz, Pfeffer und Gewürze je nach Geschmack dazumischen. 2 Esslöffel Haferflocken und Topfen hinzufügen. Abschmecken.

◆ Rezept: Himbeerbutter

Zutaten und Zubereitung: Tiefgefrorene Himbeeren noch kalt mixen, etwas zerlassene Butter und Sahne dazugeben und mit Honig und etwas Zimt würzen.

◆ Rezept: Pikanter Kürbiskernaufstrich

Zutaten und Zubereitung: Kürbiskerne mahlen, etwas Öl und Kräutergewürze sowie Pfeffer und Salz dazugeben. Mit Topfen oder Sauerrahm verfeinern.

◆ Rezept: Aufstrich mit gekochtem Grünkernmehl

Zutaten und Zubereitung: 1 Liter Wasser zum Kochen bringen, Salz, Pfeffer, klein geschnittene Paprika sowie Zwiebeln gleich mitkochen. 1/2 kg Grünkernmehl einkochen (man sieht sofort, wenn es zu dick wird – dann Wasser nachgießen). Diese Masse abkühlen lassen und danach in der Küchenmaschine mit Olivenöl und frischen Kräutern mischen, bis ein cremiger Aufstrich entsteht.

Mit der gekochten Grünkernmasse kann man auch Laibchen, Suppenknödel und Ähnliches zubereiten.

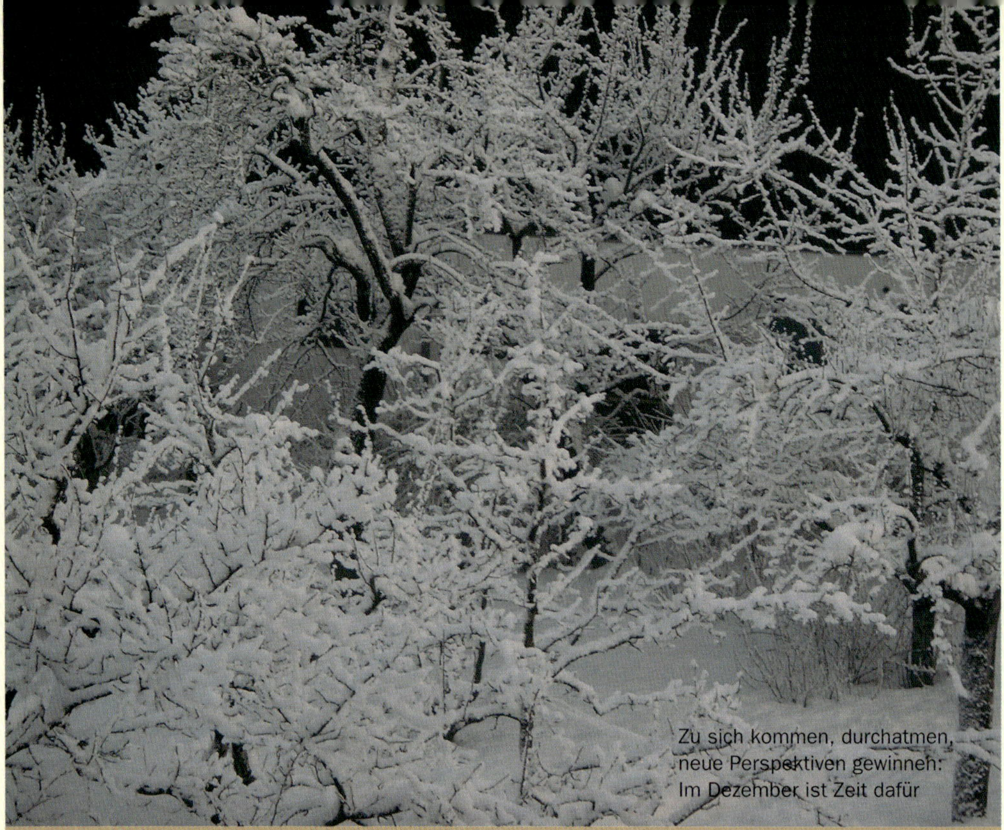

Zu sich kommen, durchatmen, neue Perspektiven gewinnen: Im Dezember ist Zeit dafür

◆ Dezember: Der Monat der Besinnung

Alles im Einklang – Mehr körperliche Kraft und Lebensfreude, geistig wieder fit werden

Die stillste Zeit im Jahr soll es werden, aber man muss auch dafür etwas tun – die größte Herausforderung besteht darin, sich nicht übermannen zu lassen und nicht in den Kaufrausch einzusteigen. Das Leben und die Gesundheit sind wichtiger als das Materielle. Warum haben unsere Bauern gerade diese Zeit genützt, um mit den vielen Bräuchen wieder etwas Ruhe in den Menschen zu bringen: Das Backen von Kletzenbrot und die Rauchnächte, um nur zwei Beispiele zu nennen, sind so wichtige Rituale unseres Volkes. Sie müssen wieder, wenn auch nur in kleineren Abwandlungen, in den Familien Einzug finden. Mit den Rezepten in diesem Monat möchte ich einen kleinen Beitrag dafür leisten und zeigen, dass Gesundheit nicht nur Heilung von Krankheiten bedeutet, sondern viel früher anfängt.

Kräuter für mehr Lebenskraft

Die Kräuterkunde hat sehr viel zu bieten in puncto Kraft und Energie. Auf dem Markt gibt es hingegen eigentlich nur wenig, beispielsweise Gelée Royale, Pollen, Ginseng, Knoblauch und Multivitaminkapseln.

Wärmende Tees

Die Teekultur ist auch in unseren Zeiten wichtig, weil wir uns noch Jahre danach an den Duft wertvoller Tees erinnern können. Ich weiß noch genau, wie meine Kinder vor der Haustür standen, durch und durch nass und kalt vom Rodeln – da war der heiße Tee mit vielen Aromen sehr willkommen. Es gibt ja nicht nur 5 Tees, sondern fast für jeden Tag einen neuen, wenn wir möchten.

Die Kraft und Energie neu gewinnen

Ein sehr altes Mittel: 1 Teelöffel trockenen Agar-Agar einnehmen – am besten zwischen den Mahlzeiten, aber immer mit heißem Wasser, Tee oder Kaffee. Es wird beschrieben, dass die Organsysteme wieder aufgebaut werden, wenn man zurzeit keine Kraft hat.

Abhilfe bei Schwächezuständen

- Milch und Mineralwasser mit Agar-Agar trinken – diese Methode unterstützt den Zellenaufbau.
- Auch die Haferschleimsuppe und die Gerstensuppe sollten jetzt gereicht werden. Schon bald wird der Körper wieder zu Kräften kommen, oft stärker sein als je zuvor.
- Wenn der Körper sehr geschwächt oder sogar erschöpft ist, kann man eigentlich täglich ein heißes Vollbad machen (Herzkranke sollten aber nur einige Minuten im Wasser bleiben). Danach kurz eine kalte Dusche auf den Nacken, zwischen die Beine (Geschlechtsteile) und auf die Schulterblätter.

Kindertipps

- Neugeborene sollte man die ersten 8 Tage nur mit gesalzenem Mandelöl waschen, um den natürlichen Säuremantel der Kleinen nicht zu zerstören, am Anfang ist dieser nämlich besonders empfindlich.
- Eine besondere Mischung, die den Kindern sehr gut tut, wenn sie wenig essen, blass sind und schwächlich wirken: Gänseblümchen, Ringelblumen, Brennnesselsamen, Ysop, Alantwurzel, Zitronen und Apfelminze mischen, einen Tee zubereiten (über Nacht kalt ansetzen), täglich 1 x trinken lassen – entweder warm oder als kalten Saft (auch vermischt mit einem anderen Getränk).
- Auch die anderen in diesem Abschnitt genannten Rezepte und Tipps eignen sich zur Kräftigung von Kindern.

◆ Rezept: Bitterli zu Weihnachten zum Nachmachen

Zutaten:

Melisse	Koriander
Bibernelle	Brennnessel
Nelke	Ringelblumen
Zimtstangen	1/2 kg Kandiszucker
Fenchel	1 Liter 50%iger Alkohol

Zubereitung: Die Kräuter (je 1 Teil) in Alkohol ansetzen und zunächst 14 Tage lang stehen lassen. Kandiszucker hinzufügen und noch eine Woche (insgesamt also mindestens 3 Wochen) ruhen lassen.

Der Große Schwedenbitter – Ansatz nach Maria Treben

Das Universalmittel Schwedenbitter eignet sich als Ersatz, wenn man nicht so viel Zeit hat, sich selbst etwas zu sammeln. Im Winter kann natürlich auch abgewandelt werden.

Der Ansatz enthält: Bibernellwurzel, Meisterwurz, Engelwurz, Eberwurz, Enzian, Kampfer, Kalmus, Lärchenschwamm, Muskatblüte, Myrrhe, Rhabarber, Safran, Sennesblätter, venezianischer Theriak, Tormentill (Blutwurz), Zitwer (weißer Curcuma).

Am besten die Mischung oder gleich den fertigen Schwedenbitter in der Apotheke kaufen, weil die Zubereitung ziemlich umständlich ist. Die Mischung aus allen genannten Kräutern wird jedenfalls in 40%igem Alkohol angesetzt.

Pflanzen für ein langes Leben

Bei Altersschwäche

Zu Wiederaufbau der Kraft eignen sich folgende Pflanzen:

- Kümmelsamen
- Bockshornkleesamen
- Quendelkraut
- Kardobenediktenkraut
- Hafersamen
- Wacholderbeeren
- Salbeiblätter

Für die Unterleibsenergie

- Alant
- Bärentrauben
- Birke
- Brennnessel
- Goldrute
- Hirtentäschel
- Lavendel
- Liebstöckel
- Maisgriffel
- Ringelblumen
- Schafgarbe
- Sellerie
- Schachtelhalm
- Taubnessel

Von diesen Pflanzen 5 bis 10 auswählen und eine Teemischung oder Tropfen (Tinktur) zubereiten.

Für den Bewegungsapparat

Etwas mehr Kraft und Energie bieten folgende Pflanzen:

- Berberitze
- Birke
- Brennnessel
- Erle
- Esche
- Gänseblümchen
- Goldrute
- Heidekraut
- Johannisbeerenblätter
- Kalmus
- Kiefer
- Klette
- Löffelkraut
- Löwenzahn
- Meerrettich (Kren)
- Mädesüß
- Meisterwurz
- Mistel
- Quecke
- Schachtelhalm
- Schlüsselblumen
- Spargel
- Wacholder (alle Teile)
- Weide

Auch von diesen Pflanzen 5 bis 10 aussuchen, in einer Teemischung verwenden oder als Tropfen (Tinkturen) ansetzen.

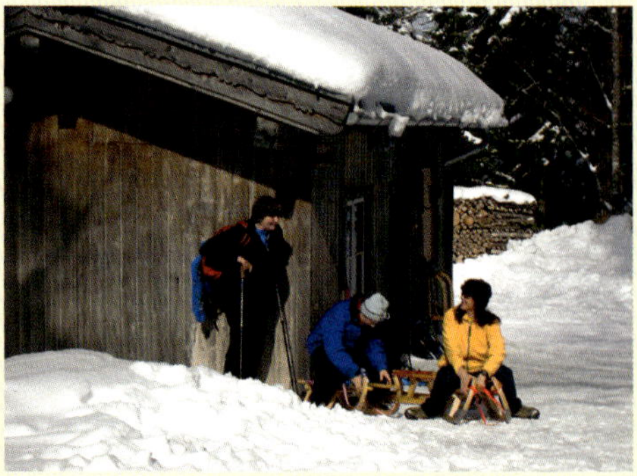

Auch im Winter in Bewegung und an der frischen Luft bleiben

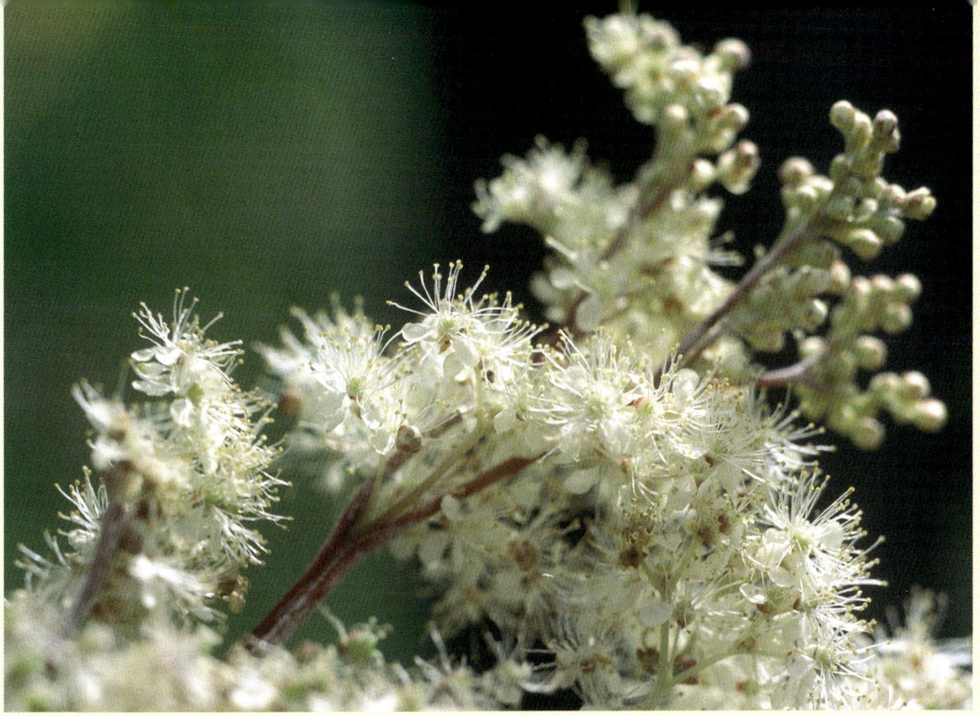

Mädesüß ist eine jener Pflanzen, die uns wieder Kraft verleihen, wenn wir uns gehetzt, niedergeschlagen oder abgekämpft fühlen

◆ Rezept: Brennnesselwein

Der Brennnesselwein eignet sich, um wieder schnell Kraft zu erlangen – beispielsweise nach Krankenhausaufenthalten und Krankheiten wie einer schweren Grippe oder allgemein, um rasch auf die Beine zu kommen. *Zubereitung*: 1 Hand voll Brennnesselsamen (frisch oder getrocknet) mit 1 Liter Wein aufkochen. Etwas abkühlen lassen und mit Honig süßen, danach im Kühlschrank aufbewahren. Stamperlweise trinken.

Gegen allerlei Übel

Wenn die Grippe zuschlägt, gibt es eine Reihe von Pflanzen, denen man eine besondere antibiotische Wirkung nachsagt. Hier auch einige Tipps, wie du sie zubereiten könntest.

- Knoblauch
- Kapuzinerkresse: sollte im Topf über den Winter gezogen werden.
- Brunnenkresse: als Pesto oder Tinktur.
- Meerrettich (Kren): mit Äpfeln eingelegt bei Fließschnupfen.
- Zwiebel: schneiden und im Mund oben auf den Gaumen drücken, und zwar so lange, bis die Tränen kommen und die Zwiebel keinen Geschmack mehr hat (dauert ungefähr 10 Minuten).
- Eine gute Vorbeugung ist das Ölziehen – schon lange wussten die Russen, dass man mit Sonnenblumenöl so lange im Mund zwischen den Zähnen spülen sollte, bis es weiß geworden ist. Diese Flüssigkeit nach 10 Minuten in die Waschschüssel spucken. Dann haben sich alle Giftstoffe, die sich in der Schleimhaut angesiedelt haben, gelöst.

Noch einmal das Beste für das Immunsystem

Bereits im Kapitel über den Monat Jänner habe ich ausführlich auf Wege, das Immunsystem anzukurbeln, berichtet. Bitte auch dort nachlesen, aber hier noch einmal die besten Tipps, um das Immunsystem vor schlechtem oder unbeständigem Wetter zu schützen.

- Der rote Lindenblütentee: Lindenblüten aufkochen und etwas stehen lassen, bis der Tee eine rote Farbe annimmt.
- Milchsauervergorenes essen: Es ist über die ganze Winterzeit sehr wichtig, denn es enthält sehr viel Vitamin C, und die Milchsäure ist besonders wertvoll. Jeden Tag ein Teelöffel am Morgen – das kann der Gesundheit besonders gut helfen.
- Natronkur: Diese wichtige Maßnahme kann man in der „kleinen" Fastenzeit bis Weihnachten nützen (siehe Jänner).

Erkältungen

- Nüchtern am frühen Morgen eine Tasse Wermutttee trinken.
- Zum Frühstück Obst oder besser noch Früchte mit Haferflocken oder Weizenkleie essen.
- 1 Esslöffel Agar-Agar trocken schlucken und danach 1-2 Gläser heißes Wasser mit einer Prise Cayennepfeffer oder 2 Tassen Kaffe trinken. Danach widersteht man feuchtem und auch kaltem Wetter ohne weiteres.

Kali für innen und außen

Kali, genauer gesagt Kaliumpermanganat (auch „übermangansaures Kali") ist ein tolles Desinfektionsmittel für innen und außen, Küche, Bad und Garten. Wenn man es verschüttet, unbedingt gleich fest nachwischen, da braune Flecken entstehen und zurückbleiben können.

1 Glas Wasser mit 3 Kristallen ergibt eine hellrosa Lösung, die sich auch für eine Belebungskur von innen eignet. Kalilösungen sollten immer möglichst hell sein, auf keinen Fall dunkelrot oder gar violett.

Kräftigende und wärmende Kost

Die gemachte Ernte wird jetzt dringend benötigt, um wieder Gesundes auf den Tisch zu zaubern, wie Birnen- oder Apfelbrot.

◆ Rezept: Birnen- bzw. Apfelbrot nach Art meiner Mutter

Zutaten: 1 1/2 kg Birnen oder Äpfel (frisch), 400 g Rosinen, 250 g Nüsse (auch Walnüsse), 2 EL Kakao, 4 EL Rum (80%), 1 Packung Zimt, 1 Packung Zeltengewürze oder Lebkuchengewürze, 1/4 Packung Nelken (gemahlen), 1 kg Weizenvollmehl, 2 Packungen Backpulver.
Zubereitung: Birnen oder Äpfel weichkochen, mit Rosinen, Nüssen, Kakao, Rum, Zimt, Gewürzen und Nelken vermischen. Weizenvollmehl und Backpulver unterheben. 1 Stunde bei 180°C backen.

Kekse ohne Reue

Ich möchte auch ein Keksrezept vorstellen, aber es ist nicht für den Advent oder das Weihnachtsfest, sondern für die Verdauung nach den Feiertagen gedacht. Die guten Vorsätze sollten jetzt gemacht werden und nicht erst an

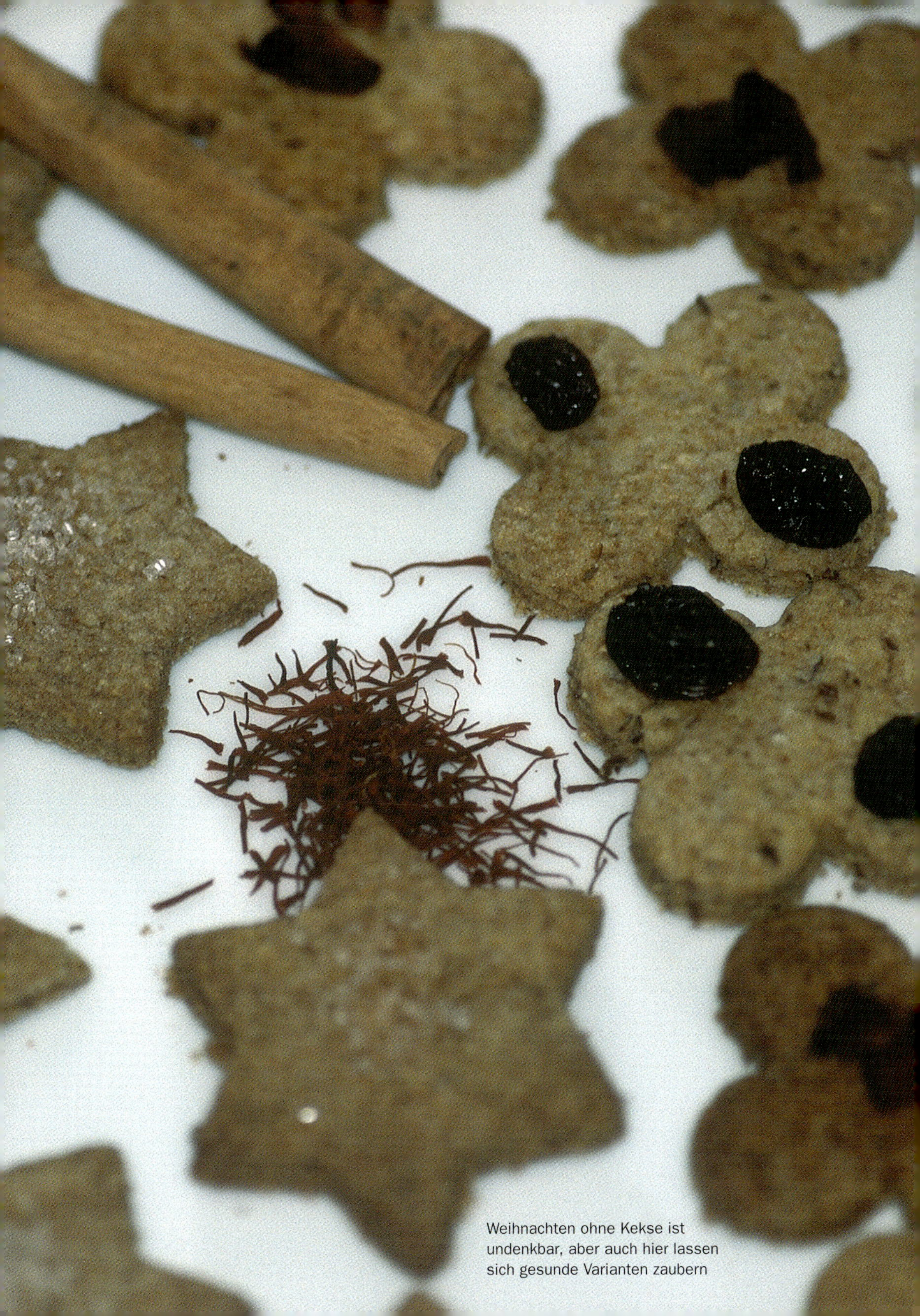

Weihnachten ohne Kekse ist
undenkbar, aber auch hier lassen
sich gesunde Varianten zaubern

Silvester. Theresas Hausfreunde, die der Gesundheit sehr dienlich sind, und dazu einen Verdauungslikör – dann muss man nicht so viele Gewissensbisse haben, wenn man sich der Lust des Genusses hingegeben hat. Ich glaube einfach daran, dass wir nicht ununterbrochen nur schlemmen sollen, sondern auch den Ausgleich wieder in Richtung Gesundheit schaffen müssen. Dazu eignen sich die Hausfreunde sehr gut.

◆ Rezept: Theresas Hausfreunde der Gesundheit

Zutaten: 750 g Weizenmehl, 250 g Braunhirse (kann auch durch Mehl ersetzt werden), 400 g Butter, 2 Packungen Vanillezucker, 1 Packung Backpulver, 100 g Nüsse, 100 g Leinsamen, 100 g Sesam, 3 Eier, 300 g Honig, Milch nach Bedarf.

Zubereitung: Aus allen Zutaten einen Mürbteig zubereiten und Kekse ausstechen. Bei 180 °C 15 bis 20 Minuten backen.

Der Segen der Gerste

Um im Winter den Körper wieder warm zu kriegen, eignen sich Orangen nicht besonders, sondern sollten nur gelegentlich, wenn der Gusto siegt, genossen werden. Schon von alters her wurde die Gerschtsuppe (Gerstensuppe, Rezept siehe den Monat Jänner) in unseren Breiten gegessen. Sie ist sehr bekömmlich und leicht verdaulich durch ihre Schleimstoffe, die unseren Schleimhäuten in Mund und Unterleib sehr wertvolle Dienste leisten können. Das Gerstenmüsli als Brei dient auch zur Leistungssteigerung des Gehirns.

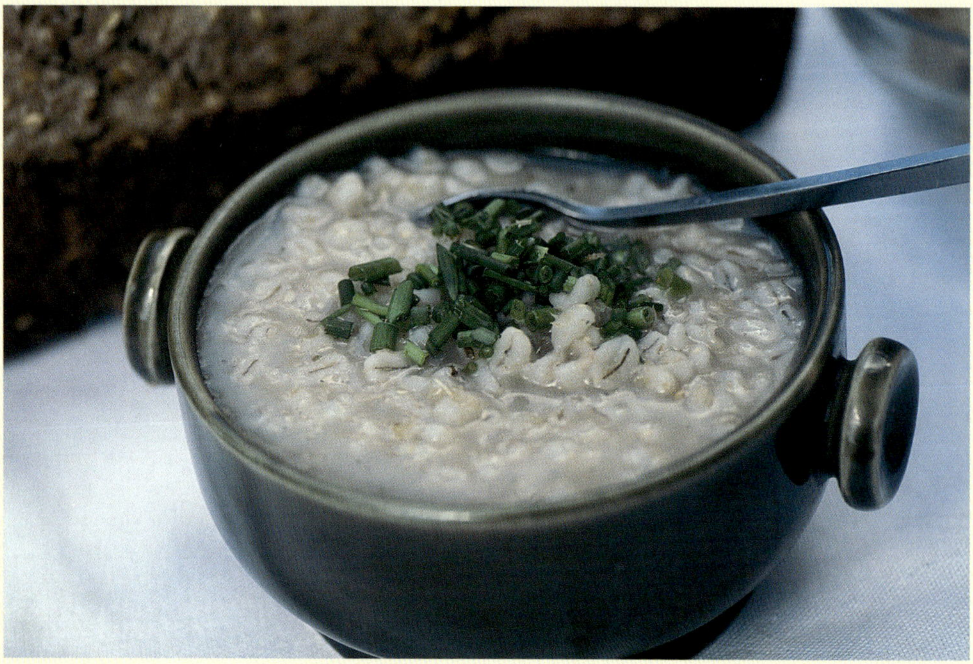

Die Gerstensuppe ist eine bekömmliche Möglichkeit, das Immunsystem über die Nahrungsaufnahme zu festigen

Zum Innehalten und Nachdenken

Zur Kraft gehören auch die Gedanken, und hier möchte ich einige Anstöße einbringen, die vielleicht dazu anregen, sich seine eigenen Gedanken zu notieren, was und wie man etwas erlebt oder sieht im Leben. Gerade zu dieser Jahreszeit ist es wichtig, sich für so etwas Zeit zu nehmen, Dinge aufzuschreiben und wieder ziehen zu lassen. Diese Gedanken auf Papier werden zu purer Kraft und daraus leiten sich Erkenntnisse ab, die uns sehr viel bringen können.

- „Ich habe einfach vergessen, wie es ist, wenn man sich wohl fühlt, wenn das Herz nur rasten will, wenn man die Tür aufmacht und sich der Nebel mit der Sonne rauft und der Tag beginnen will."
- „Ich habe vergessen, mich geliebt zu fühlen. Der Alltag wirft den Schatten auf ein Paar und man lebt nur mehr nebeneinander her. Das Wort heißt auf einmal *schweigen* und schweigen heißt Einsamkeit."
- „Ich habe vergessen, die Kraft aus den Kräutern und Bäumen zu nehmen. Immer war alles wichtiger, die Spitze ist die Natur, und dann kommt erst der Mensch."
- „Ich habe vergessen, wie es sich anfühlt, Durst zu haben, Durst auf Wasser und Leben."
- „Ich habe vergessen, mich bei Menschen geborgen zu fühlen, weil jeder nur an sich denkt und der Neid, die Habsucht die Kraft ist, die man braucht, um sich im Leben halten zu können."
- „Doch ich erinnere mich daran, dass es da Menschen gibt, die die Freude der Natur nicht vergessen haben und in der Gemeinschaft Kraft finden, ein Ziel haben und nicht richten, weil sie nicht glauben, Gott zu sein."
- „Und diese Erinnerung bringt mir wieder den Funken, den ich brauche, um mich wieder zu öffnen und einfließen zu lassen, was da um mich herum alles ist, die Liebe wieder aufzusaugen und von ihr leben zu dürfen, die Liebe von der Natur und den Tieren und ganz besonders vom Menschen."
- „Und ich erinnere mich, wie es ist, wenn die Pflanzen dastehen und uns dienen wollen, ohne nachzudenken, ob sie einen Nutzen davon hätten. Dies ist denn die Kraft der Bedingungslosigkeit und die Kraft unseres Schöpfers Gott."

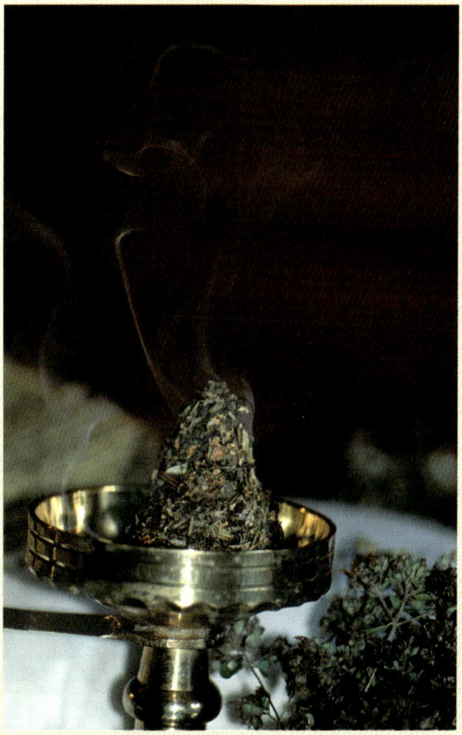

Auch Gedanken können uns neu aufbauen. Meditieren und Gedächtnisübungen bringen uns weiter

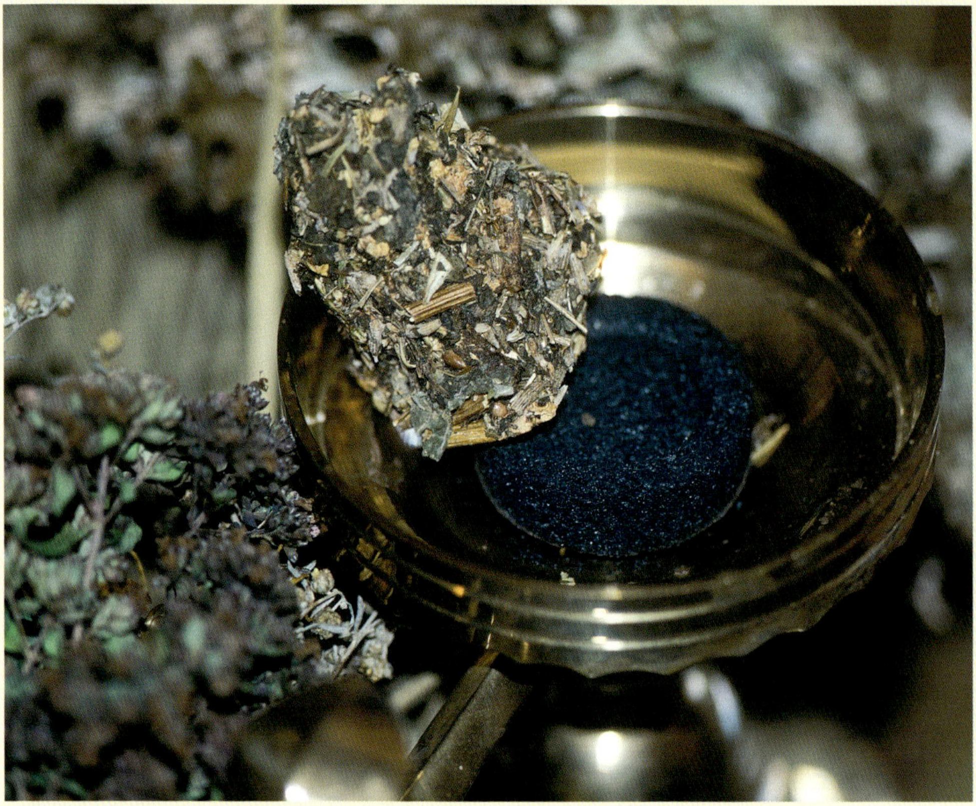

Mit den verschiedensten Mischungen für die uralte Tradition des Räucherns lässt sich das ganze Jahr über die Luft in unseren Häusern klären

Ein schöner Sport der anderen Art könnte es auch sein, den einen oder anderen Gedanken auswendig zu lernen, um das Gehirn auf Trab zu halten und ihm mehr Raum zur Entwicklung zu bieten. Man sollte ganz allgemein wieder viel mehr kopfrechnen oder Gedichte auswendig lernen. Vor dem Jahreswechsel kann man insbesondere daran denken, wie schön es ist, die Kraft der Erinnerung zu nutzen und einzusetzen. Wenn ich alles vergesse, kann ich im Leben nicht alles umsetzen. Zur Unterstützung eignen sich auch Ginkgo und Knoblauchtinktur.

Rund um den Garten

Besinnung auf das, was wir zu uns nehmen

Der Dezember ist jener Monat, in dem die meisten Menschen einmal nicht an den Garten denken. Trotzdem ist es vielleicht hilfreich, sich einige Gedanken zu machen, wie man seine eigene Ernährung auf die neue Zeit einstellen kann. Wenn ich schon von einer neuen spreche, muss es auch eine alte geben: Die alte Ernährung war sich immer der Tradition bewusst und ging ihr einen großen Schritt entgegen. Das selbst gezogene Saatgut wird in Zukunft enorm wichtig werden.

Für die Selbstversorgung findest du ein paar Hinweise im Kapitel über den Monat Jänner – oder im bereits einmal empfohlenen „Handbuch Samengärtnerei" (Löwenzahn-Verlag).

Empfehlenswerte Früchte

Mit der Kartoffel hat man sich fast über das ganze Jahr gerettet – in der Sommerzeit war die Nahrungsbeschaffung nicht so schwierig, aber im Winter wird es wirklich interessant. Auch da gibt es Gemüsesorten wie Sauerkraut, Rübenkraut, Pastinaken, Topinambur, Rote Rüben oder Kartoffeln. Milchsauer Eingelegtes (für das sich beinahe jedes Gemüse eignet) wird sogar als krebshemmend eingestuft – einfach in Gläsern geschnittenes Gemüse und beliebige Gewürze einlegen, mit Salzwasser übergießen und verschließen.

Dass Trockenobst schon früher eine große Bedeutung hatte, ist bekannt – auch heute schmecken die Apfelschnitzen und die Kletzenbirnen in allen Varianten als Knabbereien oder in Speisen eingearbeitet. Über Nacht in Wasser einlegen und am Morgen kochen oder roh essen. Ein Tipp von mir: Im Müsli schmecken sie herrlich. Heute kann man auch anderes Obst verwenden, die Bergbauern hatten leider nicht so viel Auswahl, da die Höhenlage es nicht erlaubte. In niedrigen Lagen stöhnen manche hingegen unter reicher Ernte nur so. Der wichtige Wert des getrockneten Obstes ist eigentlich unbestritten hoch und sollte wieder einen wichtigen Stellenwert im Leben erlangen (natürlich nur Obst aus biologischem Anbau).

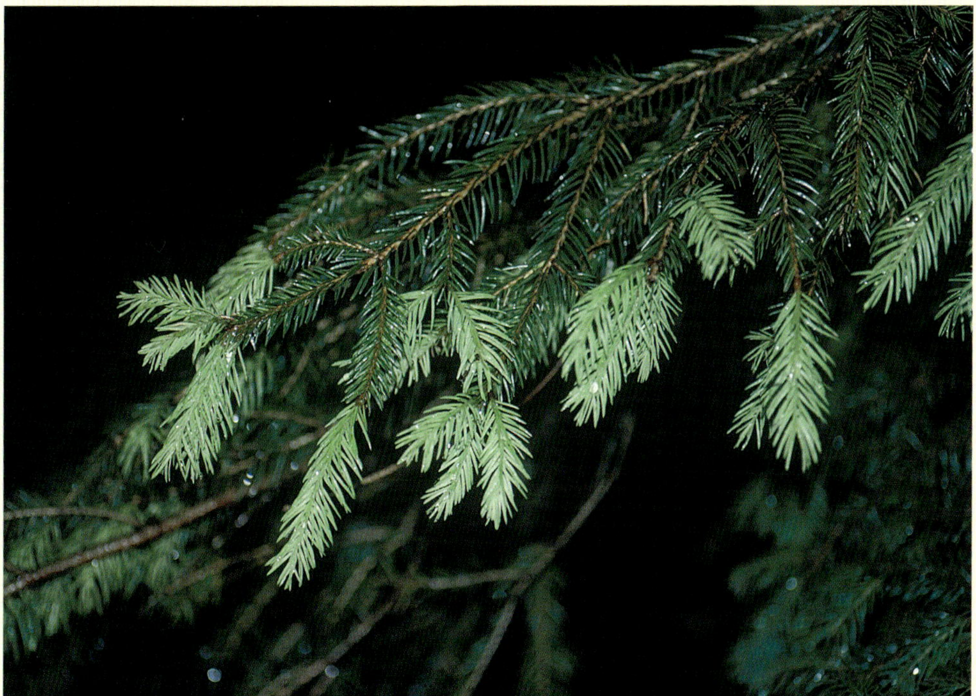

Die jungen Triebe der Fichte und Tanne können zu einem Sirup verarbeitet werden

Einer alten Tradition neues Leben einhauchen: Räuchern

Gerade im Winter sind die Räucherstoffe sehr aktuell. Nun treten die Räucherkegel in Kraft, die wir am besten schon im November gemacht haben. Weihnachten, Räuchern und Kekse gehören einfach zusammen. Dazu gewinnen wir Kraft und Jugend durch Brot aus der Zirbenschüssel (um eine beruhigende Schwingung hineinzuinterpretieren).

Räuchern ist eine alte Tradition, um die Luft zu verbessern (nach heutigem Wissen besteht die Wirkung darin, dass die Bakterien in der Luft vermindert werden). Es werden der Räucherkegel oder einfach die losen Pflanzen geräuchert.

Welche Pflanzen sich eignen? Besonders ans Herz legen möchte ich Wacholderzweige, Tannenzweige, Eberraute (früher sogar ein Weihrauchersatz), Salbei (am besten den weißen), Rose oder Lavendel – und natürlich auch den Klassiker Weihrauch.

Zur Durchführung einer Räucherung bereiten wir Räucherkegel vor.

◆ Grundrezept: Räucherkegel

Gewünschte Kräuter klein schneiden oder mahlen, Harze fein reiben und alles mischen. Tapetenkleister in Wasser anrühren und über die Kräuter gießen. Gleich Kegel formen und auf Backpapier legen. Einige Tage trocknen lassen.

Vorsicht: Die Schüssel bitte nur mit Küchenrolle auswischen und Reste nicht in den Abguss spülen.

Es gibt natürlich noch sehr viel mehr Pflanzen, mit denen Räucherungen durchgeführt werden können. Zu den 12 Monaten dieses Buches habe ich geeignete Kräuter für eine Räucherung zusammengestellt. So kann man auch hier jeden Monat nützen, um sich

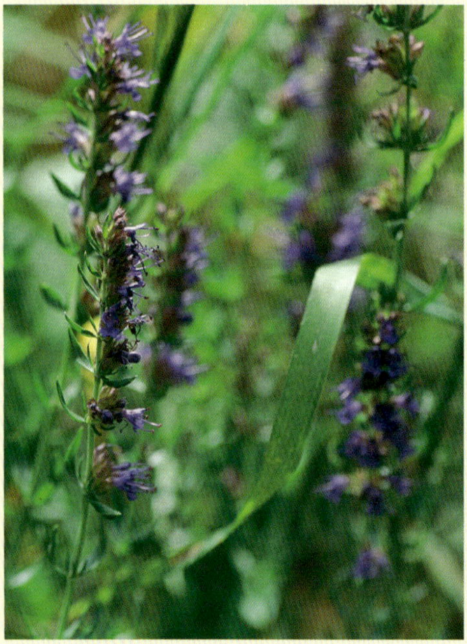

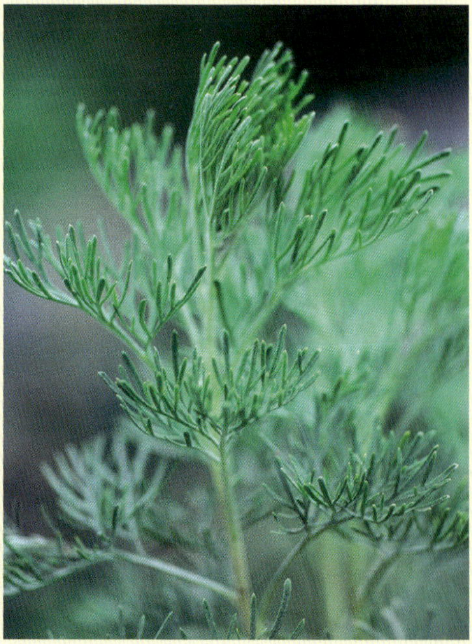

Ysop und Eberraute sind in vielen Vorschlägen für Räuchermischungen enthalten

wieder zu regenerieren. Die folgenden Tipps sollen aber wirklich nur eine kleine Anregung sein. Vollständige, fertige Rezeptmischungen kann man auch bei mir beziehen.

Mischungen nach den 12 Monatsthemen

Jänner: Alant, Angelika, Benzoe Siam, Guajak, Kiefernharz, Pfefferminze, Rosmarin, Salbei, Styrax (Amber), Wacholderbeere, Zedernholz.
Februar: Alant, Beifuß, Bernstein, Copal, Eisenkraut, Fichtenharz, Muskat, Tulsi, Zedernspitzen.
März: Zimtrinde, Damiana, Benzoe Siam, Ingwerwurzel, Koriander, Guggul, Guajakholz.
April: Kampfer, Sumpfporst, Ysop.
Mai: Baldrian, Benzoe Siam, Damiana, Guggul, Kakaoschale, Kalmuswurzel, Koriander, Muskat, Nelke, Rose, Styrax (Amber), Vetiver, Wermut, Zimtrinde.
Juni: Räuchern sollte Schutz vor Ansteckungen bieten und die Lebenskraft heben. Wenig pulverisierter Schwefel, Meisterwurzelpulver, Wacholderbeeren gemahlen, Rosmarin gemahlen, Beifußkraut.
Juli: Alant, Fenchel, Fichtenharz, Sternanis.
August: Eukalyptus, Kalmuswurzel, Kampfer, Lemongras, Muskat, Narde, Pfefferminz, Weihrauch.
September: Angelika, Boldoblätter, Fenchelsaat, Galgant, Guggul, Ingwer, Kalmuswurzel, Kardamon, Rosmarin, Sternanis, Tulsi, Wermut, Zimtrinde.
Oktober: Guggul, Kiefernharz, Myrrhe, Opoponax, Pfefferminze, Ysop.
November: Anantmul, Zedernspitze, Beifuß, Kiefernharz, Fenchel, Fichtenharz, Mastix, Angelika, Drachenblut, Fenchel, Nelken.
Dezember: Zimtrinde, Weihrauch, Ingwer, Angelika, Beifuß, Galant, Sumpfporst, Wacholderbeeren.

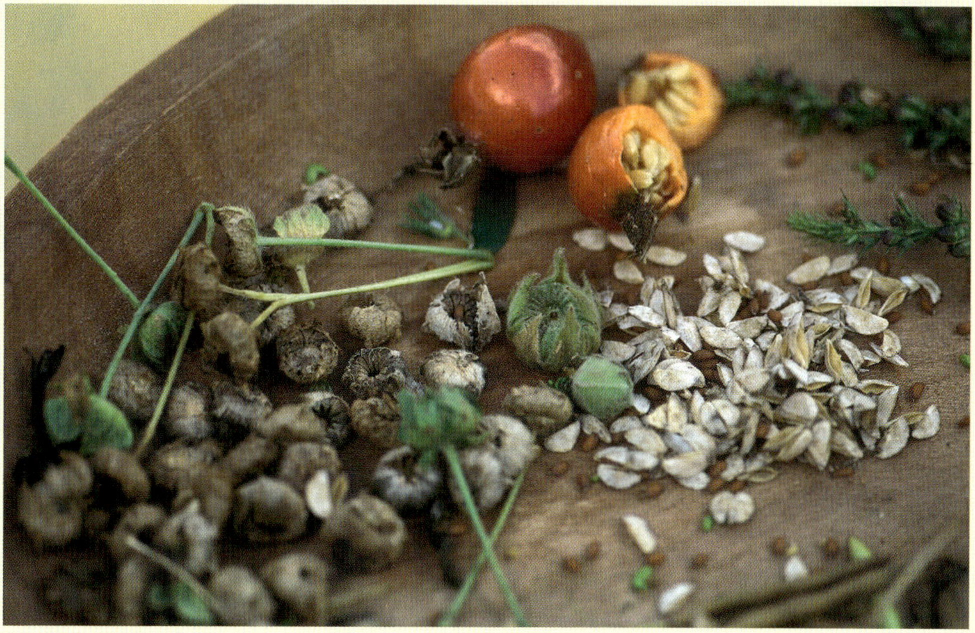

Im nächsten Jahr können wir auch eher seltenen Pflanzen eine Chance in unserem Garten einräumen

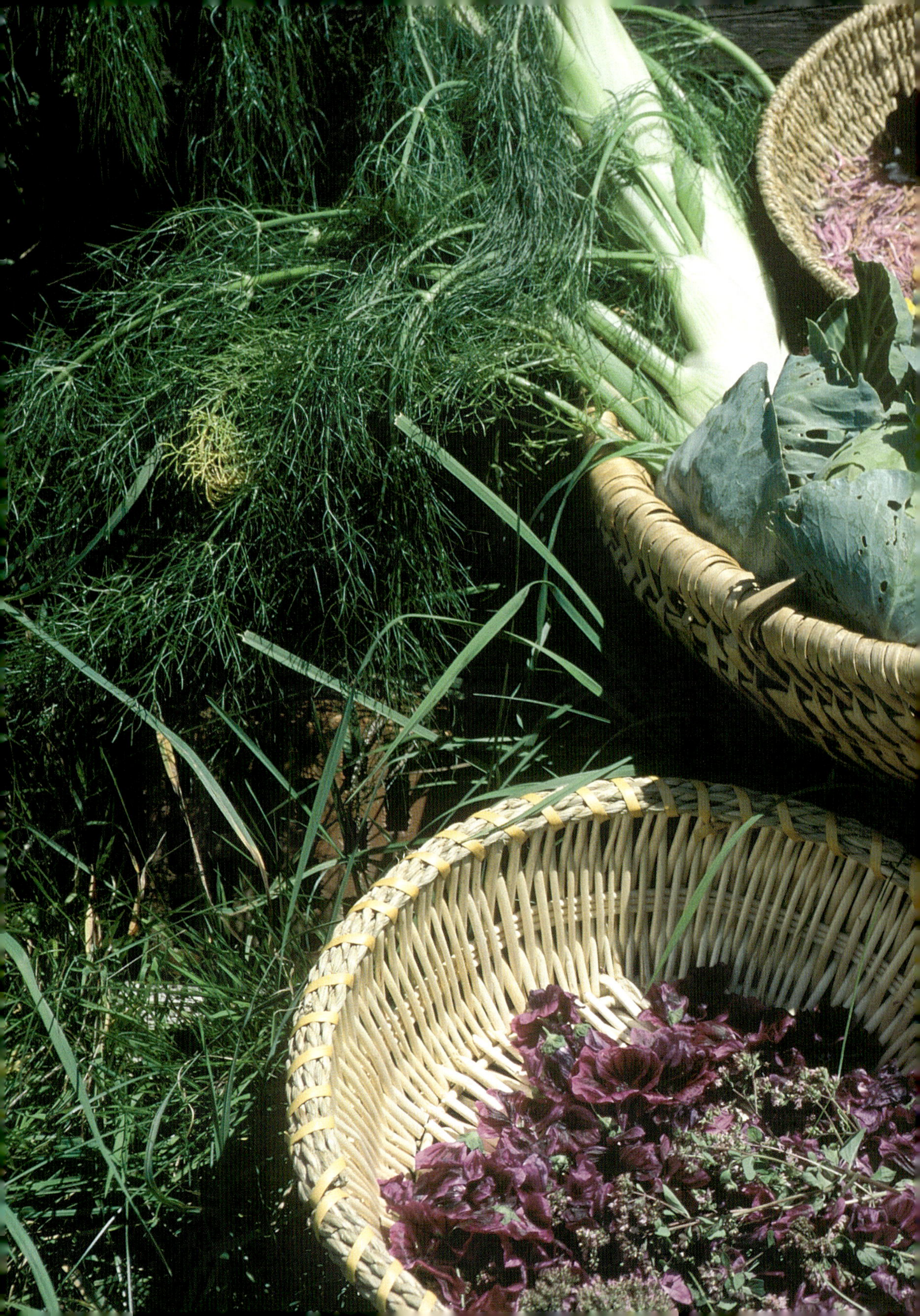

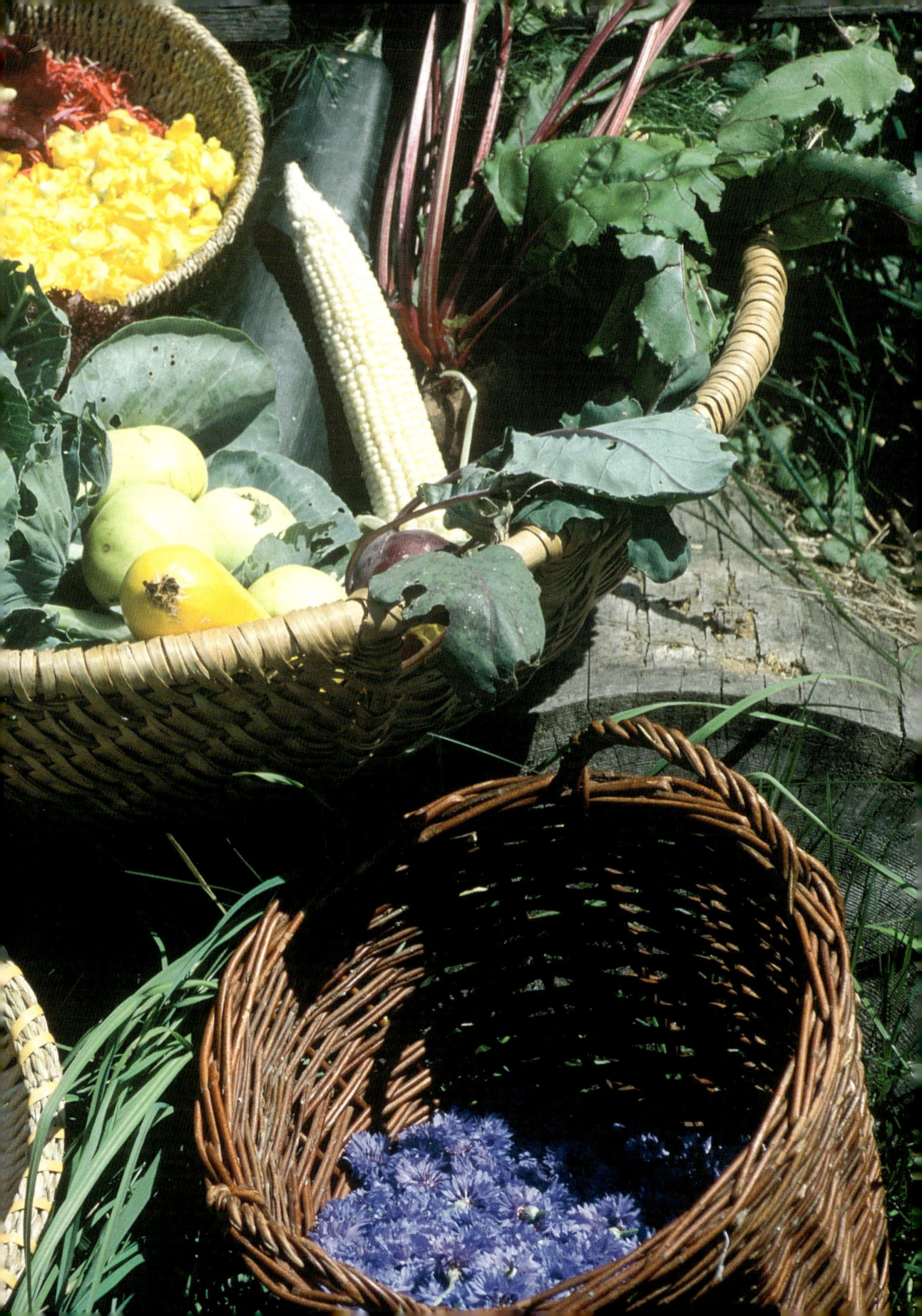

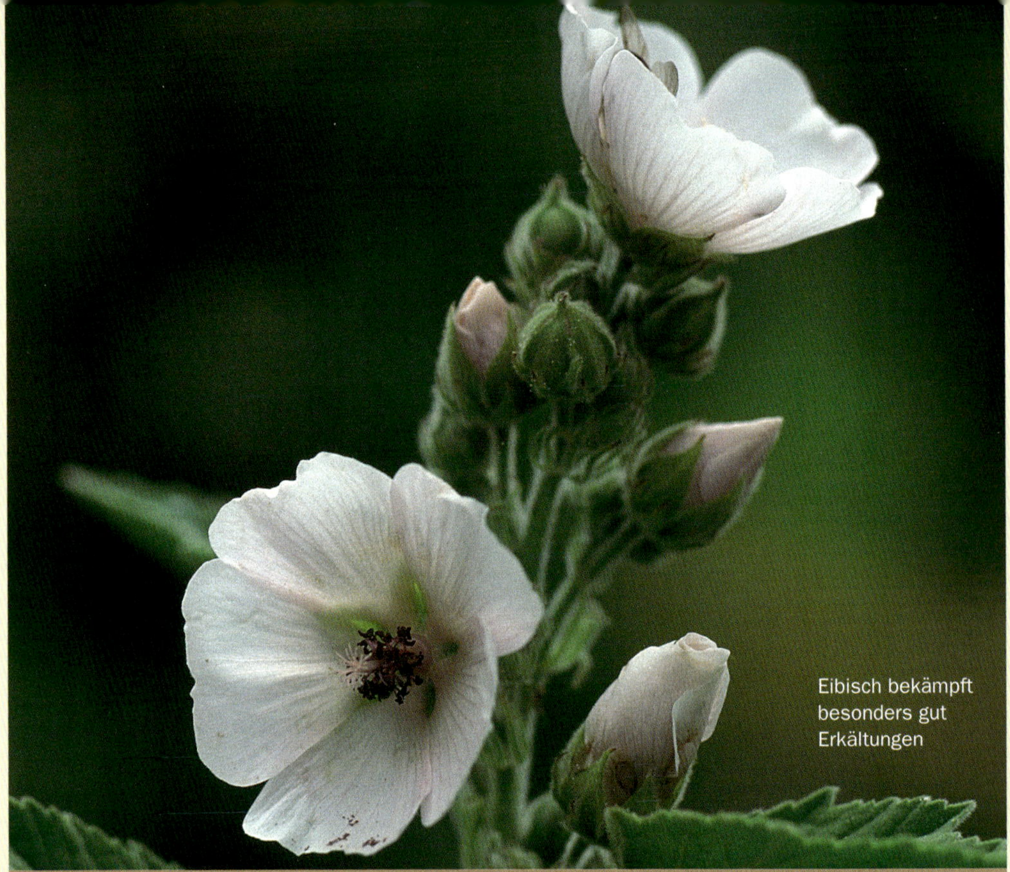

Eibisch bekämpft besonders gut Erkältungen

Die Kleine Kräuterapotheke

Wenn man sich mit Kräutern beschäftigt, ist es auch insbesondere wichtig, sich eine Kräuterapotheke vorrätig zu halten.
Dafür habe ich einige Vorschläge, wie man diese anlegen könnte. Natürlich darf und wird der Plan individuell von jedem Haushalt abgeändert werden, so, wie es jede Familie für sich braucht – also, noch persönlicher geht's gar nicht mehr.
Dazu muss ich noch Folgendes sagen: Ich möchte die Menschen nicht dazu verleiten, alle Krankheiten auf eigene Faust heilen zu wollen. Aber gerade eine Linderung und eine leichte Verbesserung einzuleiten, kann manchmal das Problem – sofern es nicht zu schwerwiegend ist – von selbst lösen. Kräuter überdauern bei guter Lagerung einen Zeitraum von knapp einem Jahr – das hängt unter anderem davon ab, ob die getrockneten Pflanzen in dunklen Papiersäcken oder Dosen gelagert werden. Je besser die Lagerung, desto länger hält etwas.

In einer alten Kiste habe ich einmal eine Beschriftung am Deckel mit Hinweisen auf die darin aufbewahrten Kräuter gefunden – also müssen sich schon früher die Menschen eine so genannte „Hausapotheke" für verschiedene wichtige Pflanzen angelegt haben.

Da stand geschrieben:

Holunderblüten
Erkältungskrankheiten, Fieber, Grippe (3 Tassen am Tag)

Lindenblüten
Besonders schweißtreibend bei Fieber, Vorbeugungstee gegen Erkältungen (rot ist er am heilkräftigsten)

Stinkender Storchschnabel
Viruserkrankungen wie Fieberblasen (starken Tee darauf tupfen)

Isländisch Moos
Husten, Heiserkeit, bei chronischen Erkrankungen

Kamille
Dämpfe gegen Schnupfen und Nebenhöhlenentzündung

Echinacea
Vorbeugend bei Erkältungskrankheiten

Gänsefingerkraut
Magen-, Darm- und Unterleibkrämpfe, Bauchwehkraut für Babys

Wermut
Nur eine Tasse Tee bei Magenverstimmung, appetitanregend, gallefördernd, gegen Mundgeruch

Baldrianwurzel
Nervosität, Schlafstörungen

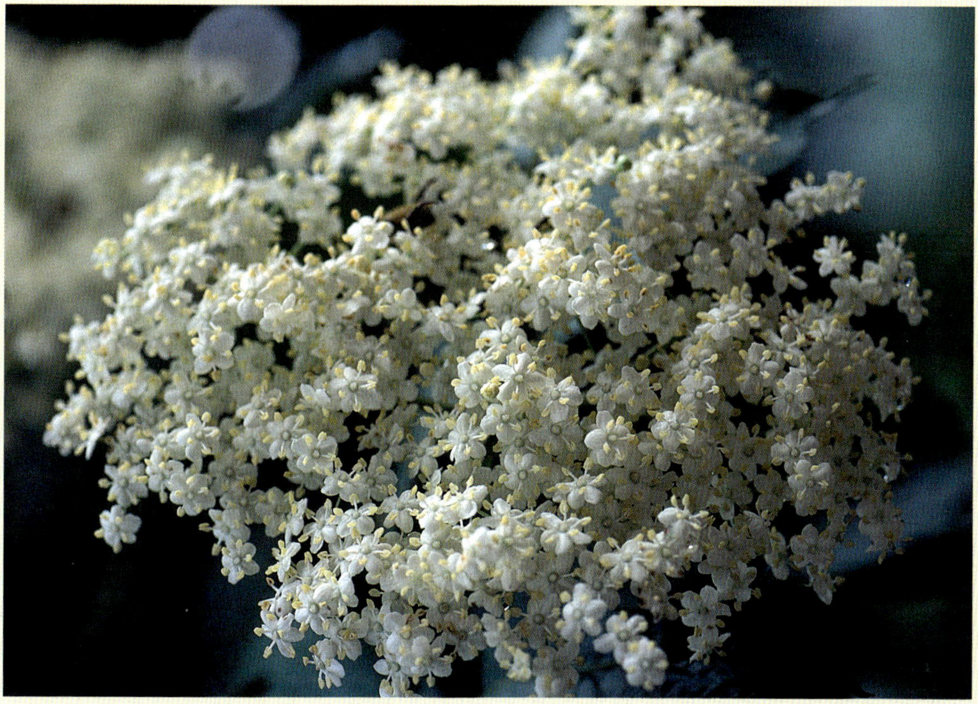

Holunderblütentee vor allem in der kalten Jahreszeit trinken

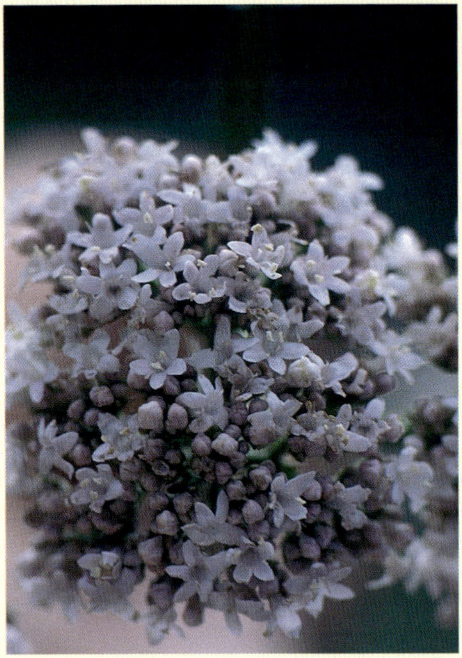

Baldrian ist das Kraut der Wahl bei nervösen Beschwerden

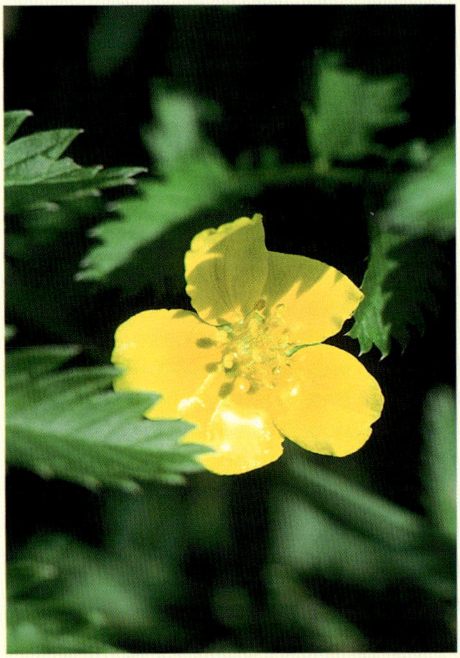

Gänsefingerkraut hilft gegen Bauchschmerzen, auch bei Babys

Zitronenmelisse
Nervenberuhigend, krampfstillend, bei nervösem Magen

Eibisch
Wurzel und Blüten bei Erkältungen der oberen Atemwege, Bronchitis

Pfefferminze
Krampflösend, appetitanregend, gegen Übelkeit und Brechreiz

Malve silvestris
Husten, Bronchitis, Magen, Darmkatarrh

Rosmarin
Niedriger Blutdruck, Kreislaufschwäche und nervös bedingte Herzbeschwerden

Salbei
Magen, Darmprobleme, Halsschmerzen

Spitzwegerich
Husten, Bronchitis, Magen, Darm, entzündungshemmend, gegen Bienen und Gelsen (das frische Kraut)

Tausenguldenkraut
Appetitanregend, Leber und Galle anregend, verdauungsfördernd, magensaftfördernd, darmanregend

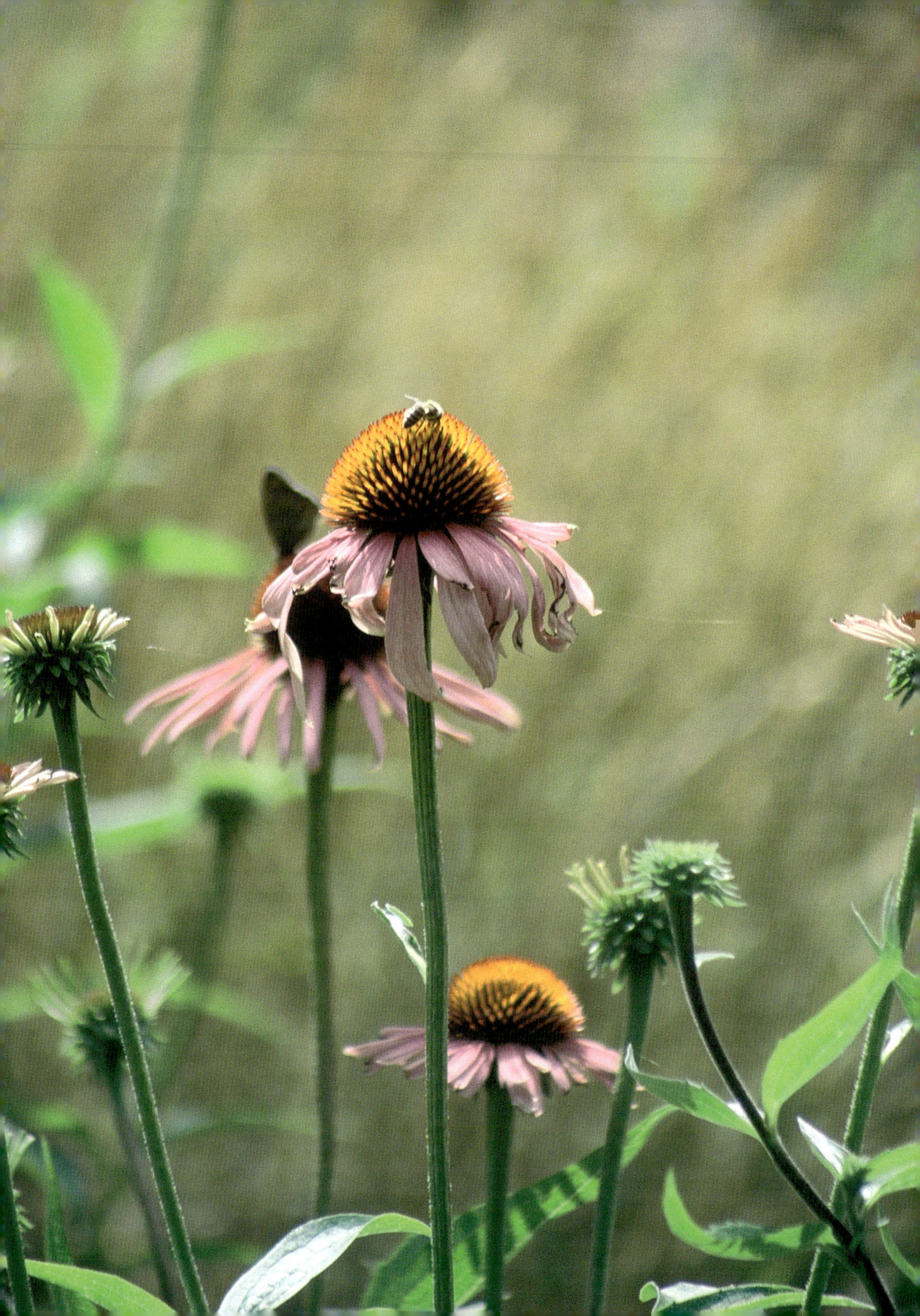

Dankeschön

Danke an alle, die sich für andere Menschen einsetzen und auch in unserer Zeit zu Opfern bereit sind.

Meinem Mann und meinen Kindern.

Meinen Eltern und Geschwistern sowie meiner Oma, die mir vieles aus ihrem Leben mitgegeben hat.

Für die Fotos meiner Schwester Elisabeth Hörl.

Dr. Max Amann, der mir ein lieber Freund ist und sich mit den Kräutern für die Menschen hingibt.

In Sachen Kräuterfachberaterin danke ich Ignaz Schlifni und besonders Inge Kogler. Erwähnen möchte ich auch eine liebe Freundin, Beate Plangger, die sich sehr mit der Mazdaznan-Gesundheitslehre beschäftigt und sie uns in Tirol weitervermittelt hat. Es haben viele Menschen mit den Mitteln Freude. Und ich danke Beate Plangger, die sich in Österreich in Vertretung von Herrn Trautwein und Frau Schröder besonders für die Weitergabe und Verbreitung von Dr. Hanischs Gesundheitslehre einsetzt, dafür, dass sie eine so schöne Kunde für die Öffentlichkeit aufbereitet.

Außerdem sei auch Dr. Hanisch Dank, dass es diesen Menschen gab, der so viele Tipps und Anregungen für uns bereithält. Irgendwann muss man sich fragen, wie man seine Gesundheit finanzieren kann. Mit seinen Tipps kann sich jeder gesund erhalten und einiges für die Gesundheit tun.

Nun, zu guter Letzt bedanke ich mich bei allen, die meine Begeisterung an der Landwirtschaft und an den Kräutern gespürt haben, und wünsche allen, diese Kraft zu übernehmen und in sich zu tragen.

Eure Gertrude Messner

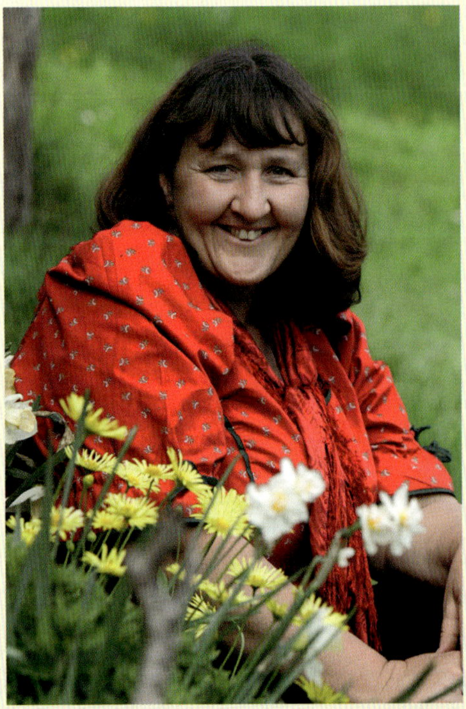

Literaturverzeichnis

Wolfgang Adler (Bearb.), Manfed A. Fischer (Hrsg.):
Exkursionsflora von Österreich. Bestimmungsbuch für alle in Österreich wildwachsenden sowie die wichtigsten kultivierten Gefäßpflanzen (Farnpflanzen und Samenpflanzen) mit Angaben über ihre Ökologie und Verbreitung. Stuttgart, Wien: Ulmer 1994.

Otoman Zar Adusht Hanish:
Mazdaznan Gesundheitswinke. Ratschläge für Gesunde und Kranke. Herausgegeben von Verlag Mazdaznan GmbH. Bearbeitet von Otto Rauth, 53. veränderte Neuauflage, 1978.

Andrea Heistinger, Arche Noah, Pro Specie Rara (Hrsg.):
Handbuch Samengärtnerei. Sorten erhalten. Vielfalt vermehren. Gemüse genießen. StudienVerlag, Innsbruck, Wien, Bozen, 2004.

Pfarrer Johann Künzle:
Chrut und Uchrut. Praktisches Heilkräuterbüchlein. Minusio: o.V. 1972.

Bruno P. Kremer:
Heilpflanzen. Sicher bestimmen mit Foto und Zeichnung. 2. Aufl. Stuttgart: Franckh-Kosmos 2003. (= Kosmos Naturführer)

Gisela Muhr:
Das große Lexikon der Heilpflanzen, Voltmedia, Paderborn, 2006.

Olaf von Rippe, Margret Madejsky, Patricia Ochsner, Christian Rätsch:
Paracelsusmedizin. Altes Wissen in der Heilkunde von heute. Aarau: AT Verlag 2001.

Karl Stauffer:
Klinische homöopathische Arzneimittellehre. Bearb. von Martin Schlegel. 11., unveränd. Aufl. Stuttgart: Sonntag 1993.

Maria Thun, Matthias K. Thun, Christina Schmidt-Rüdt:
Aussaattage. Biedenkopf/Lahn: M. Thun-Verlag. Erscheint jährlich.

Maria Treben:
Gesundheit aus der Apotheke Gottes. Ratschläge und Erfahrungen mit Heilkräutern. 84. Aufl. Steyr: Ennsthaler Verlag 2002.

Hermann-Josef Weidinger:
Hing'schaut und g'sund g'lebt. 1. Aufl. Karlstein/Thaya: Freunde der Heilkräuter 1995.

Harald Ziegler:
Handlexikon der Heilpflanzen. Hamburg: Germa-Press 1989.

Weitere Informationen
zu Mazdaznan erhalten Sie bei:
Frau Beate Plangger
Untererleinsbach 1
4722 Peuerbach
Tel.: 0043/(0)7276/3492

Verschiedene Teemischungen,
Kräutersalz sowie Räuchermischungen
und Körperzonensprays erhältlich
bei Gertrude Messner

Kontakt:
Neuschwendthof, Brandenberg 120
6234 Brandenberg
Tel.: 0043/(0)5331/5369
www.gertrudemessner.at

Verzeichnis der Rezepte

Register der Kräuter

Vorbemerkung: In diesem Register werden der deutsche und in Klammer der lateinische Name der Pflanzen angegeben. Wenn ein Rezept für die Apotheke zusammengestellt wird, werden meist bestimmte Teile der Pflanze gebraucht. Die entsprechenden Abkürzungen, die dem lateinischen Namen vorangestellt werden, sind:

Blüte: *Flor.*
Kraut: *Hb.*
Wurzel: *Rad.*
Früchte: *Fr.*
Rinde: *Cort.*
Blätter: *Fol.*
Samen: *Sem.*

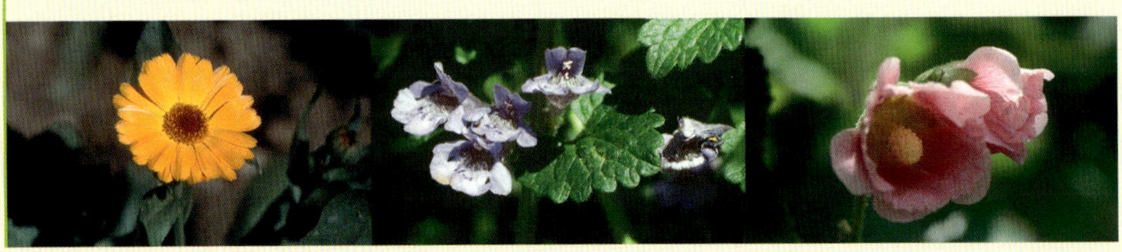

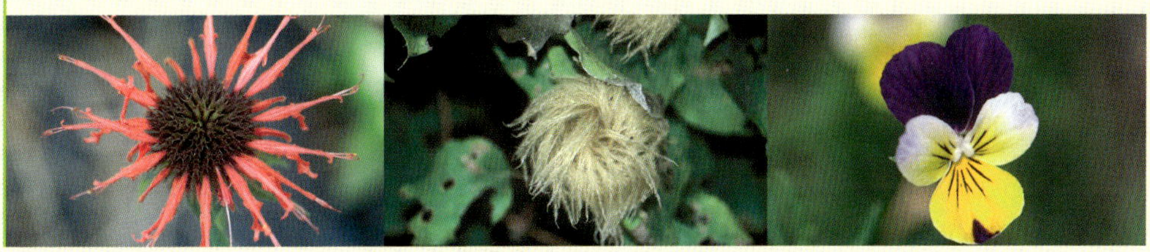

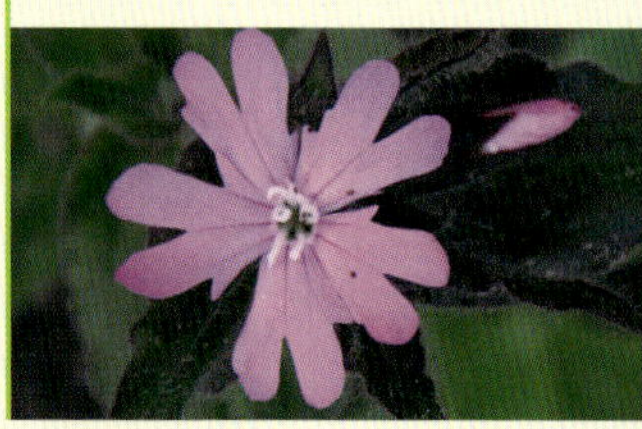

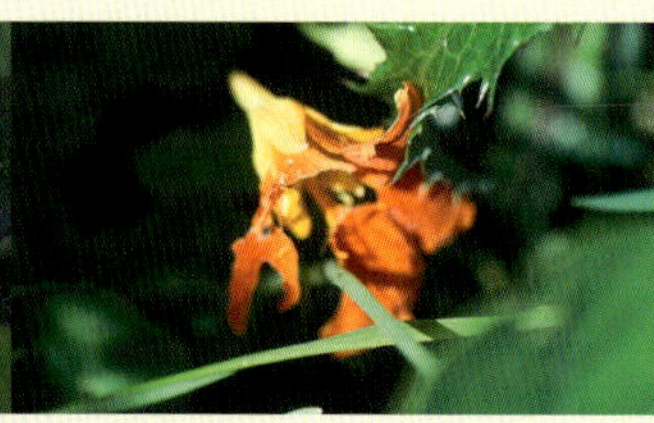

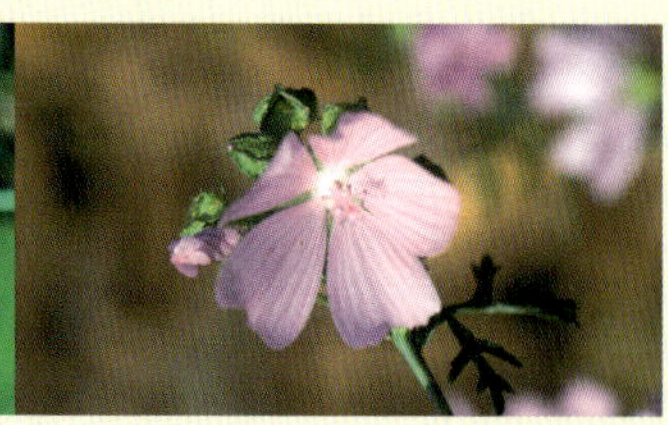

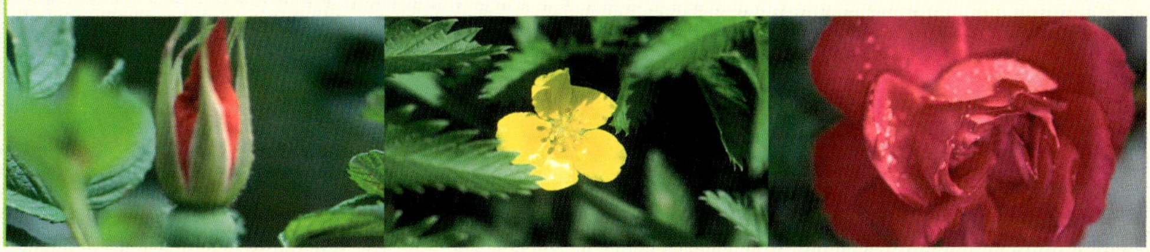

Sachregister

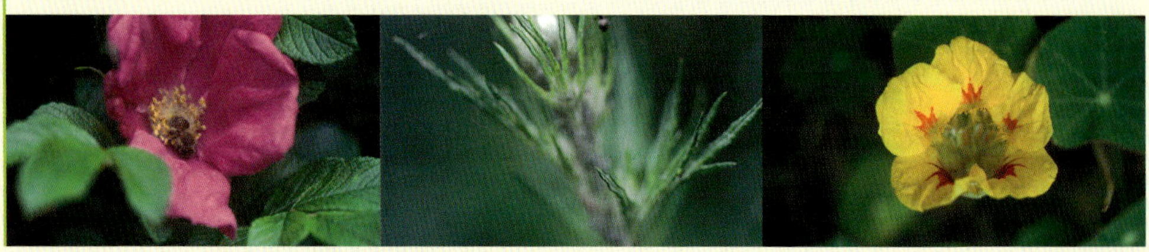

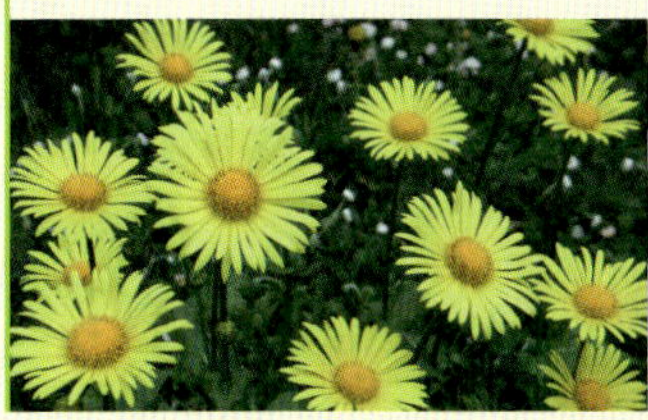
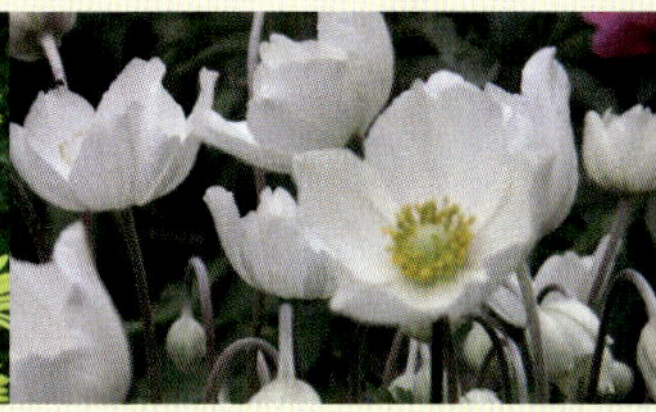
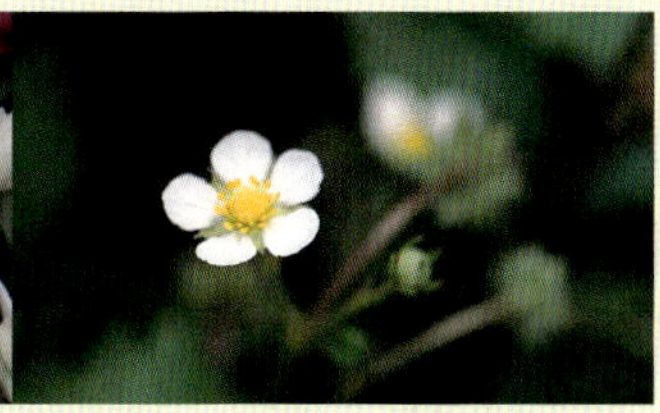

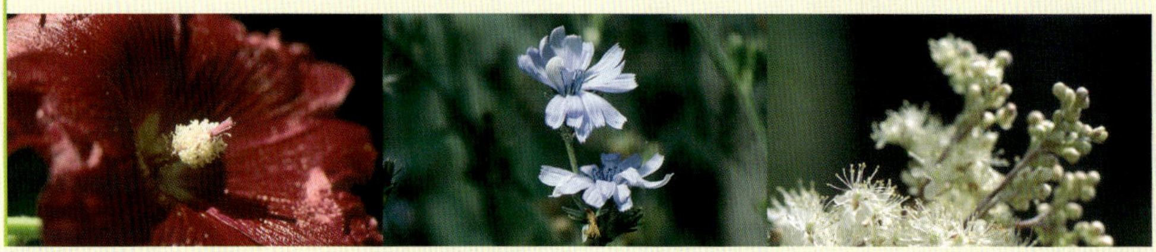